慢性疼痛护理管理

主编⊙薛　娟　盛江明　刘　敏　刘　丹　邓小娴　谢　敏　夏迎春

MANXING TENGTONG
HULI GUANLI

U0340861

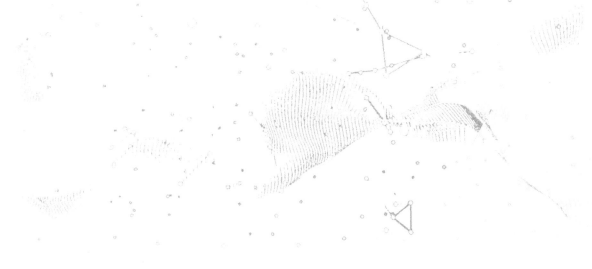

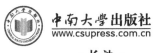

中南大学出版社
www.csupress.com.cn

·长沙·

刘　敏　中南大学湘雅三医院

刘晓鑫　中南大学湘雅二医院

纪文敏　中南大学湘雅护理学院

杨　丽　中南大学湘雅二医院

杨红炬　益阳市赫山区妇幼保健院

杨雨婷　中南大学湘雅护理学院

李　萍　湖南省人民医院

　　　　（湖南师范大学附属第一医院）

李　霞　沅江市人民医院

李立亭　沅江市人民医院

肖秀珍　中南大学湘雅三医院

何建红　南县人民医院

宋丰艳　中南大学湘雅护理学院

陈　欢　中南大学湘雅三医院

柳沣原　湖南师范大学医学部

侯欣男　中南大学湘雅三医院

段小妹　大理白族自治州人民医院

夏迎春　中南大学湘雅三医院

徐　龙　中南大学湘雅三医院

陶　婷　安化县人民医院

盛江明　中南大学湘雅二医院

谢　敏　中南大学湘雅三医院

黎　静　中南大学湘雅二医院

薛　娟　中南大学湘雅三医院

◎ 秘　书

杨雨婷　宋丰艳

前言

Foreword

　　随着医疗技术的飞速发展和人们对生活质量要求的日益提高，疼痛管理作为护理实践中的重要一环，其地位与意义愈发凸显。疼痛，不仅严重影响患者的身心状态，更直接关联其治疗效果、康复进程乃至生存质量。因此，《慢性疼痛护理管理》的编写，旨在为广大护理工作者及医疗同仁提供一本系统、全面、实用的疼痛护理管理指南。

　　慢性疼痛作为独立的疾病被列入国际疾病分类第十一次修订本（ICD-11）目录内，ICD-11还制定了一套全新实用的慢性疼痛分类方法，将慢性疼痛分为慢性原发性疼痛、慢性癌症相关性疼痛、慢性术后和创伤后疼痛、慢性继发性肌肉骨骼疼痛、慢性继发性内脏痛、慢性神经病理性疼痛和慢性继发性头痛或颌面痛七大类。本书以该分类为基础，结合国内外疼痛护理领域的最新研究成果与临床实践经验，内容覆盖了疼痛的基础知识、评估工具与方法、药物治疗与非药物治疗策略、疼痛管理团队的构建与协作以及不同部位的疼痛管理等多个方面。我们力求为读者在疼痛治疗与管理、护理措施及健康教育等各方面提供建议，将理论知识转化为实际工作中解决问题的能力。

　　此外，本书还融入了临终关怀的内容，提醒我们在疼痛管理的过程中，不仅要关注患者的身体疼痛，更要关注其心理感受、社会支持及生活质量。通过有效的沟通、共情与支持，提升临终患者的尊严与舒适度。

　　我们深知，疼痛护理管理是一个持续发展与完善的过程，慢性疼痛管理的理念和技术仍在不断创新发展中，加上编写时间紧，本书难免存在不足与遗漏之处，敬请各位读者不吝赐教。

主　编

2024 年 6 月

目 录

Contents

1

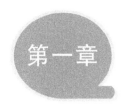

概　述

　　疼痛，是人体一种复杂的生理心理反应，是临床上最常见的症状之一。疼痛具有双面性，一方面是指机体遭受伤害性、刺激性反应时引起的痛的感觉，包括机体对伤害性刺激的疼痛反应，包括局部血管收缩、肌肉痉挛、血流不畅等躯体反应，以及焦虑、失眠、烦躁等不良心理状态。另一方面，疼痛作为预警先兆，通过机体一系列防御反应，保护机体免受进一步的损害。但是，如果疼痛强度或时间超过一定限度，对机体来说必然是一种难以忍受的折磨。

　　1995 年，美国疼痛学会提出将疼痛列为除"体温、脉搏、呼吸、血压"四大生命体征之外的"第五大生命体征"。消除疼痛是患者的基本人权，镇痛是医务工作者面临的重要任务。

第一节　疼痛的定义

　　2020 年 7 月 16 日，国际疼痛学会(The International Association for the Study of Pain, IASP)对"疼痛"的定义进行了修改，疼痛是一种与实际或潜在的组织损伤相关的不愉快的感觉和情绪情感体验，或与此相似的经历。

　　1.疼痛新定义的六条附加说明

　　(1)疼痛始终是一种主观体验(图 1-1-1)，同时又不同程度地受到生物学、心理学，以及社会环境等多方面因素的影响。

　　(2)疼痛与伤害性感受不同，纯粹生物学意义上的感觉神经元和神经通路的活动并不代表疼痛。

　　(3)人们可以通过生活经验和体验学习、感知疼痛并认识疼痛的实际意义。

　　(4)个体对自身疼痛的主诉应该予以接受并尊重。

　　(5)疼痛通常是一种适应性和保护性感受，但疼痛同时也可对身体机能、心理健康和社会功能产生不利影响。

　　(6)语言描述仅仅是表达疼痛的方式之一，语言交流障碍并不代表一个人或一种动物不存在疼痛感受。

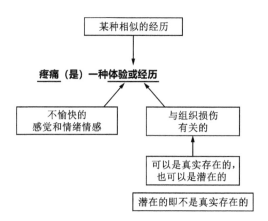

图 1-1-1　2020 年版(最新)疼痛定义句型结构解析

2. 慢性疼痛

疼痛是人体受到损害或疾病侵袭的预警性信号,是一种常见的临床症状,而慢性疼痛是一种独立的疾病。慢性疼痛是指持续或者反复发作超过 3 个月的疼痛。据统计,我国慢性疼痛患者超过 3 亿人,且每年以 1000 万人至 2000 万人的速度快速增长,呈现出低龄化趋势,给患者及家庭带来沉重的经济负担和身心负担。

第二节　疼痛的分类

1. 按疼痛性质分类

(1)刺痛:刺痛的传导与脊髓前外侧束和后束有关,冲动经外周神经中的 A 纤维传入中枢。痛觉主观体验的特点是定位明确,痛觉迅速形成,除去刺激后痛感即刻消失,情绪反应通常不明显。

(2)灼痛:又称慢痛、钝痛,多因化学物质刺激痛觉感受器引起,痛觉信号经外周神经中的 C 类纤维传入。其主观体验的特点是定位不明确,往往难以忍受。去除刺激后痛感还需要持续几秒才消失。

(3)酸痛:痛觉导入冲动经外周神经中的 As 和 C 类纤维传入。此类痛觉是内脏和躯体深部组织受到伤害性刺激后产生的。由于致痛物质生成缓慢,因此痛觉在刺激后缓慢地作用于广泛部位。主观体验的特点是痛觉难以描述、定位差,难以确定痛源部位。

2. 按疼痛范围分类

(1)局部痛:是指病变部位的局限性疼痛,由神经末梢或感受器受到刺激引起。疼痛的性质多样,可表现为体表锐痛,深部组织如关节、内脏等的钝痛。

(2)放射痛:神经干、神经根或中枢神经病变受刺激时,疼痛不仅发生于刺激局部,还会沿受累感觉神经向末梢方向传递,称为放射性疼痛。疼痛呈放射性传导,而且传导性的疼痛会从肢体的近心端向远心端扩展,犹如串电感。

(3)扩散痛:由受刺激神经分布区延展至邻近神经分布区的疼痛。

（4）牵涉痛：每一种内脏病变时都有比较固定的皮肤牵涉痛区，牵涉痛是指内脏病变刺激内脏的痛觉传入纤维，而引起与之相同或邻近脊髓节段所属的某躯体神经支配区疼痛，在体表一定区域产生感觉过敏或疼痛的现象。常见症状为患者身体某处并无损伤，但有明显痛感。

3. 按疼痛持续时间分类

（1）急性疼痛是持续时间较短的疼痛，时间不超过 3 个月，且与疼痛强度无关。常见的急性疼痛有外伤痛、胸痛、腹痛等，经过积极有效的治疗或疾病创伤的自限性，急性疼痛及其伴随症状通常在数天或数周消失。但如果治疗不恰当，急性疼痛也可能迁延发展为慢性疼痛。

（2）慢性疼痛或顽固性疼痛指持续或间歇持续超过 3 个月的疼痛。ICD-11 将慢性疼痛分为慢性原发性疼痛、慢性癌症相关性疼痛、慢性术后和创伤后疼痛、慢性继发性肌肉骨骼疼痛、慢性继发性内脏痛、慢性神经病理性疼痛和慢性继发性头痛或颌面痛七大类。

第三节　疼痛的评估

1. 一般情况评估

（1）一般资料及现病史：包括患者的年龄、性别、文化程度、职业、婚育状况、症状、病程等。医护人员应倾听患者主诉，询问其疼痛发作的时间、发作的急缓程度、有无加重或缓解因素、疼痛的性质、有无其他伴随症状。询问患者既往就诊情况，被诊断为什么病，曾做过哪些治疗，药物的名称、剂量、用法、用药时间、疗效，以及有无副作用等。了解患者发病后及现阶段的精神、体力、食欲、睡眠、体重增减及大小便等情况，大致掌握患者疾病的起病及发展过程。

（2）既往史：需要重点评估患者的手术史、外伤史、曾经患过的疾病，有无药物过敏情况等，特别是与此次的主要症状有直接关系的疾病。

（3）个人史和家族史：评估患者是否有烟酒嗜好，了解其饮食起居情况，有利于疾病的推测诊断与指导治疗。如患者暴饮暴食可能诱发胰腺炎；嗜好啤酒、海鲜等高嘌呤食物可能与诱发痛风有关；久坐、饮水量少、代谢综合征是泌尿结石的高危发病因素，可能诱发肾绞痛。此外还应评估患者的家族史，重点关注某些家族聚集性疾病，如强直性脊柱炎等。

（4）致痛因素：疼痛常有某些诱发或加重因素，比如外伤、手术会引起身体局部疼痛；突然搬起重物可能会导致腰腿痛；也有一些疼痛没有明显的诱发因素。因此，应评估患者有无跌倒、扭伤或无意识碰撞等情况。

2. 单维度评估法

（1）数字评定量表（numeric rating scale，NRS）。

NRS（图 1-3-1）是应用范围最广的单维度疼痛评估量表，将一条线段平均分成 10 份，每个点用 0~10 的数字分别表示疼痛依次加重的程度，患者在以下 4 种疼痛大类别中进行选择：即无疼痛(0)、轻度疼痛(1~3)、中度疼痛(4~6)、重度疼痛(7~10)。该方法比较清晰客观，需要患者有一定的理解能力。

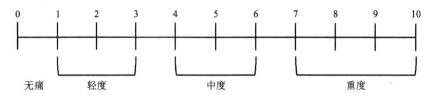

图 1-3-1　数字评定量表(NRS)0~10 版

(2)直观模拟评分表(visual analogue scale，VAS)。

VAS(图 1-3-2)是指用一条长 100 mm 的线段的两端分别表示"完全无痛"和"能想象到最剧烈的疼痛/痛到极点"，患者根据自己的痛觉在线上最能反映自己疼痛程度之处划一交叉线标记其疼痛程度。VAS 评分表可以连续评分(0~100 mm)，具有简易便捷、可操作性高、灵敏度高的优点，注意在使用时要严格画出长度为 100 mm 的线段。

请您用"×"或垂直的"|"标出您的感受。

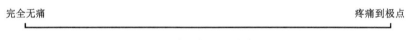

图 1-3-2　直观模拟评分表(VAS)

(3)修订版 Wong-Baker 面部表情疼痛量表(Wong-Baker faces pain scale revision，FPS-R)。

面部表情疼痛量表最初由 Donna Wong 和 Connie Baker 博士为儿童疼痛测量开发，该评价量表采用从微笑、悲伤至哭泣 6 种面部表情来表达疼痛程度。后来经过修订，形成了FPS-R 疼痛量表，对患者的疼痛程度给予 0(无痛)~10(最痛)的评分，同时提供 6 种面部表情卡通图片来形象表达不同分值区域所代表的疼痛程度。患者需要指出与其疼痛程度相符的刻度和面部表情。FPS-R 量表更适合老人、小孩、意识不清及表达障碍的患者。

(4)口述分级评分法(verbal rating scale，VRS)。

该量表有多个版本，如 4 点评分法、5 点评分法和 10 点评分法，其中最常用的是VRS-5 评分法(图 1-3-3)，它将疼痛程度分为 5 个等级，0 代表"无痛"，从 1 级到 5 级疼痛程度逐渐加重，分别代表"轻微疼痛""不适感引起的疼痛""比较疼痛或难受""严重的疼痛"和"剧烈疼痛"。该评估工具易于理解，但需要患者理解且可以配合医护人员进行沟通和评定。

0	1 级	2 级	3 级	4 级	5 级
无痛	轻度疼痛	不适	比较疼痛/难受	严重的疼痛	剧烈疼痛

图 1-3-3　口述分级评分法(VRS-5)

(5)长海痛尺。

海军军医大学第一附属医院(上海长海医院)陆小英等研制的"长海痛尺"(图 1-3-4)

将 NRS 和 VRS-5 两种量表结合在一起，用 VRS 评分表对 NRS 进行解释和限定，充分发挥两者的优势，0~10 的数字评定量表对患者疼痛有了较精确的定量呈现，加上口头分级评分表中的文字描述，更利于患者理解，降低了评估偏差，护士开展宣教也更为容易。

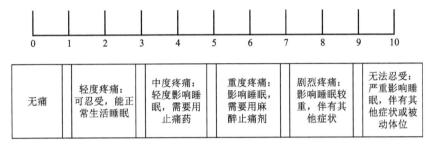

图 1-3-4　长海痛尺

（6）六点行为评分法（the 6-point behavioral rating scale，BRS-6）。

BRS-6 是将疼痛与其对行为的影响程度结合起来，用 0~5 分分别代表从"无痛"到"剧烈疼痛，无法忽视，需休息或卧床休息"6 个疼痛级别，每级为 1 分。这 6 个级别的具体表述为：

①0 分：无痛。

②1 分：有疼痛但是容易忽视。

③2 分：有疼痛，无法忽视，但不干扰日常生活。

④3 分：有疼痛，无法忽视，干扰注意力。

⑤4 分：有疼痛，无法忽视，所有日常活动均受影响，但能完成基本生理活动，如进食和排便等。

⑥5 分：存在剧烈疼痛，无法忽视，需休息或卧床休息。

此方法用疼痛对行为的影响来表达疼痛强度，贴近患者的生活，有一定的客观性，便于理解，也适合于患者出院后随访。

3. 多维度疼痛评估

多维度疼痛评估量表除了对患者疼痛进行评估，还会测评疼痛对患者心理、情绪、睡眠等的影响。与单维度疼痛评估量表相比，多维度疼痛评估量表考察范围更全面，但使用起来更为复杂。因此，多维度疼痛量表适用于需全面评估疼痛对患者的影响。

（1）简明疼痛量表（brief pain inventory，BPI）。

BPI 量表（表 1-3-1）最初是为了解决癌痛测量评估不足的问题，WHO 癌症护理症状评估合作中心的疼痛研究小组开发了包含 17 个条目的 BPI，是一种用于癌症患者的疼痛评估工具。随后，又开发了简明疼痛量表简表（BPI-sf），共 9 个条目，在评估慢性疼痛患者时具有内部可靠性和一致性。与 BPI 一样，修改后的 BPI-sf 是一种有效且可靠的工具，适用于每天评估疼痛的情况，并能最大限度地减少记录患者评估信息的工作。

BPI 主要用于评估过去 24 小时或过去 1 周内的疼痛，包括疼痛强度［从无痛（0）到非常疼痛（10）］、疼痛对患者生活的干扰［从无影响（0）到严重影响（10）］、患者疼痛缓解情况、疼痛性质，以及患者对疼痛原因的看法。

BPI 还要求患者在一张标准人体轮廓上，画出身体疼痛的所有部位，用"×"标出身体疼痛最剧烈的部位，以帮助评估者准确获取患者疼痛部位。

表 1-3-1　简明疼痛量表 (BPI)

条目
1. 大多数人一生中都有过疼痛经历 (如轻微头痛、扭伤后痛、牙痛)。除这些常见的疼痛外，现在您是否还感到有别的类型的疼痛？ （1）是　（2）否
2. 请您在右图中标出您的疼痛部位，并在疼痛最剧烈的部位用"×"标出。
3. 请选择下面的一个数字，以表示过去 24 小时内您疼痛最剧烈的程度。 （不痛）0　1　2　3　4　5　6　7　8　9　10（剧烈疼痛）
4. 请选择下面的一个数字，以表示过去 24 小时内您疼痛最轻微的程度。 （不痛）0　1　2　3　4　5　6　7　8　9　10（剧烈疼痛）
5. 请选择下面的一个数字，以表示过去 24 小时内您疼痛的平均程度。 （不痛）0　1　2　3　4　5　6　7　8　9　10（剧烈疼痛）
6. 请选择下面的一个数字，以表示您目前的疼痛程度。 （不痛）0　1　2　3　4　5　6　7　8　9　10（剧烈疼痛）
7. 您希望接受何种药物或治疗措施控制您的疼痛？ _____
8. 在过去的 24 小时内，由于药物或治疗的作用，您的疼痛缓解了多少？ 请选择下面的一个百分数，以表示疼痛缓解的程度。 （无缓解）0　10%　20%　30%　40%　50%　60%　70%　80%　90%　100%（完全缓解）
9. 请选择下面的一个数字，以表示过去 24 小时内疼痛对您的影响。 (1)对日常生活的影响 （无影响）0　1　2　3　4　5　6　7　8　9　10（严重影响） (2)对情绪的影响 （无影响）0　1　2　3　4　5　6　7　8　9　10（严重影响） (3)对行走能力的影响 （无影响）0　1　2　3　4　5　6　7　8　9　10（严重影响） (4)对日常工作的影响(包括外出工作和家务劳动) （无影响）0　1　2　3　4　5　6　7　8　9　10（严重影响） (5)对与他人关系的影响 （无影响）0　1　2　3　4　5　6　7　8　9　10（严重影响） (6)对睡眠的影响 （无影响）0　1　2　3　4　5　6　7　8　9　10（严重影响） (7)对生活兴趣的影响 （无影响）0　1　2　3　4　5　6　7　8　9　10（严重影响）

前面　　　　后面

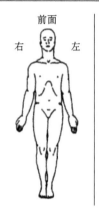
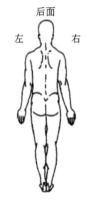

（2）麦吉尔疼痛问卷（McGill pain questionnaire，MPQ）。

麦吉尔疼痛问卷又称麦吉尔疼痛调查表，是经典的疼痛问卷之一。1971 年麦吉尔大学的 Melzack 和 Torgerson 开发了可以对疼痛性质、特点、强度、情绪状态及心理感受等方面进行评估的问卷。将描述疼痛的词分为 4 类 20 组。这 4 类分别是感觉类、情感类、评价类和其他相关类。测评方法使用疼痛评估指数（pain rating index，PRI）、选择疼痛描述词和现时疼痛强度（present pain intensity，PPI）。该问卷偏烦琐，耗时长，不适合临床快速评价。在此基础上，Melzack 制定了简式 MPQ 疼痛量表（SF-MPQ），保留了 11 个疼痛感觉类项目和 4 个疼痛情感项目，而且添加了 VAS（0～100）和现有疼痛强度（PPI）评定项目，用于评估整体疼痛的强度。

（3）整体疼痛评估量表（global pain scale，GPS）。

GPS 包含 20 个有关疼痛的评估条目，分为疼痛、情绪感受、临床表现、日常行为（即疼痛影响）4 个部分，每个评估条目采用 0～10 分计分法，可以反映患者近期疼痛的状况，以及对情绪、日常生活的影响（表 1-3-2）。

表 1-3-2 整体疼痛评估量表（GPS）

类别	条目	得分/分
疼痛	1. 我目前的疼痛情况	0～10
	2. 过去 1 周，我感受到程度最轻的疼痛	0～10
	3. 过去 1 周，我感受到程度最重的疼痛	0～10
	4. 过去 1 周，我感受到的平均疼痛	0～10
	5. 过去 3 个月，我感受到的平均疼痛	0～10
情绪感受	6. 过去 1 周，疼痛令我感到恐惧	0～10
	7. 过去 1 周，疼痛令我感到沮丧	0～10
	8. 过去 1 周，疼痛令我感到精疲力竭	0～10
	9. 过去 1 周，疼痛令我感到内心焦虑	0～10
	10. 过去 1 周，疼痛令我感到心理紧张	0～10
临床表现	11. 过去 1 周，疼痛影响了我的睡眠质量	0～10
	12. 疼痛使我感觉到明显的不舒服	0～10
	13. 疼痛使我不能独立完成想要完成的事情	0～10
	14. 疼痛使我无法正常工作	0～10
	15. 为了避免疼痛，我需要服用更多的药物	0～10
日常行为	16. 疼痛使我不能外出	0～10
	17. 疼痛使我无法正常做家务	0～10
	18. 疼痛使我心里烦躁，常与家人和朋友发脾气	0～10
	19. 疼痛使我无法正常地进行体育锻炼包括散步	0～10
	20. 疼痛使我无法正常参加最喜欢的业余爱好活动	0～10
总分		（0～200）/2

第四节 疼痛的治疗

一、疼痛治疗的原则

1. 疼痛规范化治疗

规范化疼痛处理(good pain management，GPM)是近年来倡导的镇痛治疗新观念，唯有强调规范化才能有效提高疼痛的诊疗水平，减少疼痛处理过程中可能出现的并发症。

疼痛规范化治疗原则包括：有效消除疼痛；限制药物不良反应的发生；把疼痛及治疗带来的心理负担降到最低，全面提高患者生活质量。

2. 控制疼痛的标准

(1)数字分级法疼痛评分<3 或为 0。

(2)24 小时内突发性疼痛次数<3 次。

(3)24 小时内需要解救药的次数<3 次。

3. 疼痛治疗的原则

疼痛治疗的基本原则：个体化治疗、综合治疗、适当用药、注意不良反应、治疗原因。

个体化治疗：是指对患者病情进行充分评估，包括一般资料、现病史、既往史、家族史、婚育史等各个方面，在此基础上制订个体化的治疗方案。

综合治疗：是指采用多种治疗手段，减少药物不良反应、提高镇痛效果，例如对慢性疼痛的管理可综合采用药物治疗、物理疗法、心理疗法等多种治疗方式来提升疗效。

适当用药：根据疾病类型、病程、病因等，有针对性地选择合理的药物治疗。例如轻度疼痛患者首选非甾体抗炎药(nonsteroidal anti-inflammatory drugs，NSAIDs)。对于不同疼痛程度的患者，可根据 WHO 三阶梯给药原则，指导临床用药。

注意不良反应：指在用药治疗时，要注意药物的不良反应，避免药物的不良反应对患者身体造成伤害。例如，阿片类药物会引起便秘、呼吸抑制等不良反应，应注意监测患者的呼吸和肠道功能。

治疗原因：有些疼痛可能是疾病引起的，应找到疼痛的病因，针对病因治疗。

二、镇痛药物的使用原则

1985 年，世界卫生组织(WHO)提出"患者接受的药物应适合他们的临床需要，药物剂量符合他们的个体需要，疗程足够，药价对于患者及其社区最为低廉"的倡议，随后，WHO和美国卫生管理科学中心针对合理用药的具体内涵进行了明确规定，并于 1997 年制定了合理用药的 7 项生物医学标准，合理用药应包括：正确无误地发售药物；用药指征明确；确保药品的疗效、安全、适当以及经济；药物剂量、用法、疗程妥当；用药对象适宜，无禁忌证，不良反应小；药品的调配无误；患者依从性良好等。镇痛药物的使用应遵循以下原则。

（1）定时给药：定时给药是指根据疼痛程度、疼痛等级、疼痛规律及药代动力学特点，制定合适的给药间隔，定时给予止痛药，以保持合适的血药浓度，将疼痛刺激控制在痛阈之下。不同于按需给药，无论给药当时患者疼痛是否发作，均应按时给药，以保证疼痛持续缓解。

（2）阶梯式给药：WHO 推广的三阶梯镇痛疗法（图 1-4-1）即指按照疼痛的轻、中、重程度，不同性质、病因等因素，给予不同强度的镇痛药物。单独或联合使用非阿片类药物、弱阿片类药物、强阿片类药物，还可以加以辅助性镇痛药物进行配合治疗。

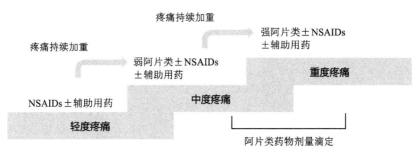

图 1-4-1　WHO 癌痛三阶梯镇痛原则

（3）无创途径给药：首选无创途径给药，口服给药对患者生活状态影响最小，是 WHO 提出的合理应用镇痛药的标准途径，与注射或静脉注射相比，口服给药对患者而言更简单、更舒适、无创且成本更低。口服给药不需要对医护人员进行特殊培训，对给药场所也无要求。因此，口服给药可增加患者的用药依从性。对于不能或不宜口服用药的患者可选择其他给药途径。

（4）个体化给药：药物剂量是影响镇痛效果的重要原因，然而，药物对不同个体的作用效果差异很大。药物疗效的显著差异性与许多因素有关，如年龄、性别、健康状况，以及是否正在服用其他药物等。镇痛药物尚无标准的用药量，一般根据患者疼痛的强度性质，从小剂量开始逐步增加，直至疼痛缓解且并未出现明显的不良反应，就是正确的用药剂量。

（5）注意具体细节：对使用镇痛药物的患者要注意监护，密切观察药物疗效及不良反应，对不可避免的不良反应，如便秘、恶心、呕吐等可进行预防性用药，尽量保证患者在获得最佳疗效的同时降低药物毒性作用。

三、药物治疗的分类与应用

（一）非阿片类镇痛药物

非阿片类镇痛药物是一类不含有甾体结构的解热镇痛抗炎药，具有解热、镇痛、抗炎、抗血小板凝聚、抗风湿的作用，在临床上可用于有效治疗轻至中度疼痛，特别是与炎症相关的疼痛。NSAIDs 的作用机制为抑制环氧合酶（cyclooxygenase，COX），阻断花生四烯酸

(arachidonic acid，AA)的代谢，减少腺素(prostaglandin，PG)的生成，从而达到镇痛抗炎的目的。

1. 作用特点

(1)解热作用：可减少中枢 PG 合成，降低发热者的体温，而对体温正常者基本没有影响。

(2)镇痛作用：由于它可减少外周 PG 合成，因此它对头痛、牙痛、肌肉痛、月经痛、关节痛和神经痛等钝痛(炎性疼痛)有效。对于突然发生的其他疼痛，如外伤所致的剧痛或平滑肌痉挛引起的胃痛、腹痛(直接刺激感觉神经末梢)均无效果。

2. 不良反应

(1)胃肠道反应：胃肠道反应是最常见的药物毒性作用，包括腹胀、消化不良、恶心呕吐、腹泻和消化道溃疡，严重者甚至出现出血或穿孔症状。有关胃肠道不良反应的风险因素包括：年龄，有溃疡、胃肠道出血、消化不良史，对非甾体抗炎药不耐受等。

(2)泌尿系统：肾灌注是通过前列腺素的舒血管作用实现的。由于 NSAIDs 抑制肾脏合成前列腺素，因此肾血流量减少，肾灌注量下降，肾小球滤过率降低，导致一些患者发生肾功能不全。一项多中心的临床研究显示，长期口服非甾体抗炎药的患者肾脏疾病发生的风险率是普通人群的 2.1 倍。

(3)血液系统：由于 NSAIDs 对环氧化酶的抑制作用及继发的前列腺素转化为血栓素 A_2 的减少，血小板激活被阻断。阿司匹林将环氧化酶不可逆地乙酰化，除阿司匹林外，其他 NSAIDs 对血小板的影响是可逆的，当大部分药物被清除出体外后，该抑制作用即可缓解。

(4)肝脏不良反应：多数 NSAIDs 可能导致肝损伤，患者出现轻度转氨酶升高到严重的肝细胞坏死。

(5)神经系统：神经系统常见的不良反应包括头痛、头晕、耳鸣、耳聋、弱视、嗜睡、失眠、感觉异常、麻木等。NSAIDs 引起的神经系统症状发生率一般小于 5%，但吲哚美辛所致不良反应发生率为 10%～15%。

(6)过敏反应：过敏反应表现为皮疹、血管神经性水肿、瘙痒及光敏等，阿司匹林易产生过敏反应，以哮喘急性发作较为常见。

(7)妊娠期不良反应：NSAIDs 被认为是诱发妊娠期急性脂肪肝的潜在因素。孕妇服用阿司匹林可导致孕妇产前、产后和分娩时出血，吲哚美辛可能会引起某些胎儿短肢畸形、阴茎发育不全。

3. 用药预防

临床使用 NSAIDs 时，应遵守以下几条原则。

(1)正确诊断，严格掌握 NSAIDs 的适应证，防止滥用。任何药物，长期、大剂量或不合理使用都会带来安全隐患。NSAIDs 用于解热一般限定服用 3 天，用于止痛一般限定服用 5 天，不得长期或大量服用，以最大限度地防止不良反应的发生。

(2)尽量避免联合用药，最好只使用一种，以免毒性作用累积发生。

(3)NSAIDs 应尽可能以最低剂量、最短的疗程来发挥效应，对风湿性疾病患者尽早加用改变病情的药物，使 NSAIDs 得以尽早减量。

（4）根据每个患者的个体情况来区别用药，在用药过程中不断调整，以求得到最好的治疗效果和最小影响的毒性作用。

（5）尽量避免和减少各种危险因素对用药的影响。既往有溃疡病、高血压病、心功能不全、脱水、严重感染及败血症、高血钾、高血钠的患者，或使用了利尿药、糖皮质激素、氨基糖苷类药物的患者，应慎用或避免使用此类药物。

（6）老年人慎用，必须详细了解老年人的病史及用药史，以便制订合理的用药方案。一般应从小剂量开始，避免用药过频，以免患者出汗过多、体温骤降而致虚脱甚至休克，同时应注意对胃黏膜的保护。

（7）发现有消化性溃疡或出血、肾损害等并发症时应立即停药，同时对已经出现的并发症积极治疗。长期应用 NSAIDs 患者应定期检查血常规及大便潜血。治疗前及治疗期间应检查肾功能，一旦肌酐清除率下降，应立即停药。用药期间应戒烟、忌酒，不服用含咖啡因的饮料或酸性饮料。

（8）加用胃黏膜保护剂以减少 NSAIDs 对胃肠道的损害。为了减轻对胃肠道的直接刺激作用，可以嘱患者餐后服药。

（二）阿片类镇痛药物

阿片类药物包括从罂粟科植物中提取的化合物，以及具有类似性质的半合成和合成化合物，这些化合物可以与大脑中的阿片受体相互作用。阿片类药物具有镇痛和镇静作用，吗啡、可待因和芬太尼等药物通常用于疼痛管理，美沙酮和丁丙诺啡用于阿片类药物依赖的维持治疗。人体摄入阿片类药物后可产生欣快感，这是非医疗使用阿片类药物的主要原因之一。

1. 不良反应

（1）便秘：便秘是阿片类药物最常见的不良反应，并且症状不会随时间而逐渐减轻。阿片类药物通过作用于中枢神经系统的 μ 受体而缓解疼痛，这一受体也分布于胃肠道内，在镇痛作用的同时，肠蠕动减少，导致便秘发生。故在使用阿片药物治疗时，就要预防性保证大便通畅，减少便秘发生。

预防：多饮水，摄入足够量的蔬菜水果等富含纤维素的食物，在身体状况允许的情况下适当运动，养成按时排便的习惯。

治疗：患者发生便秘后，首先评估其病因及严重程度，排除病理性因素。口服药物可选择乳果糖，每日 30~60 mL，或番泻叶、麻仁丸等缓泻剂，还可以考虑服用增加胃肠道动力的药，如甲氧氯普胺。外用药可选经直肠的通便栓剂，如开塞露、甘油灌肠剂等，如效果不佳，应在专业人员帮助下进行灌肠治疗。

（2）恶心呕吐：阿片类药物直接刺激位于延髓的呕吐化学感受器而引起恶心呕吐，这种作用会因前庭的兴奋而增强，还会作用于胃肠道的阿片受体，导致中枢性呕吐和胃肠道蠕动减慢。

预防：在初用阿片类药物的第一周内，同时服用止吐药物进行预防。

处理：根据呕吐严重程度选择药物，轻度患者选用甲氧氯普胺 10~20 mg，口服，必要时加用 5-羟色胺（5-HT）拮抗剂（昂丹司琼、托烷司琼等），但此类药物会引起便秘，要注意观察，谨慎使用。

（3）瘙痒：阿片类药物引起瘙痒的机制暂没有统一的观点，患者瘙痒的发生率与阿片类药物的类型及给药途径有关，口服发生率为2%~20%，静脉注射为10%~50%，椎管内注射或硬膜外注射为30%~100%。患者应注意皮肤清洁卫生，避免使用强烈刺激性外用药或碱性肥皂。对于轻度瘙痒患者，可给予适当的皮肤护理，局部瘙痒部位使用无刺激的止痒膏。药物干预主要考虑抗组胺药物，如苯海拉明。

（4）嗜睡及过度镇静：少数患者在用药的几天内，疼痛可得以缓解，但可能会出现嗜睡症状，数日后可自动消失，多与疼痛缓解后睡眠质量提高有关。如果嗜睡持续超过一周，应评估导致过度镇静的其他因素，如中枢神经系统疾病、高钙血症、脱水、败血症、缺氧等，并做适当处理。重新评估疼痛程度，减少阿片药物剂量，或更换其他药物。

（5）呼吸抑制（opioid induced respiratory depression，OIRD）：呼吸抑制是阿片类药物最严重的不良反应，常见于药物过量使用或合并使用其他镇静药的患者。2011年美国疼痛治疗护理协会（the American Society for Pain Management Nursing，ASPMN）发布的《监测阿片类药物引起呼吸抑制指南》将OIRD定义为：呼吸频率下降（<8次/min或<10次/min），动脉血氧饱和度下降（<90%）或呼气末二氧化碳升高。

预防：正确使用阿片类药物，用药过程密切监测患者意识、呼吸、血氧饱和度等。

处理：疼痛刺激、唤醒患者是最简便、紧急的抢救方法。对于严重者，应立即开放呼吸道，使用阿片类药物拮抗剂，如取纳洛酮0.4 mg，加入10 mL生理盐水缓慢静脉推注，做好重复用药的准备，直至症状改善。

（6）尿潴留：阿片类药物可增加内脏平滑肌张力，使膀胱括约肌张力增加而导致尿潴留。因此，建议患者避免膀胱过度充盈，及时排尿，避免同时使用镇静剂。

2. 药物剂量滴定

阿片类止痛药的疗效及安全性存在较大个体差异，需要逐步调整剂量，以获得最佳用药剂量，称为剂量滴定。

（1）药物滴定的目的：①迅速进行疼痛控制；②确定药物的治疗窗；③避免高浓度药物的毒性作用；④确保不同药物及剂型转换的平稳过渡；⑤全程掌握剂型疼痛的解救量。

（2）初始剂量滴定原则：①使用吗啡即释片进行治疗，根据疼痛程度，拟定初始滴定剂量5~15 mg，口服每4小时1次或按需给药。②用药后疼痛不缓解或缓解不满意，应于1小时后根据疼痛程度给予滴定剂量，疼痛数字评分（NRS）为2~3分时，剂量滴定增加幅度≤25%；NRS为4~6分时，剂量滴定增加幅度为25%~50%；NRS为7~10分时，剂量滴定增加幅度50%~100%。具体见表1-4-1。③第1天治疗结束后，计算次日药物剂量，次日总固定量=前24小时总固定量+前日总滴定量。次日治疗时，将计算所得的次日总固定量分6次口服，次日滴定量为前24小时总固定量的10%~20%。依此方法逐日调整剂量，直到疼痛评分稳定在0~3分。④密切观察患者疼痛程度、药物疗效及药物不良反应。如果出现不可控制的药物不良反应，疼痛强度<4分，应考虑将滴定剂量下调10%~25%，并且重新评价患者的病情。

表 1-4-1 吗啡类镇痛药剂量滴定增加幅度参考标准

疼痛强度(NRS)/分	剂量滴定增加幅度/%
7~10	50~100
4~6	25~50
2~3	≤25

(3)短效阿片类药物滴定(图1-4-2)。

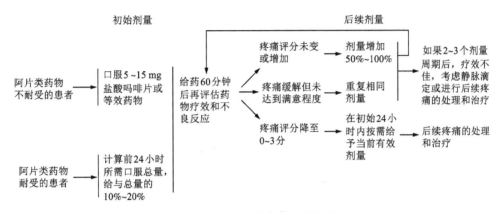

图 1-4-2 短效阿片类药物滴定流程

(4)阿片类药物剂量换算表(表1-4-2)。

表 1-4-2 阿片类药物剂量换算表

药物名称	非肠胃给药剂量	口服剂量/mg	等效剂量
吗啡	10 mg	30	非肠胃:口服=1:3 非肠胃:口服=1:1.12
可待因	130 mg	200	吗啡(口服):可待因(口服)=1:1.65
羟考酮	10 mg	30	吗啡(口服):羟考酮(口服)=(1.5~2):1
芬太尼透气贴剂	25 μg/h(透皮吸收)		芬太尼透皮贴剂 μg/h,每72 h 的剂量=1/2 口服吗啡(mg/d)剂量

(三)辅助性镇痛药

1.糖皮质激素

糖皮质激素是由肾上腺皮质中束状带分泌的一类甾体激素,主要为皮质醇(cortisol),具有调节糖、脂肪和蛋白质的生物合成和代谢的作用,还具有抗炎、止痛的作用,较为广泛地应用于慢性疼痛的临床治疗。主要不良反应包括皮质功能亢进,水及电解质紊乱,诱发或加重感染，诱发消化道出血或穿孔，血糖升高，高血压、骨质疏松等，服用时只要注意剂量、疗程和用药途径，上述不良反应多不会出现。

注意事项：使用前首先要明确诊断，注意适应证和禁忌证，兼顾疗效和不良反应，以防糖皮质激素的滥用。在用药途径上，局部用药优于全身用药，如关节腔注射、皮下注射等，可精准作用至病灶。在癌痛的辅助治疗上需注意患者的整体情况、用药周期等。

2. 离子通道药物

该类药物往往作为神经病理性疼痛的一线用药，如普瑞巴林、加巴喷丁、卡马西平、奥卡西平等。主要不良反应：头晕、嗜睡、共济失调、胃肠道不适、皮肤过敏、肝肾损害等。

3. 抗焦虑抑郁的药物

该类药物主要包括 TCAs、SSNRI 及其他抗抑郁药物。目前此类药物联合离子通道药物(加巴喷丁、卡马西平等)已成为神经病理性疼痛的一线用药，用于治疗带状疱疹痛、三叉神经痛及舌咽神经痛等。主要不良反应：恶心、口干、嗜睡、便秘、腹泻、视物模糊等。

(四)特殊人群用药

儿童、围孕期、妊娠期与哺乳期妇女及老年人应慎用各类非阿片类药物，并遵循小剂量用药原则，注意药物不良反应。

心脏、肾脏、肝脏功能不全患者及使用抗凝药患者等应慎用 NSAIDs。

对于血液透析的疼痛患者，在考虑年龄、肾功能、药物代谢、透析次数等因素后，可慎用加巴喷丁和普瑞巴林。

四、疼痛的非药物治疗

(一)射频治疗技术

射频治疗技术是指专用设备和穿刺针精确输出的超高频无线电波作用于局部组织，起到热凝固、切割或神经调节作用，从而治疗疼痛疾病。该微创治疗方法分为标准射频(热凝)模式和脉冲射频模式。脉冲射频(pulsed radio frequency, PRF)技术因其不毁损神经，不出现神经热离断所造成的感觉减退、酸痛、灼痛和运动障碍，且疗效显著，而在疼痛疾病治疗方面拥有巨大潜力和应用价值，是传统射频治疗技术的进一步发展和重要补充。经过多年的持续改进和发展，射频治疗技术的临床应用范围不断扩大，现已成为治疗多种顽固性疼痛的有效手段。

1. 射频治疗基本原则

射频治疗仪产生射频电流，此电流在置于患处的工作电极尖端与置于其他部位的弥散电极之间通过身体组织构成回路。射频电流流过组织，产生不断变化的电场，电场对组织中的电解质离子产生作用力，使其以很快的速度前后移动。离子流在组织内的摩擦和撞击产生磁场/热量，在组织内表现为场效应/热效应。射频电极尖端的温度传感器实时将治疗区域的温度回传给射频治疗仪，当治疗区域温度达到设定温度时射频仪会自动调节电流强度以保持工作区域的温度，避免产生波动，达到治疗目的。

在脉冲射频治疗模式下，射频治疗仪以脉冲形式发出电流，使针尖周围组织维持较低的温度，可较长时间地减轻疼痛，同时可减少标准射频热凝后的并发症。近年来经过临床医生和科研人员的深入研究，许多新的射频治疗模式不断涌现，如单极、双极水冷射频，单极、双极手动脉冲射频，四针射频等，都取得了很好的疗效。

2. 射频治疗模式

(1)标准射频模式：又称射频热凝或连续射频模式，是一种连续、低强度的能量输出模式。标准射频通过电流产生的热效应使蛋白变性、神经纤维破坏，从而阻断疼痛信号的传导。

(2)脉冲射频模式：脉冲射频模式是一种不连续的、脉冲式的电流在神经组织周围形成的高电压、低温度的射频模式。射频仪间断发出脉冲式电流传导至针尖，在神经组织附近通过电压快速波动引起的场效应而起到镇痛效果。同时电极尖端温度保持在42℃，不会破坏运动神经功能。脉冲射频治疗可取得镇痛效果且不出现神经热离断效应。

(3)双极射频模式：由两根电极针形成射频回路，可产生更加广泛的射频治疗范围。根据参数和治疗目的的不同，该模式又可分为：双极标准射频和双极脉冲射频。

3. 射频治疗参数

射频治疗技术中常用的参数包括针尖温度(℃)、射频时间(s)、脉冲频率(Hz)、输出电压(V)和脉冲宽度(每次发出射频电流的持续时间)。

(1)标准射频模式：在标准射频治疗过程中，治疗区域温度超过60℃可破坏传导痛温觉的神经纤维，高于85℃则无选择地破坏所有神经纤维。可根据治疗目的选择合适的射频温度。

(2)脉冲射频模式：最早提出的脉冲射频参数是电极尖端温度为42℃、脉冲频率为2 Hz、脉冲宽度为20 ms、输出电压为45 V、治疗时间为120 s。近年来高电压长时程脉冲射频(脉冲射频中输出电压和脉冲时间等参数增加)开始在临床上应用。

(3)双极标准射频模式：双极标准射频治疗时，可根据射频针裸露端长度、两针之间的位置关系、治疗部位及目的来确定针尖距离，两针尖距离通常为4~10 mm。为增加热治疗效应，采用90℃热凝120~150 s的方式来产生范围更大的带状毁损区域。

4. 射频治疗技术应用的原则

(1)疼痛严重影响患者的正常生活工作，经药物治疗或保守治疗效果不佳或不良反应无法耐受的患者。

(2)诊断明确，疼痛位于相应神经支配的区域内。

(3)治疗前根据病情准确预判毁损的温度和范围，在电刺激和电阻监测下准确定位神经。

(4)严格遵照射频治疗的参数、治疗周期的相关规定，在治疗前进行感觉及运动测试，判断射频针与神经的相对位置。

(5)安装起搏器的患者慎重使用射频治疗。

(6)射频治疗前应保证患者凝血功能正常，穿刺部位及全身无感染，患者无精神障碍等。

(二) 脊髓电刺激疗法

脊髓电刺激(spinal cord stimulation, SCS)疗法是将电极植入脊柱椎管内,通过弱电刺激脊髓神经,用一种异样的感觉覆盖特定的疼痛区域,阻断疼痛信号传到大脑的一种治疗方式。SCS通过经皮穿刺植入,创伤小,无效情况下可随时去除,不会破坏神经结构,为患者后续接受其他新疗法保留了机会,也可在术后进行无创性调节,选取最佳的疼痛控制模式。该疗法也被称为"绿色疗法"。1989年美国食品药品监督管理局(Food and Drug Administration, FDA)认定脊髓电刺激疗法可以安全有效地控制疼痛,批准其投入疼痛的治疗。2006年中日友好医院采用完全植入式SCS应用于慢性疼痛治疗中。目前认为,对常规治疗无效的慢性疼痛患者,在充分考虑适应证和禁忌证的前提下,越早植入SCS,患者获益越大。

SCS的手术方式通常分两期进行,一期手术患者在局部麻醉下植入电极,并在术中进行电刺激测试,以初步评估SCS的效果。一期手术后可行体验治疗一周,若患者疼痛缓解≥50%或总体功能(包括疼痛、睡眠、行走等)改善≥50%和/或患者对测试效果满意,则视为测试合格,可行二期手术放置植入性脉冲发生器(implantable pulse generator, IPG);若测试效果不满意,则手术取出电极。IPG植入一般在局部麻醉下进行,术中建立皮下囊袋,将电极经皮下隧道与IPG连接。如电极长度不足可加用延伸导线。IPG植入部位以不影响患者功能为原则,如臀上、锁骨下、腹部等。SCS术后调控参数主要包括电压、脉宽和频率。调节上述刺激参数可在治疗过程中获得个体化的治疗效果。

1. 适应证与禁忌证

(1)适应证:主要包括腰椎术后疼痛综合征(failed back surgery syndrome, FBSS)、复杂性区域疼痛综合征(complex regional pain syndrome, CRPS)、糖尿病痛性神经病(diabetic painful neuropathy, DPN)、带状疱疹后神经痛(post-herpetic neuralgia, PHN)、心绞痛或外周血管疾病引起的慢性难治性缺血性疼痛、内脏痛、多发性硬化引起的神经痛、放化疗引起的痛性神经病变、脑卒中后疼痛、脊髓损伤后疼痛、神经根(丛)性撕脱伤、癌性疼痛等。然而,传统SCS并非对有这些适应证的所有患者都有效,疗效也常会在几年后降低。同时传统SCS由于覆盖范围的局限,可能对高达50%的患者尤其是背痛和颈痛患者无效,且会使患者的疼痛靶区产生感觉异常。

(2)绝对禁忌证:包括有凝血功能异常、手术部位感染、精神心理疾病、躯体形式障碍、不具备使用SCS装置的能力、特殊排异体质等患者。相对禁忌证包括药物(如阿片类)滥用、全身感染、妊娠、免疫抑制、体内已植入心脏起搏器或除颤器患者(脉冲发生器可能会损害这些设备的功能)。

2. 术前评估

患者评估:术前应对患者病情和疼痛情况进行评估。需要注意的是,SCS的疼痛治疗效果会受到抑郁、焦虑、躯体化等因素的影响,故术前应评估患者的心理状态。术前应针对性进行实验室和影像学检查(MRI、CT和X线检查等),了解患者的血常规、尿常规、血生化、凝血功能等信息,明确手术相关节段的椎板间隙、硬膜外腔、脊髓情况等,排除椎管内肿瘤。

家属评估：了解家属心理状况，评估家属能否安心照顾患者，能否积极配合医疗和护理工作的顺利实施。

3. 术前护理

(1)做好术前宣教，详细说明手术的目的、方法、效果等，并指导患者在术中与医生配合，保证手术安全及手术效果。

(2)术前1天，对患者进行清洁，头部、颈部、胸部手术部位备皮，观察患者是否有皮疹、疖肿。

(3)胃肠道准备：了解患者胃肠道准备情况，术前12小时应禁食、8小时禁水(必要的口服药物如降压药，应在手术当天早晨顿服)。如：术前1天晚上20点禁食、22点禁水；若术前3日无大便，应给予灌肠通便。

(4)手术当天早晨体温、呼吸、脉搏、血压，都需在正常范围内。

(5)检查患者皮肤，必要时术前给予敷料保护受压部位；并取下患者身上的义齿、饰物交付患者家属。

(6)接手术时护士遵医嘱注射术前药物，告知家属整理病房及床头柜，协助护士铺好备用床，保持床单位的干净清洁及病房过道的通畅。

4. 术后观察及护理

(1)生命体征观察：术后给予患者持续低流量吸氧，持续心电监护，严密监测患者生命体征及病情变化(连接术侧心电监护的电极片应避开手术伤口，贴于术侧上臂)。应特别注意意识障碍患者术后低体温(低于35.5℃)的情况，给予保暖或物理升温处理，但要避免烫伤。

(2)卧位的护理：患者手术后去枕平卧6小时，之后按昏迷患者护理常规给予患者2小时翻身、叩背护理。翻身时须托住患者头颈部，使之与身体同步呈轴线翻身。增加翻身、叩背次数，防止肺部感染及压力性损伤的发生(体位：72小时内侧卧于埋置电极的对侧或平卧，72小时后可采用左、右侧卧位)。

(3)伤口的护理：电极埋置处给予0.5 kg盐袋加压保护72小时；术侧手臂禁止受压、牵拉，术后一周避免术侧肩关节过度外展、后伸及长时间受压，以免影响伤口愈合。

(4)加强吸痰护理：按时给予患者氧气雾化吸入，雾化后给予吸痰，严格执行无菌操作，确保及时吸出口鼻腔及气管内分泌物。

(5)皮肤护理：给予患者气垫床减压，根据患者身体状况给予敷料保护受压部位，预防压力性损伤；为患者擦浴时需避开手术伤口。

(6)营养支持：术后次日循序渐进地给予患者营养支持，有助于术后患者体力和伤口恢复；需要鼻饲者，鼻饲前回抽胃液观察其颜色及性状，有无出血、积食等情况。

(7)预防伤口感染：术后保持伤口敷料清洁、干燥，观察术部敷料有无渗液、渗血、脱垂现象，观察手术切口周围皮肤有无红肿、湿疹、伤口出血等情况，如有以上情况及时告知医生予以处理。告知家属禁止清洗伤口，禁止随意使用药物及药膏，注意观察伤口敷料有无渗血渗液，并及时告知医生、护士。

(8)脊髓电刺激器的应用护理：护理人员应密切注意脊髓电刺激器的工作状态，并将刺激仪的各项指标进行详细的记录。根据患者的生命体征和生活状况，严格按照医生的指示调整，避免 MRI 检查，以免造成烫伤和损伤神经刺激器，影响患者的预后。保证其达到缓解疼痛的效果，避免或减少电刺激引起的不良反应。

5. 并发症及处理

（1）手术并发症：包括硬膜外血肿、感染、脑脊液漏、脊髓损伤等。SCS 手术部位感染常由葡萄球菌引起，感染很少累及硬膜外腔。若累及硬膜外腔，在清创和抗感染治疗不能有效控制的情况下，需移除整个 SCS 系统。术前和术后给予抗生素可降低感染发生率。脑脊液漏若为穿刺所致，通常无须特殊处理；若为外科手术所致，可即时修补。脊髓损伤（如截瘫）极少发生，通常系手术操作直接损伤脊髓所致。

（2）硬件并发症：包括电极移位、断裂、刺激器外露等。电极移位是最常见的并发症，多见于经皮穿刺电极。需告知植入 SCS 患者，术后避免做可能导致电极移位的动作，如提重物、举手过头、伸展运动等。SCS 电极移位可导致疼痛区域电刺激消失，也可能导致难以忍受的异感。一旦发生电极移位，需调整刺激参数或再次手术重新放置电极。术后部分患者的 IPG 植入处皮肤可能会变薄，导致 IPG 外露，需更换位置后重新植入。

（3）刺激耐受：脊髓电刺激持续一段时间后会出现刺激耐受，部分患者早期出现刺激耐受后，可通过调整刺激参数改变刺激方式来解决。

（三）重复经颅磁刺激治疗（rTMS）

经颅磁刺激（transcranial magnetic stimulation，TMS）由 Barker 等人于 1985 年创立，是一项神经调控治疗技术。该技术基于电磁感应与电磁转换原理，通过用刺激线圈瞬变电流产生的磁场穿透颅骨产生感应电流来刺激神经元引发一系列生理、生化反应。作为一项非侵入性刺激技术，rTMS 作用于人脑引起神经活动的改变，可检测到运动诱发电位、脑电活动变化、脑血流、代谢和大脑功能状态改变，其微观作用包括细胞膜电位、动作电位、神经递质、受体、突触、神经可塑性发生变化。

rTMS 作为一种非侵入性脑刺激技术，无须深入体内进行刺激，具有无痛、无损伤、安全等优点。此外，相比大部分从外周刺激中枢的治疗方法，该技术能够直接刺激中枢神经系统，其疗效一直受到认可。

1. 治疗模式

（1）单脉冲刺激：刺激皮层拇指运动区，用于测定 MEP，测定治疗能量或用于运动皮层功能障碍定量评估。

（2）成对脉冲刺激：同一个线圈在数十毫秒内先后发放 2 个脉冲，刺激同一脑区或 2 个不同线圈刺激不同脑区。常用于皮层兴奋性评估。

（3）重复脉冲刺激：按照固定频率连续发放多个脉冲的刺激模式。通常用于临床治疗和暂时性兴奋或抑制特定皮层功能区域。具体频率参数设置依治疗或研究目的而定。

（4）爆发模式脉冲刺激：将一种固定频率脉冲嵌套在另一种固定频率脉冲中的刺激模式。常用的有爆发模式脉冲刺激（theta burst stimulation，TBS）是将 3 个连续 50 Hz 脉冲嵌入 5 Hz 脉冲中。TBS 序列分为 2 种：连续爆发模式脉冲刺激（continuous theta burst stimulation，cTBS）抑制皮层功能，间断爆发模式脉冲刺激（intermittent theta burst stimulation，iTBS）（刺激 2 秒，间隔 8 秒）兴奋皮层功能。

2. rTMS 临床治疗推荐情况

不同疾病的 rTMS 临床治疗推荐情况见表 1-4-3。

表 1-4-3 不同疾病的 rTMS 临床治疗推荐情况

临床病症	治疗处方
抑郁症	rTMS 高频刺激左背外侧前额叶 (1-DLPFC) 或低频刺激右背外侧前额叶 (r-DLPFC) 用于抑郁症急性期疗效肯定，连续治疗 4~6 周，必要时可延长治疗时间
	先前急性期 rTMS 治疗受益，目前复发的患者
	用于急性期治疗获益患者的后续或维持治疗
	rTMS 可以单独或联合抗抑郁药或其他精神类药物治疗
慢性神经性或非神经性疼痛	rTMS 高频刺激疼痛区域对侧皮层运动区 (M1) 用于治疗慢性神经痛
	rTMS 低频刺激枕叶用于治疗偏头痛
	rTMS 高频刺激 1-DLPFC 或运动皮层用于治疗非神经性疼痛，如纤维肌痛、复杂区域疼痛综合征 I 型
运动障碍	rTMS 高频或低频刺激辅助运动皮层或运动皮层改善帕金森病运动症状
	rTMS 高频刺激或低频刺激运动区 (M1) 或辅助运动区，用于治疗药物诱发的震颤
	rTMS 高频刺激 1-DLPFC 治疗帕金森病合并抑郁症
	rTMS 低频刺激运动区治疗肌张力障碍
中风	rTMS 高频刺激受累侧皮层运动区或低频刺激健侧皮层运动区，用于治疗运动区脑卒中
	rTMS 高频或低频刺激布洛卡区，治疗运动性失语症
	爆发模式 cTBS 序列刺激左侧后顶叶皮层治疗偏侧忽略
癫痫	rTMS 低频刺激皮层癫痫灶治疗癫痫发作
耳鸣	rTMS 低频刺激颞叶或颞顶叶皮层，高频刺激 1-DLPFC 治疗耳鸣
焦虑障碍	rTMS 高频刺激 r-DLPFC 或低频刺激 1-DLPFC 治疗创伤后应激障碍
	rTMS 低频刺激 r-DLPFC 和颞顶区治疗惊恐发作和广泛性焦虑
强迫症	rTMS 高频或低频刺激双侧 DLPFC 治疗强迫症
精神分裂症	rTMS 低频刺激颞顶叶皮层治疗幻听
	rTMS 高频刺激 1-DLPFC 或双侧 DLPFC 改善精神分裂症阴性症状
药物成瘾	rTMS 高频刺激 1-DLPFC 降低毒品渴求，目前证据提示没有长期效果
睡眠障碍	rTMS 低频 1 Hz 刺激双侧 DLPFC 和顶枕区域治疗睡眠障碍

3. rTMS 安全操作及治疗规范

(1) 重复 rTMS 治疗仪器属于大型用电设备，应保证电压稳定，电流不会过载，避免安全隐患。

(2) 患者应签署知情同意书并完成安全筛查评估。

（3）首次治疗须测定患者皮层静息运动阈值（resting motor threshold，RMT）。患者取坐位或仰位，使用单脉冲模式刺激利手侧（中国人多为右利手）指运动区皮层（M1）10 次，其中 5 次可以诱发指外展肌运动（诱发指外展肌诱发电位为 50 微幅以上），该刺激强度能量为 RMT。RMT 存在个体差异，且治疗能量大小根据 RMT 确定，是开展 rTMS 治疗的必要环节。

（4）根据治疗目的选定 rTMS 强度、频率和数目。应将其严格限制在安全序列范围内，避免诱发癫痫风险的安全序列。

（5）rTMS 治疗靶点定位。常用治疗靶点脑区定位方法有 3 种：①先测定 M1 区，根据观测到的外显运动反应进行确定，之后以 M1 区作为参照点沿头皮各个方向进行定位；②参照国际标准脑电电极 1020 导联系统定位；③借助脑影像导航技术定位。脑影像包括全脑 T1、T2 结构像和各类功能像等（如脑血流、静息态、功能区激活像等）。

（6）治疗过程中不良反应的评定。

4. 常见不良反应

重复 rTMS 治疗常见不良反应包括头痛、头皮不适感及面部抽动，通常不良反应较轻微，停止治疗或休息后即可缓解。另外，在罕见的情况下，重复 rTMS 治疗会增加癫痫发作的风险，且随着刺激频率的增加而增加。因此，治疗前应详细地评估患者的适应证与禁忌证，提高定位靶点精度，并制订预防癫痫发作的治疗措施。

第五节　疼痛护理管理

一、疼痛管理概述

疼痛管理是指通过疼痛评估、记录、治疗和护理、控制疼痛的过程，包括缓解患者疼痛、提高其生活质量和保持临终尊严。疼痛管理目标是控制疼痛，以最小的不良反应，缓解最大程度的疼痛。疼痛管理是一个持续、动态和可行的针对疼痛控制的长期过程。

疼痛护理管理是指将医院中与疼痛治疗有关的护理人力、物力、技术、信息和时间等要素有机地结合并运用，使疼痛护理工作的效果和效率达到最优。它的主要任务是明确各类医务人员在疼痛治疗、疼痛护理中的工作职责，研究制订并组织落实疼痛控制的标准，将疼痛控制的专业知识列入各级各类相关人员的教育训练范围内，从而有效地提高疼痛护理管理水平，确保各项疼痛治疗护理方案的制订和实施，保证疼痛控制目标的实现。

二、护士在疼痛管理中的作用

1. 护士在疼痛管理中的作用

近年来，欧美国家的疼痛研究发生了两次转变：一是从疼痛控制转变为疼痛管理；二是疼痛管理专业的组成人员从以麻醉医师为主体的模式转变为以护士为主体的模式

（nurse-based anaesthetist-supervised model），护士在疼痛管理中的关键作用正日益显现。在治疗和照护过程中，护士是与患者接触时间最多的医务人员，最先了解患者各种不适症状。目前，在一些发达国家，对患者镇痛的评价首先依赖于护士的观察评估和记录。在临床工作中，护士是镇痛措施的实施者。护士根据医嘱执行药物镇痛方法或者在自己的职责范围内运用一些非药物的方法为患者镇痛。护士对患者的疼痛评估和记录也为医生诊断治疗提供重要的参考材料。护士参与疼痛治疗方案的制订和修订，使其更具合理性和个体化。疼痛专业护士除了协助医生完成各种常规治疗外，还要配合医生完成部分镇痛操作，如神经阻滞。美国《癌症疼痛治疗临床实践指南》指出："在医务人员的治疗计划中，应包括对患者和家属进行疼痛及其治疗方面的教育。"护士负责患者及家属疼痛相关知识的宣教，帮助他们如何应用疼痛评估工具、如何表达疼痛。为那些不愿意报告疼痛、害怕成瘾、担心出现不良反应的患者解除疑虑和担忧，保证疼痛治疗的有效性。同时，护士还应指导患者进行疼痛的自我管理。护士作为患者最密切接触者，应协助患者进行利弊分析，选择适合的镇痛措施。护士同时还承担疼痛管理质量保证和质量促进的职责，在保证镇痛效果和镇痛措施安全实施等方面发挥关键的作用。

2. 护士在疼痛管理中的角色

（1）护士是患者疼痛状态的重要评估者：疼痛评估是进行疼痛管理的首要步骤。护士通过与患者进行语言交流或观察患者面部表情、身体语言、生命体征等情况，判断疼痛的部位、性质、程度，并制定相应的护理措施。护士应将疼痛评估作为系统评估的一部分，对所有入院患者进行疼痛评估，并根据疼痛情况进行动态评估。对于失去自我表达能力的患者，护士应根据具体情况使用适合的疼痛评估工具进行评估。对于正在接受疼痛治疗的患者，护士还要观察镇痛效果、不良反应，并依据情况决定是否需要向医生报告。

疼痛评估的基本原则：护士应对所有住院患者进行评估并记录于入院评估单中。对于疼痛患者，护士应将疼痛评估和采取的相应措施记录在护理记录单中。因疼痛已被正式定义为第五生命体征，所以近年来有专家将疼痛评估结果记录于体温单上，并将传统的体温单更名为生命体征记录单。

疼痛综合评估的注意事项：①相信患者的主诉。疼痛是患者的主观感受，所以对于意识清醒的患者而言，疼痛评估的金标准是患者的主诉。医护人员应鼓励患者充分表达疼痛感受，清楚表述疼痛相关的病史。对于儿童和无法自我表达疼痛的患者，应该鼓励家属和照顾者参与，通过患者的表情、行为表现来评估疼痛。②综合评估。疼痛不像其他四项生命体征，有客观的评估依据，因此要求医务人员从病史采集、体格检查及辅助检查等各环节入手，综合评估患者疼痛状况，以提高镇痛效果。同时应认识到疼痛是患者的主观感受，疼痛刺激相同，但个体反应可能不同，而且患者感受疼痛的程度与患者的心理状态和既往经历有关。除了利用评估工具，还可以通过观察患者生命体征、呼吸方式、局部肌肉的紧张度、掌心是否出汗等，间接了解疼痛的程度。③动态评估。了解患者现在的疼痛程度、性质和部位；过去24小时最严重的疼痛程度；疼痛缓解的程度；治疗方案实施中存在的困难；疼痛对日常生活、睡眠和情绪的影响；疼痛治疗的不良反应。

疼痛评估的时机：①患者入院或转入后2小时内完成评估，如遇急诊手术等特殊情况，术后及时完成评估。②住院期间，每日关注患者疼痛情况，疼痛控制稳定者，应每日至少进行 1 次常规评估；疼痛控制不稳定者，如出现爆发痛、疼痛加重应及时评估，如出现新发疼痛、疼痛性质或镇痛方案改变时应进行全面评估。③应用镇痛药物后，应依据给药途径及药物达峰时间追踪评估，如：皮下注射用药 30 分钟，静脉给药 15 分钟，口服给药 1 小时，贴剂 4 小时后(或遵说明书)进行评估。遵循"评估-干预-再评估"的动态过程。

(2)护士是患者镇痛措施的主要实施者：由于临床上大部分非侵入性止痛措施都是由护士执行，因此护士的基本知识、观察能力、操作水平都直接影响疼痛的控制效果。故要求护士需具备一定的评估能力，熟练掌握镇痛药物的作用机理、适应证、禁忌证、常见不良反应，决定是否采取或何时采取镇痛措施。护士还可在自己职责范围内采取一些非药物疗法减轻患者疼痛，减少患者对药物的需求。

(3)护士是其他专业人员的协作者：护士作为患者身心健康的照护者，工作中与各方面人员有密切合作。在多学科协助进行疼痛管理的过程中，护理管理人员可充分发挥沟通和协调作用，进一步理顺工作流程，减少因医护人员操作引起的疼痛，例如为患者导尿由麻醉前改为麻醉后进行。护士还应参与疼痛管理方案的制订，以使镇痛方案更趋于合理及个体化。疼痛专科护士还需配合医生完成一些镇痛操作，例如椎管内神经阻滞。对于采用自控镇痛(patient-controlled analgesia，PCA)装置的患者，护士应观察并反馈者镇痛效果，与医生沟通，确定最佳镇痛剂量与浓度。

(4)护士是疼痛患者及其家属的宣教者：护士负责疼痛患者及其家属健康宣教，向疼痛患者提供健康教育知识材料及培训指导，帮助患者更深入了解疼痛控制方法，指导患者如何应用疼痛评估工具、如何表达疼痛。鼓励患者用积极的态度面对疼痛和进行疼痛自我管理。对于自控镇痛的患者，护士还应向患者及其家属宣讲疼痛评估、给药时机、仪器给药方法、不良反应观察等方面的内容。

(5)护士是患者疼痛权益的维护者：护士作为患者疼痛权益的维护者，应鼓励患者主动进行疼痛自我评估，协助患者选择合适的镇痛措施。同时，护士还应动态观察患者的镇痛效果，确保镇痛措施安全有效，使疼痛管理达到满意效果。

三、疼痛管理的意义

1. 良好的疼痛管理有利于改善患者的预后

有效的镇痛是患者的迫切需求。但是我国在疼痛护理方面的研究和实践较少，缺乏相关的观念、知识、技术和方法，以致大部分患者的疼痛得不到有效缓解。严重的急性疼痛如术后、创伤后疼痛可导致机体产生应激反应，使儿茶酚胺等物质分泌增加，引起脉搏、呼吸加快，血压、血糖升高，氧耗量增加等，干扰内环境的稳定，影响机体多个系统的功能，使机体免疫力下降，感染等并发症增加，延缓康复。而风湿、癌症等慢性病引起的疼痛，使患者长期遭受疼痛折磨，如得不到有效的镇痛治疗，易导致患者心理损伤，产生无助感，甚至痛不欲生，产生轻生的念头和行为。合理、有效地镇痛可减轻或防止疼痛对身体和心理造成的一系列不利影响，可促进患者康复。为患者提供安全可靠、简单易行的疼痛控制方案是医护人员的责任。

2. 良好的疼痛管理有利于提高患者的生活质量

随着医学模式由生物医学模式转向生物-心理-社会医学模式，人们对医学的认识已由单纯生物学观点，扩大到心理学、社会学等学科范畴。在疾病治疗过程中，强调生命质量意义重大。疼痛可以直接影响患者的日常生活，如睡眠、饮食、活动等，尤其是对癌症患者，疼痛可以引发或加剧癌症患者抑郁、焦虑、失眠等症状，是影响患者生活质量的首要因素。国外许多学者提出，对于癌症晚期采用姑息疗法的清醒患者，应当采取综合管理手段，使其达到完全无痛；对于临终患者则提倡"无痛死亡"。也就是说，对于这部分患者，治疗目的并不是加速或延缓其死亡，而是减少其痛苦、提高其生活质量，因此，应该采取积极的态度为患者控制疼痛。

四、疼痛管理的具体形式

1. 急性疼痛管理(acute pain service，APS)

APS 是指急性疼痛管理团队，自 1985 年第一个 APS 团队成立以来，越来越多的医疗机构加入其中，采用多模式管理的方法来减轻患者围术期疼痛，致力于减少与急性疼痛相关的并发症。作为一种系统化的管理组织，被广泛应用于急性疼痛尤其是手术后疼痛管理。APS 主要由麻醉医生、疼痛专科护士等核心成员，以及病房护士、外科医生等普通成员组成。在一些医疗机构中，还有药剂师、心理科医师、物理治疗师等专业人员参与其中，专职负责疼痛的治疗和管理，大大提高了术后的镇痛效果，降低了并发症的发生率，使术后镇痛治疗的安全性有了很大提高。APS 作为一种系统化的管理模式而被许多医院采用，但不同医院的 APS 组织的结构和功能有很大差异。

（1）APS 基本原则：①以感觉适度为目的；②采用多学科合作方式，疼痛涉及临床医学、麻醉学、心理学、护理学、药理学等多个学科，多专业合作是解除患者痛苦的重要途径；③以知识为基础，随着医学的发展，医务人员也要不断地更新知识和观念，掌握新技术。

（2）APS 主要任务：美国医疗机构评审联合委员会(JCAHO)认为 APS 的作用有四个方面，①术后疼痛、创伤后疼痛及分娩疼痛的治疗；②强调术后镇痛的必要性，提出疼痛评估方法；③提高患者的舒适度和满意度；④降低术后并发症的发生率。此外，多数医院APS 还承担着全院的急性疼痛会诊工作。

（3）APS 的人员组成：APS 是一个由拥有不同专业技能的医务人员组成的多学科组织，其组织成员目前还没有统一的规定。在国外，成员一般包括麻醉医师、疼痛专科护士、药剂师、心理治疗师、理疗师、病区医生和病区护士等不同学科专业人员。在我国 APS 的成员组成主要包括麻醉师、疼痛护士、病区医生和病区护士等。

（4）APS 的工作模式：目前比较成熟的工作模式有两种。①以麻醉师为主的 APS 模式提供一种高技术的镇痛服务。由于麻醉医师紧缺，其主要任务是负责临床麻醉工作，同时花费较大，因此在目前医疗条件下以其为主的可行性不强。②以护士为基础、麻醉师督导的 APS 模式。这种模式能充分发挥护士在疼痛管理中的作用，因此被认为是目前较好的术后疼痛管理模式，在临床上值得推广应用。

（5）APS 的质量评价：1990 年，美国卫生与政策研究机构(AHCPR)和 APS 根据该评价模式推荐了 8 个指标。①患者的舒适度（疼痛强度）；②疼痛对机体功能的影响；③患者/家属的满意度；④疼痛评估的记录；⑤在特殊情况下疼痛措施的适用性和适用范围；⑥治疗疼痛措施的有效性；⑦药物不良反应和疼痛并发症的发生率；⑧转运过程中（如病房与麻醉恢复室之间）疼痛控制的质量。大多数情况下都是从这 8 个指标中选择数个指标进行质量评价。目前国内研究使用比较多的评价指标主要有疼痛强度、患者满意度、对睡眠的影响、机体机能恢复情况，以及住院天数等。

2.疼痛门诊和疼痛科

2007 年 7 月 16 日，我国原卫生部签发了"卫生部关于在《医疗机构诊疗科目名录》中增加'疼痛科'诊疗项目的通知"文件（卫医发〔2007〕227 号），确定在《医疗机构诊疗科目名录》中增加一级诊疗科目"疼痛科"。根据这一文件，我国二级以上医院将开展"疼痛科"诊疗项目服务，主要推进慢性疼痛疾病的诊断与治疗。

2022 年 12 月，国家卫生健康委员会发布了《关于印发疼痛综合管理试点工作方案的通知》（国卫办医政函〔2022〕455 号），提出了 2022—2025 年，在全国范围内遴选一定数量的医院开展疼痛综合管理试点工作（以下简称试点医院）；发挥试点医院的示范、带动作用，以点带面，逐步推广疼痛综合管理；建立健全医院疼痛综合管理制度，规范疼痛综合管理流程，提升疼痛诊疗能力和相关技术水平，力争实现试点医院门诊、急诊和住院患者及时获得疼痛诊疗服务，不断提高人民群众就医满意度的工作目标。提出了以下 5 点试点工作内容。

（1）建立疼痛综合管理相关制度和流程。建立全院疼痛综合管理制度，根据疼痛综合管理流程及有关要求制定全院疼痛综合管理流程，统筹各相关科室，建立联动机制，加强科室之间的协作。鼓励充分运用信息技术手段，开展全院疼痛综合管理智能化建设。

（2）提高医务人员疼痛诊疗能力。医务人员在各医疗环节对患者原发疾病进行诊断及治疗的同时，应当增强疼痛管理意识，重视患者疼痛主诉，全面评估患者疼痛病情，规范开展疼痛诊疗。鼓励有条件的医院充分发挥中医药在疼痛治疗中的作用。医院应加强对相关专业医务人员（麻醉科医师、疼痛科医师、各相关科室医务人员）的临床培训、模拟演练和考核测评，提升疼痛诊疗水平，为患者提供高质量的疼痛诊疗服务。

（3）探索建立院内激励机制。建立符合疼痛综合管理相关工作特点的绩效考核和薪酬分配体系。建立人才激励机制，给予关键岗位、业务骨干以及做出突出成绩的疼痛综合管理医务人员和有关行政人员一定的政策倾斜，提高其工作积极性。

（4）发挥试点医院示范带动作用。各试点医院应当定期组织疼痛综合管理规范化培训，大力推广疼痛综合管理理念，发挥辐射带动作用，通过帮扶、协作、接收进修等形式，将疼痛综合管理经验向其他医疗机构推广。鼓励试点医院结合自身实际，在确保医疗质量安全的前提下，创新开展工作。鼓励有条件的试点医院充分发挥中医药在疼痛管理中的独特优势和作用。

（5）加强对患者及家属的健康宣教。医院应当开展疼痛相关知识的健康宣教，对患者及家属开展疼痛自我评价知识科普，提高患者及家属对疼痛的正确认识，提升社会对疼痛相关知识的认知。

3.疼痛病房

疼痛病房收治病种主要包括各种顽固性神经痛、三叉神经痛、舌咽神经痛、带状疱疹后神经痛等；其他科室没有特效治疗方法的或不能明确诊断的疼痛，如雷诺现象、复杂区域疼痛综合征；长期得不到确诊的慢性顽固性疼痛等，以及科室认为可以收住院的患者。建立疼痛病房有助于疼痛科医护人员积累经验，加强与相关学科密切合作，优化完善自身薄弱的知识结构，提高疼痛的诊疗水平，为患者提供更为系统全面的止痛服务。

疼痛治疗科的护理人员负责疼痛患者的临床护理，包括准备患者治疗所需的器材和药品，实施某些注射、针灸、理疗等治疗手段以及某些特殊治疗，如神经阻滞的配合治疗；负责患者24小时疼痛的观察、评估与记录，以及疗效的评估与记录，告知患者镇痛药物的作用与不良反应，对患者及其家属进行疼痛知识、疼痛自我评估与疼痛自我护理的宣教等。

五、疼痛管理的目标

1.疼痛管理的5A目标

疼痛管理的5A目标是指通过以下5个方面来实现对疼痛的有效管理。

（1）评估（assessment）：对疼痛进行全面的评估，包括疼痛的程度、性质、持续时间、影响等方面的内容，以便制订有效的治疗方案。

（2）分析（analysis）：对评估结果进行分析，确定疼痛的原因和可能的风险因素，以便制订个性化的治疗方案。

（3）制订治疗方案（plan）：根据评估和分析的结果，制订个性化的治疗方案，包括药物治疗、物理治疗、心理护理等方面的内容。

（4）实施治疗方案（implement）：按照制订的治疗方案进行治疗，包括药物治疗、物理治疗、心理治疗等。

（5）评估治疗效果（evaluate）：对治疗效果进行评估，包括疼痛的程度、生活质量、不良反应等内容，以便调整治疗方案，达到最佳的治疗效果。

5A目标是疼痛管理中非常重要的一部分，能够帮助医生更好地了解患者的疼痛情况，制订个性化的治疗方案，提高治疗效果，减轻患者的疼痛，提高其生活质量。

2.术后镇痛的目标

术后镇痛的原则是，根据手术创伤程度，有无内脏痛、炎性痛，结合患者术后功能康复需求，优化围术期多模式镇痛方案，以获得最优转归。管理目标包括：①在安全的前提下，持续有效镇痛；②无或仅有轻度不良反应；③最佳的生理功能，最佳的患者满意度；④利于患者术后康复。

六、疼痛专科护理培训

1.疼痛专科护士的角色职能

疼痛被确定为第五大生命体征，疼痛的评估和管理与体温、脉搏、呼吸和血压测量一样成为临床护理人员每日的常规护理工作。疼痛专科护士在疼痛管理中扮演着临床能手、教育者、顾问、研究者以及管理者等多重角色，这些角色职能的发挥具体体现在以下几个方面。

（1）临床专家（clinical expert）：参与临床疼痛护理工作，负责患者的疼痛评估与管理；负责专科技术操作；对临床各种急、慢性疼痛患者进行有效的疼痛管理，尤其是术后疼痛患者和癌症疼痛患者。

（2）教育者（educator）：负责临床带教工作，指导其他护理人员进行疼痛的护理实践；组织新技术、新业务的学习和推广；参与疼痛管理专业教学计划的制订和实施；对患者、家属及社区卫生保健人员进行疼痛知识培训。

（3）顾问（consultant）：参与院内疑难病例的会诊，协调各部门的关系，促进护理工作开展。为住院或其他急、慢性疼痛患者提供咨询服务，帮助相关人员制订、实施和评价疼痛管理计划，促进目标的完成。

（4）研究者（researcher）：作为疼痛管理领域的专业人员，关注疼痛学科新进展；针对疼痛临床管理中的疑难问题进行调查研究，探索解决方法，积极参与学术交流，推动专业发展。

（5）管理者（clinical leader）：负责制订专业化的疼痛管理方案和计划，规范工作流程，检查和督导计划实施；控制和保证疼痛管理的质量，负责人员的合理配置等工作。

2. 疼痛专科护士培养模式

（1）德国疼痛护士专业培训：2004年，德国纽伦堡大学等著名高校的临床教学部推出了培训专业疼痛护士的函授课程，至今已培养了诸多专业的疼痛护士（pain nurse）。这些疼痛护士在各自不同的领域，以他们全面的专业知识和技能服务于患者，从而使德国的疼痛护理得到全面的发展。

疼痛护士培训方法：具备护士从业资质的护理人员自愿、自费参加疼痛护士的函授培训，历时3个月，完成总计9个课题的函授课程学习。在完成全部9个课题(疼痛的历史、疼痛生理学、疼痛的测量和记录、药理学基础、非药物性疼痛治疗方法、术后疼痛治疗、肿瘤疼痛治疗、心理和精神因素造成的疼痛和对患者及家属的建议和健康教育)的学习后，学员必须完成2次讨论形式的口试和1次多选形式的问卷考试，结合平时学习成绩和考试成绩决定该学员是否合格，合格者将被授予德国国家函授中心、德国护士职业联盟、德国疼痛研究协会等机构认可的结业证书。

（2）我国疼痛专科护士培养：我国在借鉴国外专业领域经验的基础上，结合国情及专业特色，启动了疼痛专科护士的培训工作。2009年，上海长海医院赵继军主任护师所带领的疼痛管理多学科协作团队获得IASP支持的护士疼痛教育项目——中国疼痛专科护士培训，是国内首次开展的疼痛专科护士培训项目。

培养方式：采取理论授课、讲座、专题讨论、以问题为基础的教学（problem-based learning, PBL)、教学查房、临床带教等多种培训方式。

培训内容：包括理论教学与临床实践。①理论教学内容包括疼痛管理理论知识，涉及疼痛管理概述、护士在疼痛管理中的作用、患者疼痛教育管理、疼痛治疗、术后疼痛护理、创伤性疼痛管理、风湿性疼痛管理、癌痛管理、姑息治疗中的疼痛控制、中医止痛(腕踝针介绍)、医院的临床疼痛管理、疼痛的心理疗法、护理管理、护理科研等14个专题。②疼痛管理临床实践包括疼痛评估、疼痛记录、疼痛报告和交接、健康宣教等临床科室疼痛管理内容。

学员完成项目学习考核合格后，将授予IASP疼痛专科护士培训证书，成绩优秀者可被推荐成为 IASP 会员，将成为疼痛管理专业领域内临床、教学、科研骨干，具备解决疼痛护理中常见和疑难问题的能力。

我国疼痛护理专科人才的培养和实践仍处于探索阶段，培训形式相对单一，课程内容的设置缺乏全面性，在理论与临床实践过渡阶段的培养存在欠缺，考核机制也有待完善。《全国护理事业发展规划(2021—2025 年)》也提出要建立以岗位需求为导向、以岗位胜任力为核心的护士培训制度。浙江省护理学会疼痛专委会基于疼痛护理核心能力和岗位胜任力模型，构建了疼痛护理专科护士能力培训体系，并对来自省内外医院的疼痛相关岗位的护士进行培训。

培训形式与课程内容：疼痛护理专科基地培训采用理论和实践相结合的全脱产培训形式，共培训 4 个月。首月为集中的理论授课阶段，实践阶段结合学员对理论学习的反馈，叠加特色课程和科研强化训练，以实现理论与实践的交织和渗透。

理论课程：理论培训由疼痛各相关学科开展。采用自行编制的"疼痛护理专科护士能力培训教材"进行授课。该教材基于 IASP 的疼痛护理核心能力及岗位胜任力模型，结合《疼痛护理学》《难治性癌痛专家共识》《临床护士在职培训指导》《循证护理学》及疼痛相关指南而编制。

临床实践：临床实践环节培训时间共 3 个月。根据学员的专科来源及个人意愿安排学员在急性疼痛、慢性疼痛或特殊疼痛相关科室进行临床实践。

3. 疼痛专科护士培养现状与展望

对全国 145 家医院疼痛护理管理现状进行调查，结果显示，我国疼痛专科护士的培养及在职护士的疼痛培训教育欠缺。145 家医院来自全国 31 个省(自治区、直辖市)，仅有 13 个省份的护理学会成立了疼痛专业委员会，其中 10 个护理学会开展了疼痛专科护士培训。2023 年中华护理学会成立了疼痛专业委员会，这对疼痛护理工作的开展和疼痛专科护士的培养起到了推动作用，同时也为各省护理学会成立疼痛专业委员会、开展专科护士培训奠定了基础。由于目前疼痛专科护士的培养仍未广泛开展，参与疼痛专科护士培训的医院仅占 40.00%，各医院目前获得疼痛专科护士培训证书(发证机构为省级护理学会疼痛护理专业委员会)的护士总人数为 1~102 人，中位数为 4 人。疼痛专科护士培养工作仍然任重道远。医院疼痛专科护士所在病区仍以疼痛科为主，但疼痛患者涉及全院各个科室，因此有必要选派全院不同科室的护士参与针对疼痛专科护士的培训中，这将为更好地对患者进行疼痛管理奠定基础。

参考文献

[1] 宋学军，樊碧发，万有，等. 国际疼痛学会新版疼痛定义修订简析[J]. 中国疼痛医学杂志，2020，26(9)：641-644.

[2] World Health Organization. ICD-11 International Classification of Diseases 11th Revision. The global standard for diagnostic health information. [EB/OL]. [2023-06-09][2023-11-02]. https://icd.who.int/en

[3] 万丽，赵晴，陈军，等. 疼痛评估量表应用的中国专家共识(2020 版)[J]. 中华疼痛学杂志，2020，16(3)：177-187.

［4］WONG D L, BAKER C M. Smiling faces as anchor for pain intensity scales［J］. Pain, 2001, 89（2）: 295-297.

［5］陆小英, 赵存凤, 张婷婷, 等. "长海痛尺" 在疼痛评估中的应用［J］. 解放军护理杂志, 2003（4）:

［6］CLEELAND C S, RYAN K M. Pain assessment: global use of the Brief Pain Inventory［J］. Ann Acad Med Singap. 1994, 23（2）: 129-138.

［7］米勒之声. 临床医生 "疼痛评估" 宝典, 赶紧去找喊痛的患者实战吧!［EB/OL］.［2023. 11. 09］［2023-11-02］. https://www.cn-healthcare.com/articlewm/20211214/content-1295276. html.

［8］MELZACK R, TORGERSON W S. On the language of pain［J］. Anesthesiology, 1971, 34（1）: 50-59.

［9］MELZACK R. The short-form McGill pain questionnaire［J］. Pain, 1987, 30（2）: 191-197.

［10］LAING R O. Rational drug use: an unsolved problem［J］. Trop Doct. 1990, 20（3）: 101-103.

［11］唐镜波. 合理用药国际网络通讯·中国年鉴［M］. 北京: 中国科学技术出版社, 2004.

［12］医脉通. 癌症疼痛 | 阿片类药物使用大全.［EB/OL］［2018-01-25］［2023-12-11］. https://news. medlive. cn/cancer/info-progress/show-138364_53. html

［13］EMMANAN. 临床常用解热镇痛抗炎药物大盘点.［EB/OL］［2017-08-02］［2023. 12. 11］. https://neuro. dxy. cn/article/278076? trace=dis

［14］刘文强. 非甾体抗炎药的研究进展及其合理使用［J］. 西南国防医药, 2008（3）: 460-461.

［15］罗金成, 宋志强. 药物源性瘙痒的研究进展［J］. 临床皮肤科杂志, 2020, 49（1）: 62-64.

［16］GOLEMBIEWSKI J. Opioid-induced pruritus［J］. J Perianesth Nurs, 2013, 28（4）: 247-9.

［17］JARZYNA D, JUNGQUIST C R, PASERO C, et al. American society for pain management nursing guidelines on monitoring for opioid-induced sedation and respiratory depression［J］. Pain Manag Nurs, 2011, 12（3）: 118-145.

［18］医脉通. 痛定思痛 | 一文解读, 癌痛滴定要点及流程.［EB/OL］［2022-03-03］［2023-12-12］. https://news. medlive. cn/cancer/info-progress/show-185847_53. html

［19］中国国家卫生健康委能力建设和继续教育中心疼痛病诊疗专项能力提升项目专家组. 非阿片类镇痛药治疗慢性疼痛病中国指南［J］. 中华医学杂志, 2023, 103（39）: 3088-3102.

［20］中华医学会疼痛学分会. 射频治疗技术疼痛科专家共识［J］. 中华医学杂志, 2019, 99（45）: 3547-3553.

［21］CLASEN S, REMPP H, SCHMIDT D, et al. Multipolar radiofrequency ablation using internally cooled electrodes in ex vivo bovine liver: correlation between volume of coagulation and amount of applied energy［J］. Eur J Radiol, 2012, 81（1）: 111-113.

［22］许毅, 李达, 谭立文, 等. 重复经颅磁刺激治疗专家共识［J］. 转化医学杂志, 2018, 7（1）: 4-9.

［23］国家卫生健康委办公厅国家中医药局综合司. 关于印发疼痛综合管理试点工作方案的通知.［EB/OL］［2022-12-22］［2023-12-12］. https://www. gov. cn/zhengce/zhengceku/2023-01/05/content_5735127. htm

［24］赵继军, 宋莉娟. 国外疼痛专科护士的培养与使用［J］. 中华护理杂志, 2007（10）: 882-883.

［25］陆群峰. 德国疼痛护士的专业培训［J］. 中华护理杂志, 2007（10）: 884-885.

［26］杨健, 柳韡, 张元菊, 等. 国内外疼痛专科护士培训状况的研究进展［J］. 中华护理教育, 2010, 7（11）: 510-513.

［27］祁海鸥, 黄敬英, 刘敏君, 等. 浙江省疼痛护理专科护士能力培训体系的构建与应用［J］. 中国护理管理, 2023, 23（10）: 1476-1481.

［28］何苗, 王秀丽, 祁海鸥, 等. 全国 145 家医院疼痛护理管理现状调查［J］. 中国护理管理, 2023, 23（10）: 1441-1446.

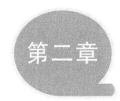

第二章

慢性原发性疾病疼痛的护理管理

第一节　慢性弥漫性疼痛

纤维肌痛

1.定义

纤维肌痛(fibromyalgiae,FM)又称纤维肌痛综合征,是中枢神经感觉传入处理功能失调引起的,表现为躯体多部位慢性弥漫性疼痛,同时伴有疲劳、睡眠障碍、记忆及认知功能障碍和关节僵硬等症状。

2.诊断标准

根据美国风湿病协会(American College of Rheumatology,ACR)2016年FMS诊断标准,要求患者必须同时满足以下条件:①弥漫性疼痛指数(WPI)≥7分且症状严重度评分(SSS)≥5分,或弥漫性疼痛指数为4~6分且症状严重度评分≥9分;②全身性疼痛,定义为5个部位中至少4个部位有疼痛,颌、胸、腹痛不包括在其中;③症状持续至少3个月,且疼痛程度基本相似;④纤维肌痛的诊断与其他诊断无关,纤维肌痛的诊断不影响其他临床诊断。

(1)弥漫性疼痛指数(WPI):是指对过去1周内疼痛区域数量的评分。每个区域1分,总评分为0~19分(表2-1-1)。

表 2-1-1　弥漫性疼痛指数评分区域

左上肢(区域1)	右上肢(区域2)	左下肢(区域3)	右下肢(区域4)	中轴区(区域5)
左颌	右颌			颈部
左肩胛带区	右肩胛带区	左髋部	右髋部	上背部
左上臂	右上臂	左大腿	右大腿	下背部

续表2-1-1

左上肢(区域1)	右上肢(区域2)	左下肢(区域3)	右下肢(区域4)	中轴区(区域5)
左前臂	右前臂	左小腿	右小腿	胸部
				腹部

(2)症状严重度评分(SSS):

①疲劳;睡醒后萎靡不振;认知障碍。根据过去1周时间内患者出现以上3个症状的严重度打分:无问题计0分;轻微、间断出现计1分;中等、经常存在计2分;重度、持续、影响生活计3分。得分为0~9分。

②过去6个月内患者发生以下症状的积分和:头痛(0~1);下腹部疼痛或痉挛性疼痛(0~1);抑郁(0~1)。

症状严重度评分(SSS)得分为以上2项得分之和,总分为0~12分。

(3)纤维肌痛评分(fibromyalgia severity scale):为弥漫性疼痛指数(WPI)与症状严重度评分(SSS)之和。

3.病因与发病机制

FM病因和发病机制目前仍不清楚。外周与中枢敏化是FM发病的主要机制之一,其他方面如线粒体功能障碍与氧化应激水平异常及自身免疫系统紊乱等机制也可能与其发病相关。

4.风险因素

(1)心理社会因素:心理社会因素是一个比较重要的影响因素,明显的身体和精神压力如工作和学习压力、日常生活烦恼、焦虑、抑郁等都会增加FM的发生率。

(2)性别:近年来FM发病情况的调查显示,女性患FM比例较男性高。

(3)遗传:家族遗传是该病较为明确的致病因素,发病具有家族聚集性。FM患者一级亲属的患病风险比非亲属高8倍。

(4)肥胖:肥胖对FM发病具有较为明确的影响,患病率与身体质量指数(BMI)呈正相关。

(5)年龄:任何年龄都可发病,FM患病率在18~60岁年龄段随年龄增长而增长,平均发病年龄为30~55岁。

(6)共病:纤维肌痛常常与其他疾病共病,隐匿于常见病之下,为确诊带来极大障碍。因此患者出现弥漫性疼痛时,应警惕FM共病的可能性。

5.临床表现

(1)广泛性疼痛与"压痛":疼痛是纤维肌痛最主要的症状,表现为全身多部位疼痛和压痛,且疼痛异常。疼痛点呈分散状态,一般很难准确确定位,常见于肩胛带、颈、背、髋等部位。疼痛可以发生在躯干、肢体,也可以发生在关节部位。疼痛性质多样,疼痛程度时轻时重,休息常不能缓解,劳累、应激、精神压力以及寒冷、阴雨天气候等均可加重症状。压痛点通常位于皮下,患者对在压痛点部位"按压"异常敏感。

(2)疲劳与睡眠障碍:绝大多数患者主诉易疲劳,睡眠浅,在清晨频繁醒来且难以重新入睡,或者在清晨醒后也有明显疲倦感。

（3）精神症状：表现为情绪低落、烦躁、沮丧，对自己病情的过度关注，甚至呈严重的焦虑、抑郁状态。出现注意力难以集中、记忆缺失、执行能力减退等认知障碍。

（4）其他伴随症状：纤维肌痛综合征也被称为"共病之王"，常与其他疾病共病。多数患者有怕凉怕风的症状，在环境温度低或吹到凉风时感到不适和有疼痛感。鼻炎、荨麻疹、感觉过敏、恶心呕吐、食欲下降等多为患者伴随症状。部分患者合并肠易激综合征、间质性膀胱炎、不宁腿综合征等。

6. 疼痛治疗与管理

1）药物治疗

药物选择应针对最困扰患者的症状，同时考虑任何可能发生的不良反应。宜从低剂量开始并逐渐增加药量，以提高耐受性。定期评估药物的疗效和不良反应，同时要注意了解药物的不良反应可能与 FM 的症状相似，做到合理规范用药。

（1）普瑞巴林：普瑞巴林是首个被美国 FDA 批准用于纤维肌痛的药物，也是目前最畅销的镇痛药。普瑞巴林结构简单，是 γ-氨基丁酸（GABA）的类似物，在体内与电压门控钙通道的 α2-δ 亚基相结合，可减少钙离子依赖的兴奋性神经递质（如谷氨酸和 P 物质）释放，从而起到镇痛作用。300 mg/d、450 mg/d 和 600 mg/d 普瑞巴林能够明显改善 FM 患者的疼痛症状以及睡眠情况，若服用超出推荐剂量或采用错误的用药方式（如直肠给药或鼻内给药），较容易出现药物滥用症状。其不良反应包括呕吐、头晕、嗜睡、水肿和体重增加等。

（2）5-HT-去甲肾上腺素再摄取抑制剂（SNRIs）：SNRIs 包括度洛西汀和米那普仑。度洛西汀镇痛方面的分子机制还没有大的突破，目前认为度洛西汀的镇痛作用可能是通过抑制脑干内下行抑制通路 5-HT、NE 的再吸收发挥作用。度洛西汀可显著减轻 FM 患者的疼痛程度和抑郁症状，并且效果可长期维持，但对疲劳无明显改善，对睡眠障碍的影响也不确定。其不良反应包括失眠、恶心、口干、便秘、乏力、嗜睡、多汗、食欲降低等。

（3）米那普仑：主要作用于纤维肌痛患者脊髓反射的疼痛通路，且剂量越大，疼痛减轻程度越高。由此可见，米那普仑的镇痛作用一部分可能与疼痛调节通路中抑制性神经递质的增强有关。米那普仑可有效改善 FM 患者的疼痛、疲劳、身体功能及认知能力障碍，最常见的不良反应为恶心、头痛和便秘。

（4）阿米替林：阿米替林作为三环类抗抑郁药，其代谢产物去甲替林可有效增强去甲肾上腺素活性，这使得低剂量阿米替林具有良好的镇痛效果。治疗初期可能出现抗胆碱能反应，如多汗、口干、视物模糊、排尿困难、便秘等。中枢神经系统不良反应包括嗜睡，震颤、眩晕，可发生直立性低血压。

（5）曲马多：曲马多为合成的可待因类似物，与阿片受体有很弱的亲和力。通过抑制神经元突触对去甲肾上腺素的再摄取，并增加神经元外 5-HT 浓度，影响痛觉传递而产生镇痛作用。具有与其他阿片类药物相似的不良反应，如恶心、头晕、乏力等。使用曲马多最严重的不良反应是它的成瘾性，长期或大剂量服用曲马多，会引起药物成瘾，停药以后的戒断反应非常强烈。

（6）中药治疗：中药治疗应以辨证论治为原则，以肝郁气滞、痹阻经脉为核心病机，以疏肝解郁、通络止痛为基本治法，建议采用柴胡类方以减轻 FM 患者的躯体疼痛。

（7）其他镇痛药物：大多数非甾体抗炎镇痛药具有解热镇痛、抗炎、抗风湿的作用，但欧洲风湿病防治联合会（EULAR）认为 NSAIDs 对于 FM 的作用较弱。对一些炎性疼痛疾病共病 FM 时加用 NSAIDs 有利于控制炎性疼痛，而有助于总体疾病的缓解。虽然阿片类药物具有很强的镇痛作用，但不能有效治疗 FM，不鼓励在治疗 FM 时使用强阿片类药物，在某些特定患者中，可考虑使用弱阿片类激动剂。

2）非药物治疗

《2017 年欧洲抗风湿病联盟纤维肌痛治疗管理建议》提出，考虑到锻炼在疼痛、体能和健康方面的效果，以及实用、花费较低、没有安全隐患的优势，强烈推荐锻炼（exercise）作为治疗 FM 的首选。最新版《中国纤维肌痛综合征诊疗指南》同样也建议 FM 患者参加合理的运动锻炼，首选单一的运动形式，根据患者健康情况及个人喜好可选择有氧运动、力量训练、传统功法（太极拳、八段锦、六字诀、五禽戏）、瑜伽、拉伸运动、水中运动，推荐运动疗程为 3 个月以上。

（1）针刺治疗：作为标准治疗的辅助治疗，针刺治疗可以缓解疼痛，提高患者生活质量，电针也可以改善疼痛和疲乏症状，在减轻疼痛的远期疗效方面也有一定帮助。

（2）经颅直流电/磁刺激：FM 特有的中枢敏化涉及感觉处理功能障碍和皮层适应性神经可塑性变化，使用基于大脑皮质电流的神经生理学技术旨在增加大脑皮质的兴奋性，从而促进疼痛调节脑区功能的变化，减轻症状。

（3）水疗法/温泉疗法（hydrotherapy/spa therapy）：中位时长为 4 小时的水疗（时间为200~300 分钟）有改善疼痛的作用，并且可以维持较长时间（中位数：14 周），水疗法和温泉疗法具有相类似的效果。

（4）冥想运动（meditative movement）：包括太极、瑜伽、气功和身体觉醒疗法，总治疗时间为 12~24 小时，对睡眠和疲劳有所改善，其中部分疗效可以长期维持，是一种安全可靠的治疗方式。

（5）认知行为疗法或正念疗法：对合并心理疾患的 FM 患者，建议进行包括心理科在内的多学科联合治疗，可采用认知行为疗法或正念疗法的非药物疗法治疗。

7. 护理措施

FM 的治疗应以提高生活质量为目的，及时诊断，具体治疗方案应在医生与患者共同决定的基础上，循序渐进地进行。

（1）疼痛护理：医护人员应耐心倾听患者的主诉，采用数字评分法对疼痛进行评估，准确记录疼痛的部位、性质、程度、持续时间及有无伴随症状等。轻中度疼痛者，可进行深呼吸运动，深吸一口气再缓慢呼出，呼吸时闭合双眼，保持放松。通过转移注意力达到缓解疼痛的目的，患者可听音乐、看电影等以促进心情愉悦。中重度疼痛者，可使用有效止痛药物，对出现烦躁、焦虑等不良情绪的患者，家属应尽量陪伴在其身边，提供心理支持，必要时可在医师允许下适当使用抗焦虑抑郁药物。

（2）饮食护理：不合理的饮食习惯导致超重与肥胖，增加了 FM 的患病风险。应鼓励FM 患者进行体重管理，选择营养丰富的膳食，养成健康的膳食习惯。另外，部分 FM 患者合并维生素 D 缺乏症，因血清维生素 D 缺乏与 FM 症状严重程度、抑郁和焦虑情绪具有相关性。缺乏维生素 D 的患者在生活中宜经常晒太阳，摄入鱼类、蛋奶、动物肝脏等食物，必要时遵医嘱服用维生素 D 补剂。

（3）睡眠护理：约90%的 FM 患者存在睡眠障碍，医护人员应关注患者睡眠质量，嘱咐患者避免睡前进食过饱或不足，避免睡前饮酒、咖啡、浓茶等；白天保持适当的活动或运动，夜间按时上床睡觉，养成良好的睡眠习惯；睡前可用热水泡脚，适当按摩，选择舒适的床上用品，调整好卧室的光线、温度、湿度等。

（4）心理护理：护士应倾听患者的心声，理解他们的感受和情绪。在与患者交流时，给予充分的关注和尊重，积极传递支持和鼓励的信息。向患者提供与疾病相关的信息，帮助他们了解疾病的原因、治疗方法、注意事项及预后等，通过宣教，减少患者的焦虑和恐惧感。还应与患者建立情感联系，帮助他们宣泄负面情绪，减轻心理压力，采用情绪释放法、情感倾诉法等方式，引导患者表达自己的情感。

8. 健康教育

由于患者多缺乏纤维肌痛相关知识，医护人员应向患者讲解有关疾病知识，鼓励患者积极接受治疗以早日康复。

第二节　慢性原发性头痛或口面部疼痛

一、慢性偏头痛

1. 定义

慢性偏头痛（chronic migraiine，CM）是一种神经系统常见病和多发病，是仅次于卒中的第二大致残性疾病。该病没有明显器质性病变，以反复发作为特点，持续时间为 4~72 小时，一般为中至重度的搏动性头痛，常为单侧，亦可为双侧，也可交替发生，伴有恶心、呕吐或畏声、畏光等症状。其病因不明，一般可由不良生活习惯所诱发，饥饿、睡眠不足、饮酒过量、饮用浓茶或咖啡等可加重病情，严重者可影响正常生活。CM 在普通人群中的发病率为 1%~2%，并且随着年龄的增长，患者比例逐步攀升，给家庭及社会造成严重的负面影响。

2. 诊断标准

由于 CM 发病率较高，头痛症状可出现多种，单次发作难以分辨，因此应根据头痛对患者影响的严重程度及发作持续时间进行分类、分层排序。根据国际头痛分类-第三版（ICHD-3）诊断标准，患者应同时满足以下条件：每月至少有 15 天，且超过 3 个月的头痛。其中，每月至少应有 8 个头痛日，即符合偏头痛的诊治指南标准（2023 版），详见表 2-2-1。

表 2-2-1　中国偏头痛诊治指南(2023 版)

无先兆偏头痛	有先兆偏头痛	慢性偏头痛
A.符合 B~D 标准的头痛至少发作 5 次; B.发作持续 4~72 小时(未治疗或治疗无效); C.头痛至少具有以下 4 项中的 2 项: ①单侧; ②搏动性; ③中重度头痛; ④日常体力活动加重头痛; D.因头痛而避免日常活动(如行走或上楼梯); E.发作过程中,至少符合下列两项中的 1 项: ①恶心或呕吐; ②畏光或畏声; F.不能用 ICHD-3 中的其他诊断更好地解释	A.至少有 2 次发作符合 B 和 C 标准; B.至少有 1 个可完全恢复的先兆症状:视觉、感觉、言语和(或)语言、运动、脑干、视网膜; C.至少符合下列 6 项中的 3 项: ①至少有 1 个先兆持续超过 5 分钟; ②2 个或更多的症状连续发生; ③每个独立先兆症状持续 5~60 分钟; ④至少有 1 个先兆是单侧; ⑤至少有 1 个先兆是阳性的; ⑥与先兆伴发或先兆出现 60 min 内头痛发作; D.不能用 ICHD-3 中的其他诊断更好地解释	A.符合 B 和 C 标准的头痛(偏头痛样头痛或紧张性样头痛)每月发作时间≥15 天,持续 3 个月以上; B.符合无先兆偏头痛诊断 B~D 标准和(或)有先兆偏头痛 B 和 C 标准的头痛至少发生 5 次; C.头痛符合下列任何 1 项,且每月发作时间大于 8 天,持续时间大于 3 个月: ①无先兆偏头痛的 C 和 D; ②有先兆偏头痛的 B 和 C; ③患者所认为的偏头痛发作可通过服用曲普坦类或麦角类药物缓解; D.不能用 ICHD-3 中的其他诊断更好地解释

3. 病因

CM 的发病机制目前尚不明确,可能与大脑结构和(或)功能发生改变、三叉神经系统敏化、神经血管活性肽的大量释放引起神经源性炎症有关,从而出现神经血管功能紊乱、失调。虽然 CM 病因不明,但与内分泌/代谢、日常的饮食习惯、压力或应激、唤醒-睡眠模式变化、体力活动、环境变化及药物等因素密切相关。

(1)内分泌/代谢因素:女性月经期、妊娠前期、围绝经期,体内雌激素水平发生改变,随着激素水平的平衡,症状可减轻和消失。

(2)饮食因素:某些食物可引起身体内环境改变,如浓茶、咖啡及过量酒精,食用成熟奶酪、过度加工及辛辣刺激食品,如巧克力,腌制、熏制、发酵等食品,都可诱发 CM 发作。

(3)睡眠因素:睡眠障碍是 CM 的常见诱发因素,48%~74%的 CM 患者因睡眠不足而诱发头痛发作。睡眠时态紊乱,出现疲惫感,颈部酸困僵硬,明显增加偏头痛的发作频率。

(4)自然/环境因素:气候变化(寒冷、炎热)、高海拔;工作或生活环境中强光、噪声、气味刺激,均会诱发 CM。

(5)药物因素:服用血管扩张药、避孕药、激素替代类药,以及频繁或过量使用镇痛药,影响大脑功能及神经血管活性递质传导。

(6)其他:情绪紧张、精神创伤、忧虑、焦虑、饥饿、缺乏锻炼等都可诱发 CM 发作。

4. 风险因素

(1)心理社会因素：心理社会因素为最常见的影响因素。偏头痛与心理社会因素具有双向关系，偏头痛可以导致情绪焦虑、抑郁，进而可诱发偏头痛。由于 CM 发作时，患者无法集中精力工作或学习，因此近 1/3 的患者可因头痛而缺工或缺课，超过 50% 的患者在发作时不得不卧床休息，特别是青少年。

(2)性别：男女患者比例为 1∶3。调查结果显示，CM 发生率女性明显高于男性，除内分泌激素水平波动大外，女性承受社会压力后自我调节能力较男性差。

(3)遗传：具有遗传易感性，有 40%~60% 的患者有家族史，直系亲属中有一个人患有偏头痛，则子女疾病发作风险比普通人高 3~6 倍，但尚无一致的遗传形式。

(4)年龄：多起病于儿童或青少年时期，中青年达发病高峰，部分患者可在 60~70 岁时不再发作。

(5)肥胖：直接影响 CM 病情进展。研究发现，在肥胖人群中，CM 的患病率随着身体质量指数的增加而增加，特别是肥胖的女性。此外，身体质量指数似乎也与偏头痛从偶发性转为慢性有关。肥胖甚至还可以增加偏头痛的发作频率，加重头痛的疼痛程度及致残性，这些可能与肥胖者体内的炎症状态有关。

(6)性格：争强好胜、脾气急躁、过于追求完美的人，更容易发生 CM。

头痛性质与疾病的可能关系见表 2-2-2。

表 2-2-2　头痛性质与疾病的可能关系

疾病	头痛性质与其他症状
颅内压增高	突然感觉有劈裂样疼痛，分布于前额、后枕或整个头部，用力、头部突然活动等可使头痛加剧，晨起较重。无前驱症状，起病急骤，以用力或激动为发病诱因，常伴有喷射性呕吐，出现不同程度的意识障碍
偏头痛	一侧颞部搏动性头痛。发作前出现同侧视觉障碍(亮点、暗点、盲区、闪光等)、偏身麻木感等先兆症状，发作时常伴有恶心、呕吐、畏光、畏声等现象
蛛网膜下腔出血	突发剧烈头痛
颅内占位性疾病	持续性进行性加重的头痛
低颅压性头痛	常与体位有明显关系，如立位时出现或加重，卧位时减轻或消失

5. 临床表现

CM 的表现症状在初期常为隐约疼痛，继而搏动性疼痛，且于活动时加剧，疼痛可由一侧转至另一侧，甚至发散至整个头部。可根据有无视觉先兆分为有先兆的慢性偏头痛和无先兆的慢性偏头痛，我国 1/7 的偏头痛患者可有先兆症状。

1)有先兆慢性偏头痛

有先兆慢性偏头痛为最常见的偏头痛类型，又称普通型偏头痛，占偏头痛人群的 80%，反复发作。可出现前驱期(发作前期)、先兆期、头痛期、恢复期，不同时期的症状会有重叠，有少数患者仅出现部分时期。

(1)前驱期：患者可有激惹、嗜睡、疲乏、活动少、食欲改变、频繁打哈欠及颈部酸困发硬等不适，与下丘脑功能失调有关。

(2)先兆期：先兆指出现可恢复的视物模糊或视力降低等视觉预警征象。偏头痛的视觉先兆等级量表(visual aura rating scale, VARS)有助于更准确地认识偏头痛，视觉先兆包括5个问题权重如下：①先兆持续时间5~60分钟(3分)；②逐渐加重过程超过5分钟(2分)；③暗点(2分)；④之字形闪光(2分)；⑤视野的单侧(1分)。若总分大于等于5分，则对偏头痛先兆诊断的敏感性为91%~96%，特异性为96%~98%。

(3)头痛期：发作以单侧为主要特点，也可为双侧或左右交替发作，可累及头部任何部位，多位于颞部，伴有恶心、呕吐、畏光、畏声等症状，中至重度头痛，呈搏动性钝痛，日常的体力活动可加重头痛症状，卧床休息可缓解症状。

(4)恢复期：调查显示，70%以上患者可在4~72小时缓解，但仍有头晕、视物模糊、颈部酸困僵硬等不适。这些非头痛症状往往仅出现在某个分期，有时也可从开始持续到恢复期，但症状并非永久存在。

2)无先兆慢性偏头痛

患者主要表现为一侧头部呈发作性、搏动性钝痛，伴有恶心、呕吐、畏声、畏光等症状。排除反复胃肠功能障碍、良性阵发性眩晕、先天性卵圆孔未闭等疾病，未治疗或治疗无效，持续时间4~72小时。

6.疼痛治疗与管理

1)药物治疗

首先强调，CM是一种无法完全根治，但可以致残的血管神经性疾病，严重影响患者日常生活能力，所以治疗的主要目标是缩短疼痛持续时间，缓解恶心、呕吐等症状，稳定神经系统功能，从而提高患者日常生活能力。目前CM的诊断主要依靠临床表现，其治疗包括急性发作期治疗及发作间期药物预防性治疗，采用阶梯治疗、分层治疗方式给药。药物治疗要根据患者头痛的程度选择合适的药物，对于轻度或中度CM，常用布洛芬、乙酰氨基酚等非甾体类抗炎镇痛药，如果治疗效果不明显或重度CM可直接使用偏头痛特异性药物，如曲普坦类药物或麦角制剂。

(1)曲普坦类：曲普坦类药物被认为是治疗轻度或中度CM的一线特异性药物。曲普坦类药物是血管5-HT$_{1B}$受体、神经元5-HT$_{1D}$受体以及大多数5-HT$_{1F}$受体的选择性激动剂，在外周血管神经连接处，抑制已激活的三叉神经感觉传入支的神经肽释放，可以阻止神经源性血管出现扩张和炎症。该药对先兆症状无效，最好在先兆期后头痛期尽早使用，并密切观察可能出现的不良反应，其不良反应包括四肢感觉异常、恶心、发冷、头晕、乏力、胸痛、潮红、嗜睡等。禁用于偏瘫性偏头痛、脑卒中、严重的外周血管疾病、缺血性肠病及严重肝肾功能不全的患者。

(2)麦角胺类：主要用于CM急性发作，可减轻头痛，但不能预防和根治。口服：每次1~2 mg，1日不超过6 mg，1周不超过10 mg。皮下注射：每次0.25~0.5 mg，24小时内不超过1 mg。口服效果不及皮下注射，在偏头痛有先兆时或刚发作时立即服用效果佳，发作后不宜使用，发作高峰时使用效果不佳。不良反应常见恶心、呕吐、腹痛、腹泻、肌肉无力及胸前区疼痛。剂量过大时可有血管痉挛，可引起重要气管供血不足，偶尔可导致肠系膜血管收缩、缺血性肠疾病及肢体苍白、发凉，甚至坏死。极量治疗2周，可发生轴纤维周围缺血性双侧视神经乳头炎。

（3）地坦类药物：地坦类药物为5-HT$_{1F}$受体激动剂，主要包括拉米地坦，由于其没有5-HT$_{1B}$受体活性，不存在曲普坦类药物收缩血管的不良反应。目前已有多项临床试验表明其治疗CM急性发作的安全性及有效性，尤其对患有心脑血管疾病或有心脑血管疾病风险的CM患者。需要注意的是，地坦类药物存在中枢抑制作用，可能导致患者无法评估自己的驾驶能力及该药物所造成的损伤程度，因此建议患者服药后至少8小时不要驾驶车辆，同时，该药物也具有导致药物过度使用性头痛的风险。

（4）吉泮类药物：吉泮类药物是CGRP受体拮抗剂，其脂溶性较弱，不易透过血脑屏障，与曲普坦类药物相比较，无血管收缩作用和患药物过度使用性头痛的风险。目前获得FDA批准用作成人有或无先兆CM的急性治疗的吉泮类药物，包括瑞美吉泮和乌布吉泮。多项研究显示上述两种药物在CM急性期治疗中安全有效且耐受性良好。此两种药物适用于有非甾体抗炎药和曲普坦类药物使用禁忌或治疗无效的患者。同时，瑞美吉泮还有预防性治疗CM的作用，是目前唯一获得FDA批准，用于CM急性期治疗和预防性治疗双重适应证的药物，且该药物剂型为口腔崩解片，具有服用方便、起效快、生物利用度高的优点。

（5）普萘洛尔：普萘洛尔是CM预防性治疗高质量证据最充分的非选择性β受体阻断剂。普萘洛尔（20~240 mg/d）对发作性偏头痛有效。由于普萘洛尔可增加利扎曲普坦的血药浓度，二者同时使用时利扎曲普坦最大剂量限制为5 mg，利扎曲普坦不应在服用普萘洛尔后2小时内服用。

（6）氟桂利嗪：作为钙通道阻滞剂，可直接扩张血管平滑肌，通过抑制各种血管收缩物质引起的与钙有关的血管平滑肌收缩而起到治疗作用。盐酸氟桂利嗪能够预防CM的发生，表现在可以减轻头痛发作的程度、减少发作频率，其不良反应包括困倦、乏力，对患者血压影响很小。

（7）辅助用药：氯丙嗪、异丙嗪与甲氧氯普胺等止吐药及多潘立酮等促胃动力药可缓解恶心、呕吐等CM伴随症状，并有利于其他药物的吸收。有研究表明氯丙嗪等多巴胺受体拮抗剂可用于预防有明显前驱症状（如打哈欠、情绪变化）的偏头痛发作。苯二氮䓬类、巴比妥类镇静剂可通过镇静抗焦虑作用来缓解头痛，但因氯丙嗪等多巴胺受体拮抗剂药物的依赖性及具有镇静、体重增加等不良反应，建议用于其他药物治疗无效的难治患者。

（8）中药治疗：中医学将CM归为"头痛""偏头风""脑风""首风"等范畴。治疗CM用药以川芎为核心药物，以活血化瘀、平肝熄风、补益气血等类药物为主，达到祛风止痛之功效。

（9）其他镇痛药物：非甾体抗炎药广泛用于解热镇痛，通过抑制致痛物质前列腺素的合成，发挥镇痛作用，但不建议单独用于CM治疗。CM发作时胃肠蠕动会减弱，会出现恶心、呕吐等症状，可联合氟桂利嗪、利扎曲普坦或曲马多使用，可提高疗效。

2）非药物治疗

最新版《中国偏头痛诊断与治疗指南》指出药物治疗在CM的防治中发挥重要作用，但对药物治疗依从性差或无法耐受药物不良反应的部分患者，非药物治疗可以作为有效补充。一项国内研究表明，控制体重，改善心境状态，提高睡眠质量，少摄入咖啡/巧克力/红酒/奶酪，避免压力和疲劳，有可能延缓偏头痛的慢性进展、减少头痛发作频率、缩短病程。

（1）针刺治疗：针灸是传统的中医特色疗法，是治疗头痛疾患的优势非药物疗法。主要有耳穴疗法、艾灸疗法、针刺疗法等多种，一般在疼痛发作之初或痛势未甚时效果更佳。针刺风池穴能够显著改善 CM 的临床症状，有助于脑血流量的提升，降低外周血中相关神经递质水平。且目前未发现关于针灸治疗偏头痛毒副作用的报道，即时止痛的效果显著。

（2）物理治疗：用于 CM 的辅助治疗。主要是磁疗和氧疗，磁疗通过磁场对患者进行身心保养和治疗，磁疗设备对于头痛的治疗有辅助作用；氧疗通过吸氧改善脑部细胞和组织缺氧症状，能有效缓解头痛，对于减轻患者的痛苦十分有效。磁疗和氧疗无痛无创，无不良反应。也可以通过电针进行神经调节，如枕大神经阻滞、经颅磁刺激。

（3）冥想疗法：又称为放松训练，很多 CM 的患者往往与焦虑抑郁共病。保持病室环境安静，指导患者采取舒适卧位，轻闭双眼，集中注意力，缓慢呼吸，体验一呼一吸的松弛感觉，同时自下而上逐渐放松身体的每一个部位，配以轻柔的背景音乐，引导患者进行冥想放松训练。

（4）认知行为疗法：Meta 分析显示行为治疗与药物治疗相结合效果更佳，可根据个人的情况制订行为治疗方案，游泳、慢跑、骑车等有氧运动的疗效已被证实。可使用行为治疗的情况：①患者希望获得非药物治疗；②患者不能耐受药物治疗或有药物禁忌证；③药物治疗无效或效果较差；④妊娠期、备孕或哺乳期；⑤频繁或较大剂量使用止痛剂或其他急性期治疗药物；⑥具有明显的生活应激事件或患者缺乏合适的应激处理能力。

（5）高压氧治疗：高压氧可以使全身血管收缩，颅内血管收缩可有效缓解头痛症状、减轻头痛强度，也可起到巩固疗效及预防复发的作用，无明显不良反应，建议 10 次为 1 个疗程，连续治疗 2 个疗程。

（6）外科治疗：调查显示，卵圆孔未闭（PFO）与有先兆性偏头痛之间存在关联，PFO 劳累后可出现头痛、头晕、气促等症状。《卵圆孔未闭处理策略中国专家建议》推荐难治性或慢性偏头痛合并 PFO 且存在中至重度 RLS 的情况可以作为卵圆孔封堵术的适应证。

（7）其他：毛巾冷敷或轻轻按压太阳穴可以缓解 CM。

7. 护理措施

CM 通过治疗可以减少发作频率，减轻头痛程度，缩短头痛发作时间，缓解失眠症状，提高患者日常生活质量。

（1）疼痛护理：指导患者记录头痛日记、评估疗效、识别 CM 发作的触发因素，可以及时有效地预防诱发因素，避免头痛发作。对于轻、中度疼痛患者帮助其放松心情，指导家属陪同，予以心理支持，适当转移患者注意力如患者可以缓慢深呼吸、听轻音乐、按摩头部等；对于重度疼痛患者，应保持环境安静、整洁、空气新鲜，避免对流风及强声、光刺激，遵医嘱服用镇痛药物，注意观察药物不良反应。

（2）用药护理：运用数字评估量表，让患者选择最能代表自身疼痛程度的数字，根据评估结果,适当调整镇痛药的使用剂量;避免长时间或过度使用镇痛类药物,防止出现"戒断效应",加重病情;注意观察药物不良反应,如阿司匹林、布洛芬等药物最常见的副反应为胃肠道反应,提醒患者避免空腹服用;服用萘普生时不能同时与其他解热镇痛类药物合用,可有头晕、听力减退、哮喘、皮肤瘙痒等不良反应。

(3)饮食护理:注意饮食的合理性,应避免食用成熟奶酪、过度加工及辛辣刺激食品,如巧克力,腌制、熏制、发酵食物及咖啡、乙醇、浓茶等饮品。保持饮食规律,避免饥饿或过饱,多食新鲜水果、蔬菜等,戒烟限酒。

(4)心理护理:CM虽然在症状上表现为躯体疾病,但发病与心理因素密切相关。因此,耐心给患者做好解释,指导患者注意控制情绪,尽量保持稳定、乐观的心态,避免过度紧张、激动、疲惫等。

(5)睡眠护理:CM发作之前和发作期间患者常伴有失眠,失眠或昼夜节律改变是CM常见的诱因,睡眠能终止CM的发作。指导患者养成合理的生活作息习惯,提供安静无干扰的睡眠环境,注意劳逸结合,保证充足的休息和睡眠时间。

(6)控制血压:CM与高血压联系密切,高血压可增加CM的发作频率和加重病情。在日常护理工作中除了关注CM患者的疼痛症状外还应关注其血压水平,在未使用降压药物的情况下,建议患者血压维持在正常高值(120~139 mmHg/80~89 mmHg,1 mmHg = 0.133 kPa)。血压正常者至少每年测量1次血压,高危人群应经常测量血压,并接受医务人员的健康指导。高血压患者要学会自我健康管理,认真遵医嘱服药,防止发生心脑血管意外事件。

8.健康教育

良好的健康教育是CM患者全程管理的基础,依据患者的文化水平、年龄、性格特点等内容采取不同的教育方式,告知患者目前CM无法根治,但可有效控制,帮助患者确立合理的治疗预期。

(1)健康生活方式:做到四调整,调整睡眠、调整饮食、调整心情、调整运动。劳逸结合,生活有规律,保持心情愉快。

(2)遵医嘱用药:头痛严重者应及时就诊或遵医嘱服用止痛药物,应告知患者所用药物的名称、剂量和使用方法,强调不能自行加大药物剂量和长期用药,防止造成药物依赖。

(3)指导患者学会识别偏头痛的先兆症状,出现黑蒙、亮点等视觉先兆不要紧张,应卧床休息并保持冷静,可采取自我护理方法,用毛巾冷敷或轻轻按压太阳穴。

(4)避免可能诱发因素:避免过度劳累、饥饿及紧张、抑郁情绪;注意气候变化;避免闪电、强光、噪声等刺激。

(5)教会患者及家属正确监测血压的方法,患者应避免情绪激动,保持情绪稳定,如出现血压急剧上升、恶心、头晕等不适,就地休息。

(6)定期随访:如出现头痛症状无法缓解,应及时就诊,排除其他可能导致头痛的疾病。

二、慢性紧张型头痛

1.定义

慢性紧张型头痛（chronic tension-type headache，CTTH），是一种常见的原发性神经性头痛，约占头痛患者的40%。以轻、中度紧箍样头痛为主要特征，头痛部位呈弥漫性分布，以颈枕部多见，起病可能与心理应激有关，持续时间为30分钟至7天。CTTH的全球患病率为11%~45%，是仅次于龋齿的全球第二高发疾病，根据2018年全球疾病负担研究，紧张性头痛是导致慢性疾病及损伤的第二大原因。

2.诊断标准

根据ICHD-3诊断标准，患者应同时满足以下条件：①符合②~④的特征，至少有10次头痛发作，平均每月发作天数≥15天（每年≥180天），持续时间为3个月以上。②头痛持续30分钟至7天。③至少有下列中的2项头痛特征，a.双侧疼痛；b.性质为压迫性或紧箍样（非搏动性）头痛；c.轻至中度头痛；d.日常活动，如行走或爬楼梯不加重头痛。④符合以下2条：a.无恶心和呕吐，但可以厌食；b.畏光或畏声（两项中不超过1项）。⑤不能更好地用ICHD-3其他疾病解释。依据手法触诊是否产生颅周组织压痛，又分为伴有颅周组织压痛和不伴有颅周组织压痛两个亚型。

3.病因与发病机制

现阶段对于CTTH的发病机制尚未完全明确，目前认为与"中枢性疼痛机制"和"周围性疼痛机制"活化和敏化有一定相关性。国内外许多研究表明"中枢性疼痛机制"占主导地位，主要表现为颈部和头部的肌肉收缩、机体代谢异常、颅周肌肉紧张，从而出现头痛症状。CTTH的发生与以下因素有一定相关性，特别是精神因素。

（1）精神因素：精神情绪因素为首位原因，长期焦虑、抑郁、惊恐等情绪因素可导致身体分泌肾上腺素等应激激素，使肌肉紧张和血管收缩，从而引发CTTH。

（2）不良习惯：睡眠不足、过度疲劳、过量饮酒、不良姿势及过度使用止痛药物等，可导致自主神经功能紊乱，出现CTTH。

（3）颈椎疾病：颈椎疾病如颈椎病、颈椎间盘突出等可导致颈部肌肉疼痛和紧张，头颈部血液循环障碍，从而引发CTTH，增加头痛程度。

（4）睡眠因素：失眠与CTTH具有双向关系，失眠被认为是紧张性头痛发作频率增加的主要危险因素。近年来睡眠障碍也被明确为紧张性头痛的第二大常见诱因。

（5）其他：长期处于饥饿状态、天气炎热/寒冷刺激也可诱发CTTH，增加头痛程度和发作频率。

4.风险因素

（1）心理社会因素：心理社会因素是CTTH发作的重要影响因素，随着社会生活节奏的加快，城市人群面临更大的生活挑战，长时间处于过度疲劳、焦虑、睡眠减少等状态，导致全身肌肉、血管过度收缩或痉挛，特别是头、面、颈、腰部肌肉及血管，而产生牵涉痛、扩散痛，出现头昏、失眠、头痛等症状。

（2）年龄：典型病例多在20岁左右发病，即刚步入社会的年轻人群面临工作、生活双重压力，应对能力不足，易出现紧张、焦虑、抑郁等应激障碍情绪。随着年龄的增长，发病高峰出现在 40~49 岁人群，终身患病率约为 46%。

（3）性别：多见于青、中年女性，男女比例约为 4：5。一项青少年研究显示，发生 CTTH 的危险因素是基线水平的频发性头痛（即头痛发作频率≥7 天/月）以及女性，女性较男性社会适应能力差。

（4）职业：如白领、作家，长时间坐立、伏案，保持一种姿势，造成颈部、腰部肌肉持续紧张，机体内酸性代谢产物产生过多，刺激压迫头部神经造成头痛。

（5）教育水平：中高等学历人群（初中、高中）CTTH 发作较多。国外研究表明，受教育水平和 CTTH 发作呈负相关，CTTH 在受教育程度较低的人群中更为普遍。

（6）共病：常隐匿于其他疾病之中，除颈椎疾病外，常常与其他疾病共病如高血压、贫血、内分泌失调等疾病。

5. 临床表现

CTTH 疼痛部位不定，通常呈持续性轻中度钝痛，常伴有头晕、颈部发紧、失眠焦虑及头皮、颅周及颈部压痛等症状，体检时出现肌紧张、压痛点及相关预警征象。预警征象：如出现发热和颈部僵硬、视盘水肿伴意识状态改变和（或）局灶性神经功能系统改变、视力下降、眼压高、瞳孔散大等，必须立即处理；如仅出现体重减轻、视盘水肿，但意识水平正常、新发头痛未伴意识改变及认知改变的，不需要紧急处理。

（1）头痛、颅周压痛：头痛、颅周肌肉压痛为最常见的异常表现，疼痛性质以胀痛为主，疼痛部位可为颈项部，亦可为整个头部，出现头周紧箍感、压迫感或沉重感。头痛期间日常生活常不受影响，如走路或爬楼梯头痛不加重，但发作时可伴有呕吐，休息后可缓解。

（2）睡眠障碍：患者在过度疲劳、情绪紧张或白天过度睡眠等情况下，交感神经兴奋，心跳加快，影响睡眠，从而失眠。

（3）记忆力减退：长期 CTTH 患者存在认知功能受损，特别是空间和记忆领域，可能会导致对身边事情及事物缺乏信心，记忆力下降，从而增加继发非血管性痴呆的风险。

（4）伴随症状：可伴有食欲不振，对光线、声音可觉轻度不适；颈肩部疼痛、肌肉僵硬及腰痛。

6. 疼痛治疗与管理

1）药物治疗

CTTH 具有复发性，治疗目标为快速缓解患者头痛症状，提高其生活质量，减少医院就诊频率。应根据头痛严重程度、发作频率并结合患者的个体化因素制订治疗方案。欧洲神经协会联盟（EFNS-TF）指南建议将非甾体抗炎镇痛药作为 CTTH 急性发作对症治疗的首选药物。药物使用应该严格限制在每周 2~3 天以内，做到"越少越好、点到为止"，避免使用阿片类、巴比妥类及曲普坦类等药物，减少"戒断效应"和不良反应。

（1）NSAIDs：作为急性发作期一线药物，可抑制环氧合酶通路。对于 CTTH 急性期的治疗推荐使用对乙酰氨基酚、阿司匹林、布洛芬、酮洛芬、萘普生和双氯芬酸，布洛芬、酮洛芬对 CTTH 的急性期治疗效果较好。严重不良反应包括对乙酰氨基酚引起的肝功能障碍和阿司匹林导致的出血。

（2）咖啡因复合制剂：多项 RCT 研究表明，含咖啡因的复方制剂治疗 CTTH 急性发作效果优于安慰剂和对乙酰氨基酚，不良反应主要是恶心、困倦和疲劳等。咖啡因戒断会导致头痛，同时含咖啡因的复方镇痛药会增加药物过度使用的发生概率，应避免过度使用。

（3）阿米替林：系三环类抗抑郁药，是唯一证明能够治疗 CTTH 的一线抗抑郁药，可作为 CTTH 预防性治疗首选用药。本药既是去甲肾上腺素再摄取抑制药，又是 5-HT 再摄取的抑制药。以前认为后者为本药止痛的主要途径，但近来的研究表明上述两种作用对止痛效果并无差别，并且头痛症状的改善是间接的，是由抗抑郁的效果所介导。口服开始剂量为 75 mg/d，以后渐增至 150 mg/d，分次服用。毒副作用为恶心、呕吐、乏力、困倦、头昏及失眠等。有严重心脏病及青光眼者忌用。

（4）乙哌立松：属骨骼肌松弛药，除可抑制肌张力过高外，还可抑制疼痛反射活动，从而减轻紧张性头痛的症状。口服剂量为 150 mg/d，分次服用。毒副作用为恶心、呕吐、胃部不适、腹泻、乏力、困倦及站立不稳。有药物过敏史、肝脏疾病者慎用；孕妇及哺乳期妇女禁用。

（5）氟桂利嗪：是唯一能透过血脑屏障的钙通道阻滞剂，可直接扩张血管平滑肌，通过抑制各种血管收缩物质引起的与钙有关的血管平滑肌收缩而起到治疗作用。表现为可以改善血管流通与大脑供血供氧状况，减轻头痛发作的程度，减少头痛发作频率，其不良反应包括困倦、乏力，对患者血压影响很小。

（6）中药治疗：与 CTTH 联系最紧密的脏腑为肝脏，治宜疏肝理气、清肝泻火、平肝熄风，配合活血祛瘀、化痰通络以达到迅速缓解头痛之目的。归脾汤出自《济生方》，由四君子汤合当归补血汤加减而成。方中党参、白术、黄芪、炙甘草益气健脾，当归、远志、茯神、枣仁养心安神，能够缓解患者紧张情绪。

2）非药物治疗

非药物治疗以减压及缓解头痛为主要目的，从而减少失能的发生，提高患者短期生活质量。EFNS-TF 指南建议在药物治疗之前先考虑非药物治疗。非药物治疗可以与药物治疗相结合，也可以单独进行，多种非药物治疗可以同时进行或先后使用。最新版《中国紧张型头痛诊断与治疗指南》同样推荐，两种或两种以上非药物治疗方法可同时进行。有氧运动（慢跑、游泳、瑜伽、太极拳、八段锦）和调节呼吸有助于缓解紧张情绪，减轻头痛症状。太极拳作为中国特色的放松训练，可作为 CTTH 缓解颈部肌肉的首选疗法。

（1）中医治疗：中医推拿具有理筋整复、解痉镇痛、消除疲劳、放松情绪的功效。针灸疗法，一般取风池、头维、太阳与合谷等穴，有助于提高患者的治疗效果并改善头痛发作情况且安全性良好。研究显示，刮痧疗法可提高机体新陈代谢能力，改善经络循行处的局部血液循环。

（2）经颅直流电刺激：采用低频脉冲电流刺激肌肉产生收缩以起到治疗作用，刺激电流的强度以能引起肌肉明显收缩而无疼痛为度，肌肉收缩的次数以不引起过度疲劳为度。若病情好转，每次治疗肌肉至少收缩 80~120 次，本疗法每日或隔日 1 次。

（3）神经阻滞：将糖皮质激素、局麻药、营养神经等药物配制成混合液进行肌筋膜激痛点注射，如地塞米松可促进水肿和炎性物质吸收，利多卡因能够阻断疼痛的中枢传导，腺苷钴胺可营养神经，促进受损神经细胞修复，此 3 种药与生理盐水按比例兑成抗炎镇痛液常被用于激痛点注射。

（4）正念疗法/认知行为治疗：是一种基于自我调节的结构化心理健康教育计划，患者通过各种心理干预和心理暗示，来提高对自身情绪的感知能力和控制能力，从而减小负面情绪的影响，减轻心理困扰症状，最终达到改善健康状态的效果及目的。患者应保持良好的作息习惯，劳逸结合，适当放松心情，避免过度劳累；保持正确的工作姿势，使头、颈部肌肉紧张状况得到缓解，减少头痛发作频率。

（5）针刀治疗：是传统中医治疗方法的进一步发展，即在微创的基础上进行治疗，又称为肌筋膜松弛术。它采用小针刀软组织微创术，对颈部筋膜区域活跃激痛点进行松解，能够明显降低头痛指数，减少头痛发作频率，将头痛强度降低在患者可接受的范围内。该治疗方法对人体伤害程度低，术后不影响患者正常生活能力，能明显提高患者的生活质量，见效快，简单易行，具有很好的临床应用价值。

（6）新砭石疗法：使用略呈圆形泗滨砭石板刮拭、按压头面及项背部的经筋结节处，可改善神经、肌肉与血管的毗邻关系，缓解或解除神经、肌肉受到的机械压迫，使颅骨周围肌肉以及筋膜松弛。

7. 护理措施

CTTH 重在预防，患者应养成良好的生活习惯，注意劳逸结合，从而提高生活质量。

（1）疼痛护理：指导患者记录头痛日记，记录头痛发作的时间、程度、部位、频率、持续时间、伴随症状及诱发因素。CTTH 急性发作时，应及时予以患者镇痛剂，如延误时间，服用过量，可导致药物诱发性疼痛发生；预防用药时，遵医嘱予前列地尔扩血管，以改善微循环，给予镇静安神、调节血管神经功能、改善睡眠等治疗；应注意用药时间和剂量，避免产生药物依赖性或不良反应。

（2）心理护理：CTTH 虽然在症状上表现为躯体疾病，但发病和进展均与心理因素密切相关。应密切关注患者是否有焦虑状况，可应用适当的量表进行评估。针对不同类型诱因发患者群，消除患者的相应的焦虑应激情绪。耐心倾听患者的诉说，予以解释劝导，告知患者疾病可自愈，增强其战胜疾病的信心。

（3）饮食护理：告知患者注意饮食的合理性，日常饮食以清淡为主，多吃水果蔬菜、高蛋白易消化食物，忌食油腻、辛辣刺激的食物，多饮水，防止便秘。应避免食用奶酪、过度加工食品，如巧克力，腌制、熏制、发酵食品及咖啡、酒、浓茶等饮品。保持饮食规律，避免饥饿或过饱。

（4）睡眠护理：保证充足的休息和睡眠时间。晚间休息前不宜饱食、吸烟、饮浓茶或做过量的运动，可行热水浴或用热水泡脚，创造一个安静的休息环境，保证睡眠质量，避免诱发因素。

（5）康复指导：指导患者做颈椎操（左右旋转、环转颈项、缩头松肩、双手上举，每个动作做 10 次，1 次/d，坚持 20 天）和眼保健操，使头、面、颈、胸、腰部肌肉充分放松。患者也可进行规律的有氧运动和适度的锻炼，比如慢跑、快走、骑自行车，每次锻炼的时间以自己的身体能承受为标准，每周坚持 3~5 次，有助于促进血液循环，减轻头痛。

8. 健康教育

（1）正确面对疾病：指导患者保持心情愉快，正确接受和认识疾病，并给予心理安慰，纠正其不良身体姿势。头痛急性发作期患者应卧床休息，学会放松技巧，如深呼吸、冥想、听轻音乐等，有助于缓解紧张情绪和减轻头痛。

（2）遵医嘱用药：患者头痛急性发作时，遵医嘱及时使用非甾体抗炎镇痛药对症治疗；当头痛发作频繁时，遵医嘱按时按量服用预防性药物；轻度头痛时可按摩太阳穴或涂抹风油精，切不可滥用药物。不可自行增减药量或突然停药。

（3）保证睡眠充足：睡眠不足是CTTH的常见诱因之一，患者应保证充足的睡眠时间，但不宜过多。国际睡眠基金会的健康睡眠持续时间标准：青少年，8~10小时；年轻人和成年人，7~9小时；老年人，7~8小时。

（4）适当的运动锻炼：日常生活中患者应劳逸结合，根据自身情况制订个性化有氧运动计划，如打羽毛球、打太极拳、游泳、慢跑、骑自行车等，每日1次，每次20分钟，有利于缓解紧张情绪和减轻头痛。

（5）规律饮食：一日三餐应规律饮食，尤其是早餐，避免长期饥饿。饮食应清淡，避免辛辣、刺激性食物，多吃蔬菜水果和全谷类食物；多饮水保持充足的水分摄入；限制乙醇、咖啡因、糖分的摄入；避免吸烟和过度饮酒；减少咖啡因和糖分的摄入，有助于缓解头痛。

（6）避免可能诱发因素：避免过度劳累、情绪紧张、压力过大等诱发因素，有助于预防头痛的发作。早晚出门要注意保暖，及时增减衣物。

（7）如果头痛症状严重或持续时间较长，及时前往神经内科、心理专科或疼痛科就诊。

三、慢性颞下颌关节紊乱

1.定义

慢性颞下颌关节紊乱（chronic temporomandibular disorder，CTMD）是一种常见的慢性颌面部疼痛综合征，以颞下颌关节区轻、中度疼痛，运动时候关节弹响，下颌运动受限或者障碍为主要临床表现的一组疾病，可引起继发性头痛。该疾病病因不明，为自限性疾病，通常可能与工作压力、过度疲劳、咀嚼习惯等因素有关。好发于中青年女性，以单侧多见，亦可两侧同时患病，严重影响人的精神情绪，导致日常生活能力下降。

2.诊断标准

根据ICD-11，参考ICHD-3诊断标准，患者须满足以下条件：至少在3个月内有一半时间发作，且每天发作时间在2小时以上的慢性口面部疼痛。至少有2种表型：肌筋膜慢性颞下颌关节紊乱疼痛（咀嚼肌疼痛）和颞下颌关节痛（颞下颌关节痛或相关组织的疼痛）。

（1）患者自诉症状：颞下颌关节弹响、疼痛、关节运动异常（开口度过大或过小，开口型偏斜或歪曲）。

（2）X线片检查：X线片可发现最常见征象，关节间隙改变和骨质的改变，建议做张口位和闭口位检查，有无硬化、骨破坏和增生等；关节造影可发现关节盘移位、穿孔及关节周围组织的变化。

（3）关节内窥镜检查：可直接观察关节腔内的病变，可早期诊断，如关节盘和滑膜出血、渗出、粘连，还可以在镜下取材做活检。

（4）肌肉电活动检查：测量颞下颌关节周围肌肉的电活动，有助于判断肌肉的功能状态。

3. 病因及发病机制

该疾病为多因素发病，与上下颌位置结构性变化、肌肉功能障碍、炎性疾病类及骨关节病类有关。研究表明，类风湿关节炎患者更容易出现颞下颌疼痛，患病率为53%～94%。由于颞下颌关节结构和运动的复杂性，该病可能与以下因素有关。

(1)精神因素：精神因素在CTMD的发生和加重过程中起着非常重要的作用，应激刺激可引起咀嚼肌群的痉挛和功能不协调。由于现代生活节奏快、压力大，易产生焦虑、抑郁及双相情感障碍等不良情绪，部分人出现不自主磨牙、咬牙习惯，无意识将压力转移到咀嚼肌，从而引起关节压力过大，使病情加重。

(2)咬合因素：是导致CTMD的直接因素，颞下颌关节的解剖结构和功能运动与咬合、牙合密切相关。受先天发育、磨耗、失牙、龋齿、错合畸形等因素影响，可出现防御性健侧偏咀，引起两侧关节不均衡运动，周围肌肉运动力量的不平衡，健侧关节负荷过重，导致颞下关节功能紊乱。

(3)内分泌因素：身体内环境改变，特别是女性在青春期及围绝经期由于雌激素水平改变，易过度敏感，造成情感波动。

(4)解剖因素：先天性双侧髁突发育不对称、髁突肥大或关节囊关节韧带松弛，咀嚼时两侧肌肉运动不协调，导致颞下颌关节紊乱。

(5)医源性因素：临床上过长时间张口或过度张口，比如拔牙、补牙、根管治疗时，患者更容易发生颞下颌疼痛；鼻咽癌反射治疗后，导致咀嚼肌功能和结构发生变化。

(6)不良习惯：目前大多数临床研究表明偏侧咀嚼是CTMD的重要危险因素之一，长期偏侧咀嚼后，关节内生物力学环境以及咀嚼肌功能发生改变造成结构重建失衡。夜磨牙也是常见的发病诱因，不断地夜磨牙导致"不均衡"的力量传导到颞下颌关节。此外喜欢咀嚼较硬或较韧的食物(如槟榔、口香糖、牛肉干)，都会使关节压力变大，从而引起损伤。

(7)其他：外伤、打哈欠张口过度、突然的寒冷刺激、营养不良等。

4. 风险因素

(1)心理社会因素：CTMD为一组身心疾病综合征，焦虑、抑郁、过度疲劳或重大生活事件为其诱发因素，严重影响疾病的发展和治疗。经常咬坚硬食物，夜间磨牙，紧张时咬牙等习惯，会使颞下关节负荷过重，可导致本病发生。

(2)年龄：好发于青壮年，以20～30岁人群患病率最高。国内外关于颞下颌关节紊乱病的相关研究显示，年龄越大的患者患有CTMD的概率越高，且中老年人多数由于牙列缺失和骨关节退化，颞下颌关节紊乱病的发生发展较为迅速，表现为时间更长和程度更深的疼痛。

(3)性别：女性多见，女性耐受力比男性差，还可能是因为女性特殊的心理特性，相较于男性，女性心思更细腻，更容易受负面情绪的困扰，而焦虑、抑郁等负性情绪是CTMD的重要危险因素。

(4)体位：长期卧床处于被动体位的患者，颌面部长期受压使局部肌肉松弛、关节错位，出现习惯性颞下颌关节脱位；长时间低头，头部前倾使下颌姿势位发生改变，从而引起咀嚼肌电信号过度活跃，稳定性降低，这可能是CTMD的危险因素之一。

(5)职业：在职人群的 CTMD 患病率较高，可能与其工作生活和学习的精神压力较大有关；特殊职业人群，如小提琴演奏者、歌手和管类乐器演奏者，重复性颌部运动和颌部姿势使颌面部关节压力过大，发生 CTMD 的风险明显增加。

(6)共病：一项观察性研究显示，严重的类风湿关节炎(红细胞沉降率>32.08 mm/h)，患者更容易发生颞下颌疼痛。

5. 临床表现

慢性颌面部肌肉骨骼痛、咀嚼系统功能障碍、肌筋膜压痛及颈僵硬和疼痛，早期对患者身体的影响较小，发展到后期可出现疼痛不减，影响患者日常生活，患者出现失眠、焦虑、进食困难症状。其临床表现一般有以下 3 种特有的症状。

(1)下颌运动异常：开口度过大或过小；开口型异常(偏斜或歪曲)；开口过程突然出现停顿，压迫关节区又可顺利张口。

(2)颌面部疼痛：颌面部局部酸胀、疼痛，张口及咀嚼时明显，部分患者可继发枕部、头部疼痛。

(3)弹响和杂音：张口活动时出现清脆的弹响声(咔咔声、咔嚓声)，可发生在下颌运动的不同阶段，还可出现连续的揉玻璃纸样的摩擦音。

伴随症状：除特有的主要症状外，还可出现一些伴随症状，如耳症，耳闷、耳鸣、听力下降；眼症，眼痛、视物模糊、复视等；有些还伴有吞咽困难、言语困难、全身疲劳。但耳科和眼科检查无明显异常。

6. 疼痛治疗与管理

CTMD 症状反复多发，早发现、早干预至关重要，此病为自限性疾病，预后良好，因此应尽量避免及减少药物的使用，防止产生药物依赖性。治疗原则遵循循序渐进的梯度理念，治疗方法有保守治疗、微创治疗、有创手术治疗，以日常保护、对症治疗和物理治疗为主。

1)药物治疗

对于 CTMD 患者，疼痛是较早出现的症状，也是贯穿整个病程的主要症状，治疗药物以镇痛药物和抗炎药物为主，有助于缓解疼痛症状，提高患者生活质量。

(1)NSAIDs：是有效缓解颌面部疼痛的常用治疗药物，如阿司匹林、对乙酰氨基酚、布洛芬、双氯芬酸、萘普生等，通过抑制致痛物质-前列腺素的合成，发挥镇痛作用。长期用药者，可出现消化道不良反应，包括消化不良、胃灼烧感、胃痛、恶心或呕吐，一般不必停药，继续服用可耐受；少数患者可出现头痛、嗜睡、眩晕和耳鸣等神经系统症状；少见的不良反应还有下肢水肿、肾功能不全、皮疹、支气管哮喘、肝功能异常、白细胞减少等。长期用药患者应定期检查血常规及肝、肾功能。

(2)肾上腺皮质激素：具有抗炎、抗过敏和免疫抑制作用，能抑制结缔组织的增生，降低毛细血管壁和细胞膜的通透性，减少炎性渗出，并能抑制组胺及其他毒性物质的形成与释放，如泼尼松、地塞米松等。应用时严格掌握适应证，宜选择短期口服，大剂量或长期使用，可引起肥胖、多毛、痤疮、血糖升高、高血压、眼压升高、水钠潴留、水肿、骨质疏松、病理性骨折、消化性溃疡等。老人、儿童某些不良反应风险更大，可造成儿童生长迟缓，一般外科患者尽量避免使用，以免影响伤口的愈合。肾上腺皮质功能亢进、糖尿病、原发性高血压病、动脉粥样硬化、青光眼、甲状腺功能减退、精神病、癫痫、近期心肌梗死、心力衰竭患者应避免使用。

(3)阿米替林：阿米替林作为三环类抗抑郁药，其代谢产物去甲替林可有效增强去甲肾上腺素活性，这使得低剂量阿米替林具有良好的镇痛效果。治疗初期患者可能出现抗胆碱能反应，如多汗、口干、视物模糊、排尿困难、便秘等。中枢神经系统不良反应包括嗜睡、震颤、眩晕，可发生体位性低血压。

(4)中药治疗：主要用于咀嚼肌疼痛及炎症的治疗，以行气活血，祛风通络为主，结合辨证加减，基本方药用：川芎、红花、赤白芍、丹参、桑枝、甘草。每日1剂水煎服，7~10天为1个疗程，重者可用2~3个疗程。

2)非药物治疗

由于导致CTMD的因素很多，疾病早期首先要去除精神、社会因素的影响，再配合保守治疗，大部分患者可自愈；若疼痛无法缓解，病程延长，则考虑采用手术治疗。

(1)中医治疗：通过整复手法在人体解剖学的基础上运用力学作用对病灶关节、肌肉、韧带、筋膜等进行松动、牵引，促进粘连软组织松解、血液淋巴结循环、炎性渗出物吸收、关节重塑平衡，达到消肿止痛、改善关节功能障碍的目的。

(2)针刺治疗：在急性期效果最佳，通过对颞下颌关节周围的筋膜痛点进行针刺刺激，可抑制相应神经递质的释放及传递，改善局部微循环，促进周围血液循环，产生镇痛、降低张力的作用，并通过调节局部的肌张力来调整整体性肌筋膜链的张力平衡，恢复力学平衡，逐渐恢复颞下颌关节的生理活动功能，并预防其复发。目前，针刺镇痛已经在治疗CTMD临床上得到广泛的认可和应用。

(3)神经阻滞/封闭疗法：颌关节腔内及周围肌内注射玻璃酸钠，能明显改善滑液组织的炎性反应，增强关节液的黏稠性和润滑功能，缓解颌面部疼痛。个别患者注射部位可出现疼痛、皮疹、瘙痒等症状，一般2~3天内可自行消失，若症状持续不退，应停止用药，进行必要的处理。局麻药普鲁卡因封闭疗法：可用0.25%~0.5%的普鲁卡因3~5 mL作翼外肌封闭，常用于张口过大的患者，穿刺点在乙状切迹中点，垂直进针，深度为2.5~3 cm，注药时反复回抽，回抽无血时注药，误入血管可致中毒反应。不良反应包括高敏反应和过敏反应，个别患者出现高铁血红蛋白症。

(4)物理治疗：CTMD作为一种颌面部多发病，物理因子治疗是其重要的治疗方法，通过声、光、电、磁、热等作用于人体，起到抗炎、止痛、缓解肌肉痉挛、改善肌筋膜张力等作用，有利于肌肉功能恢复，有效可行的物理疗法在临床被广泛使用。①红外线照射垂直照射疼痛部位，距离疼痛部位20~30 cm，每次20分钟；②超短波治疗：声头置于患侧颞下颌关节处，功率为0.9~1.2 W/cm²，每次10分钟；③中频电治疗仪：将两个小圆电极并置于患侧颞下颌关节处，强度患者耐受即可，每次20分钟；④热敷：使用热水袋早晚用40℃左右的温水，在两边的颞下颌关节区域进行热敷，持续30分钟，中间更换1次热水袋。

(5)康复手法、训练：请口腔科医生运用专业的手法对颞下颌关节进行手法复位，正畸正颌治疗可使骨性错颌患者的面部外形、咬合得到明显改善，颞下颌关节紊乱病因而得到缓解。康复训练是一种确切有效的保守治疗方法，通过训练关节可逐渐适应新的结构，使韧带、肌肉加强，有以下四种方法：①放松：用揉点法放松咀嚼肌及其周围软组织，注意动作要轻柔，以患者可耐受为限；②开闭口训练：双手握拳抵住患者颊部，患者缓缓地张口，保持1~2秒后再闭口，注意开口度最大不超过3 cm，每次训练15~20分钟；③侧向偏离训练，将一根筷子放在牙齿齿尖，然后练习下巴从一边运动到另一边的动作，反复15次为1组，每次做3组，每天练习2~3次；④伸缩训练，将下巴缓慢往前伸然后往后缩，交替进行练习，反复15次为1组，每次做3组，每天练习2~3次。

（6）外科治疗：如果确定是磨牙症引起或存在牙釉质磨损的征象，请牙科医生诊断治疗，安置咬合垫，有助于减少磨牙引起的疼痛症状。咬合垫是一种可移动的保护装置，可有效减轻疼痛，预后良好，是目前口腔科较常用的治疗颞颌关节紊乱病的方法之一。对于颞下颌关节结构、功能发生变化导致疼痛和功能障碍的患者，保守治疗超过6个月若无明显效果，予以手术治疗。手术包括关节镜手术治疗、关节腔冲洗治疗、开放性手术治疗。

（7）联合疗法：物理疗法结合中医传统疗法能有效改善患者临床症状，可以减轻疼痛，增大开口度，增强关节稳定性，缩短治疗时间；复方氯乙烷喷雾剂配合按摩可以缓解咀嚼肌痉挛，注意喷氯乙烷时药液要呈雾状，应间断喷射，配合按摩，要防止冻伤，保护好眼、耳，并远离火源。

7. 护理措施

该疾病的病程较长，临床治疗难度大，复发率高，常规护理已经难以满足患者的需求，因此应当在此基础上给予有效的护理干预措施，从而提高临床疗效，改善患者预后，提高患者生活质量。

（1）心理护理：CTMD与心理、精神因素密切相关。护理人员应了解患者的心理变化，告知患者有关疾病及治疗的知识，稳定患者的情绪，引导患者树立战胜疾病的信心。耐心解答患者的疑问，对于有焦虑、抑郁倾向的患者，应根据患者的生活习惯、性格特点给予针对性的心理疏导、心理安慰。

（2）饮食护理：向患者示范正确的咀嚼方式和开口方式，帮助患者纠正单侧偏咀、夜间磨牙等不良习惯。鼓励患者进软食，小口缓慢咀嚼，避免开口过大，避免坚硬食物，建议用前牙啃咬食物；尽量减少冷饮、冰块刺激。

（3）康复锻炼：根据患者情况，指导患者开展康复锻炼，遵循循序渐进的原则。将下切牙顺上切牙前伸至反颌，反复锻炼直至疲劳，3次/d。可复性关节盘前移位患者经手法复位后，可通过调位咬合垫进行治疗。提前告知患者锻炼可能要持续较长的时间，让患者做好充分的心理准备，并积极配合治疗。

（4）用药护理：密切观察患者的病情，若患者主诉疼痛难忍，可遵医嘱给予镇痛药物，注意观察药物不良反应。若患者出现焦虑、烦躁不安等精神症状影响睡眠，可使用镇静类药，告知患者睡前服用，如症状加重及时报告医生处理。局部封闭疗法用药时应备好抢救药物，应密切观察患者病情，若患者出现毒性反应，应立即停止注射，予以对症处理。

（5）舒适护理：在颌面部疼痛的区域放置热毛巾予以热敷，毛巾表面可放置热水袋，有助于保温，放置时间10~15分钟，不超过30分钟，注意安全，防止烫伤。

8. 健康教育

（1）保持良好心态：焦虑、紧张、易怒等精神症状可引起CTMD，因此患者应调整心态，减轻精神负担，不要焦虑，保持乐观、放松、心胸开阔的精神状态。

（2）建立良好的生活习惯：患者应注意劳逸结合，避免熬夜、过劳，积极参加文体活动；饮食上避免咀嚼生冷坚硬的食物及单侧咀嚼；改正咬牙的习惯；勿大张口，打哈欠时要注意适当托举下颌关节，加以保护；冬季时注意面部防寒保暖。

（3）日常自我护理：症状轻者，可进行自我护理，尝试居家热敷理疗，每次10~20分钟，每日3次；进行放松训练，如减轻精神压力、放松下颌（尽量吃较软和糊状食物）等；也可进行至少2周的咬肌功能训练，循序渐进，避免过度疲劳。

（4）如果居家自我护理后症状没有改善，甚至加重，应及时就诊。

第三节　慢性原发性内脏痛

一、慢性原发性胸痛综合征

1.定义

慢性原发性胸痛综合征（chronic primary chest pain syndrome，CPCPS）：是指反复发作的原发性胸骨后疼痛，其解剖位置与典型食管源性牵涉痛位置一致。疼痛常出现于胸腔的体壁组织（皮肤、皮下组织和肌肉），该区域与食管具有相同的感觉神经支配（内脏牵涉痛），疼痛有时会像心绞痛一样放射至手臂和下颌。在这些躯体部位，可能会发生继发性痛觉过敏（伤害性刺激原发部位以外的区域对有害刺激的敏感性增加）。据统计，人群中有20%~40%的人在一生中出现过胸痛。

2.诊断标准

CPCPS的诊断具有排因性，通常基于患者的病史、体格检查和实验室检查。医生需要了解患者的胸痛情况、其他伴随症状以及可能的诱发因素。患者须同时满足以下条件：①疼痛持续超过3个月，至少在确诊前6个月开始出现症状，每周至少发作1次；②不伴随胃灼热、吞咽困难等其他食管症状；③需要排除反流性疾病、其他黏膜疾病（如嗜酸性粒细胞性食管炎）或动力性疾病（如贲门失弛缓症、Jack Hammer食管和弥漫性食管痉挛）、心脏病变、胃灼热、吞咽困难及慢性继发性内脏痛等疾病。体格检查可能包括对胸部、心脏和肺部的检查，以排除其他可能导致胸痛的原因。实验室检查可能包括心电图、胸片、超声心动图、肺功能测试等，以进一步了解患者的身体状况。如果经过检查，医生排除了其他可能导致胸痛的原因，并且患者的胸痛症状与情绪或心理因素有关，那么可能会诊断为CPCPS。

3.病因与发病机制

CPCPS是一种常见的慢性疼痛疾病，其病因和发病机制复杂多样。与神经源性病因、心理社会因素、肌肉骨骼因素、心血管因素等有关。

（1）神经源性病因：神经源性病因是慢性原发性胸痛综合征的主要原因之一。疼痛信号在神经系统中传递时受到干扰或被异常处理，导致疼痛感觉被放大或持续时间延长。神经源性病因可能包括中枢神经系统和周围神经系统的异常，如神经元放电异常、神经递质释放异常以及神经元对疼痛刺激的敏感度增加等。

(2)心理社会因素：心理社会因素对慢性原发性胸痛综合征的发病也起着重要作用。焦虑、抑郁、压力等心理因素可以导致疼痛感觉的增强和持续。此外，社会文化背景、生活事件和个性特点等也与慢性原发性胸痛综合征的发生有关。心理社会因素可能通过影响个体的疼痛感知、情绪和应对方式等来影响慢性原发性胸痛综合征的发展。

(3)肌肉骨骼因素：肌肉骨骼因素也是慢性原发性胸痛综合征的常见病因之一。肌肉骨骼疾病如肌肉损伤、韧带炎、关节炎等可以导致疼痛感觉的产生和持续。此外，不良姿势、过度使用或长期保持同一姿势等因素也可能导致肌肉骨骼疾病的发生，进而引发慢性原发性胸痛综合征。

(4)心血管因素：心血管因素也是慢性原发性胸痛综合征的病因之一。一些心血管疾病如心绞痛、心肌梗死等可以导致胸部疼痛感觉的产生。需要注意的是，慢性原发性胸痛综合征与真正的心血管疾病在疼痛性质、伴随症状和检查结果等方面可能存在明显差异。因此，在诊断和治疗过程中需要仔细鉴别。

(5)其他病因：除了上述常见的病因外，还有一些其他病因可能导致慢性原发性胸痛综合征的发生（表2-3-1）。这些其他病因包括肺部疾病、消化系统疾病、内分泌系统疾病等，通常需要根据患者的具体情况进行详细的检查和诊断。总之，慢性原发性胸痛综合征的病因和发病机制复杂多样，可能涉及多个系统的异常。了解这些病因和发病机制有助于更好地诊断和治疗慢性原发性胸痛综合征。由于每个患者的病因和发病机制可能存在差异，因此需要根据具体情况进行个体化的诊断和治疗。

表 2-3-1　胸痛的分类与常见病因

胸痛分类	病因
致命性胸痛	
心源性	急性冠状动脉综合征，主动脉夹层，心脏压塞，心脏挤压伤(冲击伤)
非心源性	急性肺栓塞，张力性气胸
非致命性胸痛	
心源性	稳定型心绞痛、急性心包炎、心肌炎、肥厚型梗阻性心肌病、应激性心肌病、主动脉瓣疾病、二尖瓣脱垂等
胸壁疾病	肋软骨炎、肋间神经炎、带状疱疹、急性皮炎、皮下蜂窝织炎、肌炎、肋骨骨折、血液系统疾病所致骨痛(急性白血病、多发性骨髓瘤)等
呼吸系统疾病	肺动脉高压、胸膜炎、自发性气胸、肺炎、急性气管-支气管炎、胸膜肿瘤、肺癌等
纵隔疾病	纵隔脓肿、纵隔肿瘤、纵隔气肿等
消化系统疾病	胃食管反流病(包括反流性食管炎)、食管痉挛、食管裂孔疝、食管癌、急性胰腺炎、胆囊炎、消化性溃疡和穿孔等
心理精神原性	抑郁症、焦虑症、惊恐障碍等
其他	过度通气综合征、痛风、颈椎病等

4. 风险因素

(1)心理社会因素：抑郁症、焦虑症等精神疾病，可能导致患者情绪波动较大，产生胸痛、胸闷等不适症状，进而可能诱发 CPCPS。

(2)遗传：家族中有慢性原发性胸痛综合征的患者，家族后代比普通人患有该疾病的概率增加。

(3)年龄：多发于儿童以及青少年，在儿科就诊患者中 CPCPS 占比约 30%。

(4)性别：女性多见，女性社会应激能力较男性差。

(5)共病：慢性支气管炎、慢性阻塞性肺疾病等呼吸系统疾病的患者，其肺功能可能受到影响，容易产生胸痛、气短等不适症状，进而可能诱发慢性原发性胸痛综合征。消化系统疾病，胃食管反流病、胃溃疡等消化系统疾病，可能导致胃酸分泌异常，对食管产生刺激，从而引发胸痛等不适症状，可能诱发 CPCPS。

5. 临床表现

(1)反复发作的胸痛：呈慢性过程，疼痛可累及胸骨、肋间、上腹部等部位。疼痛性质多样，可为烧灼感、压迫感、刺痛、钝痛等。疼痛发作与体力活动无关：可因情绪波动、饮食刺激等因素诱发。疼痛严重时可影响日常生活和工作。

(2)睡眠障碍：CPCPS 与心理因素密切相关，患者可出现入睡困难或半夜觉醒。

(3)伴随症状：疼痛可伴有心悸、气短、出汗等症状，这些症状可能与疼痛刺激交感神经有关。

(4)体征：疼痛发作时患者心电图可出现 ST 段下移或 T 波倒置，但无心肌缺血的证据。这种情况可能与疼痛时心肌缺血的微小变化有关，但需要进一步研究证实。疼痛发作间歇期心电图可正常，但可有持续的 ST-T 改变。这可能与心肌缺血的慢性变化有关。

6. 疼痛治疗与管理

1)药物治疗

CPCPS 的药物治疗需要针对不同的病因和症状进行个体化的选择。以下是一些常见的药物治疗方法。

(1)镇痛药物：对于疼痛症状明显的患者，可以使用镇痛药物来缓解疼痛。常见的镇痛药物包括非甾体抗炎药(如布洛芬、吲哚美辛等)和阿片类镇痛药(如吗啡、可待因等)。这些药物可以单独使用也可以联合使用，根据患者的疼痛程度和身体状况来选择合适的药物和剂量。

(2)抗抑郁药物：一些抗抑郁药物也可以用于治疗慢性原发性胸痛综合征。这些药物可以改善患者的情绪状态，减轻焦虑和抑郁症状，从而缓解疼痛。常用的抗抑郁药物包括三环类抗抑郁药(如阿米替林、多塞平等)和选择性 5-HT 再摄取抑制剂(SSRI，如氟西汀、帕罗西汀等)。

(3)抗焦虑药物：对于伴有明显焦虑症状的患者，可以使用抗焦虑药物来缓解焦虑和恐惧。常用的抗焦虑药物包括苯二氮䓬类药物(如地西泮、咪达唑仑等)和非苯二氮䓬类药物(如丁螺环酮、氯美扎酮等)。这些药物可以单独使用也可以联合使用，根据患者的具体情况来选择合适的药物和剂量。

(4)抗癫痫药物：一些抗癫痫药物也可以用于治疗慢性原发性胸痛综合征。这些药物可以抑制神经元的异常放电，从而缓解疼痛。常用的抗癫痫药物包括卡马西平、加巴喷丁等。

（5）神经调节药物：一些神经调节药物可以用于治疗慢性原发性胸痛综合征。这些药物可以调节神经元的活动，从而缓解疼痛。常用的神经调节药物包括谷维素、维生素 B_1 等。

（6）中药治疗：中药也可以用于治疗慢性原发性胸痛综合征。常用的中药包括丹参、红花、川芎等。这些中药具有抗炎、止痛、调节神经等功能，可以缓解疼痛和其他症状。

2）非药物治疗

自发性胸痛因无法确定病因，目前治疗主要是对症支持治疗。轻度疼痛患者可不需要药物治疗。对于中、重度疼痛患者可常规应用非甾体抗炎药控制。同时进行心理治疗，给予精神安慰，关注患者生活方式，减少不良生活方式对本疾病的可能影响。密切随访，继续观察患者是否存在未知病因。除了药物治疗，CPCPS 的非药物治疗方法包括如下几种。

（1）物理治疗：包括电疗、冷热敷、按摩、针灸等，物理疗法可以缓解疼痛和其他症状。生物反馈可以帮助患者了解自己的身体状态，通过调整呼吸、放松肌肉等方法可缓解疼痛和其他症状。需要注意的是，非药物治疗方法需要在医生的指导下进行，根据患者的具体情况选择合适的方法。同时，非药物治疗并不是取代药物治疗，而是与之相结合进行综合治疗。按摩可以促进血液循环，缓解肌肉紧张和疼痛。

（2）康复训练：包括有氧运动、肌肉训练、呼吸训练等，可以提高患者身体素质和免疫力，缓解疼痛和其他症状。

（3）心理治疗：包括认知行为疗法、放松训练等，可以帮助患者调整心态、改变不良的认知和行为习惯，从而缓解疼痛和其他症状。放松训练可以帮助患者放松身心，减轻焦虑和紧张情绪，从而缓解疼痛和其他症状。

（4）认知行为疗法：认知行为疗法可以帮助患者改变不良的思维模式和生活习惯，包括保持规律的作息时间、避免过度劳累和不良姿势、保持良好的饮食习惯和适当的锻炼等，有助于缓解疼痛和其他症状。

（5）针灸治疗：针灸可以刺激身体穴位，调节气血循环，缓解疼痛和其他症状。

7. 护理措施

（1）监测病情：慢性原发性胸痛综合征的病情是不断变化的，因此监测患者病情变化非常重要。护理人员应定期监测患者的生命体征和病情变化，及时发现和处理异常情况。

（2）疼痛护理：疼痛作为 CPCPS 的主要症状，因此疼痛护理至关重要。护理人员应评估患者的疼痛程度和性质，采取相应的疼痛控制措施，如药物治疗、物理治疗等，以减轻患者的疼痛。

（3）心理护理：CPCPS 患者常存在焦虑、抑郁等心理问题，因此心理护理非常重要。护理人员应关注患者的情绪变化，提供情感支持和精神安慰，帮助患者保持积极的心态和树立战胜疾病的信心。

（4）呼吸训练：慢性原发性胸痛综合征患者常常存在呼吸功能受限症状，因此进行呼吸训练可以帮助患者改善呼吸功能，缓解疼痛。护理人员应指导患者进行正确的呼吸训练，如深呼吸、腹式呼吸等。

（5）康复训练：慢性原发性胸痛综合征患者需要进行适当的康复锻炼，以促进身体的恢复和功能改善。护理人员应根据患者的具体情况，制订个性化的康复锻炼计划，指导患者进行适当的运动和理疗。保持健康的生活方式对 CPCPS 的治疗非常重要。患者应保持规律的作息时间，避免过度劳累和不良姿势，保持良好的饮食习惯和适当的锻炼。

（6）饮食护理：慢性原发性胸痛综合征患者常常存在营养不良的情况，因此营养支持的护理非常重要。护理人员应指导患者合理饮食，增加蛋白质、维生素和矿物质的摄入，促进身体康复。

8. 健康教育

CPCPS 是一种慢性疾病，需要长期的护理和管理，护理人员应向患者耐心讲解相关疾病及治疗的知识，以增强患者的信心和配合度，从而更好地促进身体的恢复。

（1）了解疾病知识：帮助患者了解慢性原发性胸痛综合征的病因、症状、治疗方法等知识，提高患者的疾病认知度，从而更好地配合治疗和护理。

（2）预防感染：指导患者保持个人卫生，加强营养和锻炼，以增强免疫力，预防感染的发生。

（3）保持社交活动：鼓励患者积极参与社交活动，与家人和朋友多交流，以减轻孤独感和心理压力。

（4）定期复查：指导患者定期到医院复查，监测病情的变化，及时发现和处理异常情况。鼓励患者及时寻求专业医生的帮助，接受正确的诊断和治疗，避免病情恶化。

二、慢性原发性上腹部疼痛综合征

1. 定义

慢性原发性上腹部疼痛综合征（chronic primary epigastric pain syndrome, CPEPS）：是指发生于上腹部区域的慢性原发性疼痛，其解剖位置与来自特定内脏器官的典型牵涉痛位置一致。与 ROME IV 标准一致，疼痛的特点是上腹部疼痛或烧灼感，可在禁食期间发作，也可在餐后发作，甚至可在餐后缓解。症状可能与餐后不适综合征重叠，后者与膳食引起的消化不良症状有关。若存在餐后上腹胀气、嗳气和恶心，应排除胆道疾病引起的疼痛。若出现持续性呕吐则提示可能存在其他疾病。其他消化系统症状（例如来自胃食管反流疾病和 IBS 的症状）可能与慢性原发性上腹痛并存。

2. 诊断标准

CPEPS 是功能性疾病，需要排除腹部器质性病变。患者至少在确诊前 6 个月开始出现该症状，其严重程度足以影响其正常活动，在过去的 3 个月内每周至少有 1 天发作。疼痛可出现于腹壁组织（皮肤、皮下组织和肌肉），而这些部位与大肠或小肠具有相同的感觉神经支配（内脏牵涉痛）。与其他慢性原发性疼痛的诊断一样，确诊为慢性原发性上腹痛综合征应根据上消化道内镜等检查排除其他诊断。

（1）疼痛部位：慢性原发性上腹部疼痛的疼痛部位弥散并伴有躯体化，通常位于上腹部，与进食、排便或月经无关，并且可能随着体位的变化而改变。

（2）疼痛性质：慢性原发性上腹部疼痛的疼痛性质多为钝痛、隐痛、闷痛等，而不是尖锐的剧烈疼痛。疼痛呈持续性或基本持续性，并可能随着时间的推移而加重或减轻。

（3）疼痛时间：慢性原发性上腹部疼痛的疼痛时间通常超过6个月，并且可能持续数年或更长时间。疼痛可能全天发生，但也可能在特定的时间段内加重或减轻。

（4）伴随症状：慢性原发性上腹部疼痛患者在描述症状时善用一些情绪化语言。可能伴随有其他症状，如恶心、呕吐、嗳气、反酸、腹胀、腹泻等。这些症状可能有助于识别病因和制订相应的治疗方案。

（5）诱发因素：慢性原发性上腹部疼痛的诱发因素包括饮食不当、精神压力、疲劳、气候变化等。了解这些因素有助于确定病因和制定相应的预防措施。

（6）体检结果：体检结果可能有助于识别慢性原发性上腹部疼痛的病因。例如，腹部压痛、反跳痛、腹肌紧张等体征可能提示消化性溃疡或胃炎等消化系统疾病。此外，生命体征（如体温、脉搏、呼吸等）也可能提供有关病情的信息。

（7）实验室检查：实验室检查包括血液检查、尿液检查和其他特殊检查等，可能有助于诊断慢性原发性上腹部疼痛的病因。例如，血液检查中的血常规、肝功能、肾功能等检查可能提供有关身体整体状况和潜在疾病的信息。尿液检查可能有助于诊断泌尿系统疾病。特殊检查可能包括胃镜、肠镜、超声检查等，可进一步了解病因和病情。

（8）影像学检查：影像学检查如X线检查、超声检查、CT扫描等有助于诊断慢性原发性上腹部疼痛的病因。例如，超声检查有助于诊断胆囊结石、肝囊肿等疾病；CT扫描有助于诊断肿瘤和其他较为严重的疾病。

（9）病史：详细了解患者的病史有助于诊断慢性原发性上腹部疼痛的病因。例如，患者的饮食和生活习惯、家族病史、既往史等都可能提供有关病因的信息。医生详细询问患者的病史有助于全面的诊断和治疗。

（10）心理评估：心理因素也可能对慢性原发性上腹部疼痛产生影响。因此，医生需要对患者进行心理评估，以确定是否存在焦虑、抑郁等心理问题，并制订相应的治疗方案。心理评估包括患者主观陈述、医生观察和心理测试等。

3. 病因与发病机制

（1）胃酸相关疾病：胃酸相关疾病是慢性原发性上腹部疼痛综合征的常见病因之一。胃酸过多、胃酸反流、胃溃疡等病变可导致上腹部疼痛、烧灼感、嗳气等症状。这些病变可能是饮食不当、药物作用、神经调节紊乱等原因引起的。

（2）肠易激综合征：肠易激综合征是一种常见的肠道功能紊乱性疾病，可导致慢性腹痛、腹泻、便秘等症状。其病因可能与精神因素、饮食因素、肠道菌群失调等有关。

（3）炎症性肠病：炎症性肠病包括溃疡性结肠炎和克罗恩病等，可导致肠道炎症、溃疡、狭窄等病变，从而引起慢性腹痛、腹泻、便血等症状。其病因可能与免疫因素、遗传因素、感染等有关。

（4）胃肠道感染：胃肠道感染是引起慢性原发性上腹部疼痛综合征的常见原因之一。细菌、病毒、寄生虫等感染可导致胃炎、肠炎、胃溃疡等病变，从而引起腹痛、腹泻、恶心等症状。

（5）胃肠道肿瘤：胃肠道肿瘤是慢性原发性上腹部疼痛综合征的原因之一，包括胃癌、肠癌、胰腺癌等。肿瘤的生长和浸润可导致腹痛、腹部饱胀感、食欲减退等症状。其病因可能与遗传因素、环境因素、生活习惯等有关。

（6）心理因素：心理因素也是引起 CPEP 的原因之一。焦虑、抑郁、压力等心理问题可导致胃肠功能紊乱，从而引起腹痛、腹胀等症状。这些症状可能与神经调节紊乱有关。

（7）其他疾病：除了上述原因，慢性原发性上腹部疼痛综合征还可能与肝胆疾病、胰腺疾病、呼吸系统疾病等有关。这些疾病可能通过影响胃肠功能或引起疼痛而引发上腹部疼痛综合征。

4. 风险因素

（1）年龄：中老年人群可能更容易患上慢性原发性上腹部疼痛综合征，可能与年龄增长后胃肠道功能逐渐下降有关。

（2）心理因素：焦虑、抑郁、压力等心理问题可能导致胃肠功能紊乱，从而引发上腹部疼痛综合征。

（3）遗传：部分患者可能具有遗传倾向，如家族中有 CPEP 病史的患者，其患病风险可能增加。

（4）胃肠道疾病：如胃炎、胃溃疡、肠道炎症等胃肠道疾病可能导致上腹部疼痛综合征。

（5）其他疾病：肝胆疾病、呼吸系统疾病等也可能导致上腹部疼痛综合征。

（6）饮食习惯：不健康的饮食习惯，如过度饮酒、吸烟、暴饮暴食、饮食不规律等，可能增加患慢性原发性上腹部疼痛综合征的风险。

（7）生活方式：缺乏运动、不良作息习惯、不良生活方式也可能增加患慢性原发性上腹部疼痛综合征的风险。

5. 临床表现

（1）腹痛：患者自觉疼痛位于上腹部，可放射至背部、肩部等。疼痛多为隐痛、胀痛、烧灼痛或刺痛，可伴有腹部饱胀感。可每日发作，也可数周或数月发作 1 次；疼痛持续时间较长，可数天至数月不等。

（2）消化系统症状：可伴有恶心症状，偶有呕吐。有腹部胀满感，影响食欲。可伴有嗳气症状和反酸症状。

（3）全身症状：患者食欲差可伴有乏力症状，活动后加重。部分患者可出现体重减轻和出现睡眠障碍，如失眠、多梦等。

（4）心理症状：CPEP 女性患者多见，可伴有焦虑、抑郁等症状，表现为不安、烦躁、情绪低落、兴趣减退等。

6. 疼痛治疗与管理

CPEP 均为经验性治疗，暂时没有一种方法或药物有肯定的疗效，且缺乏客观可靠的疗效判断标准，治疗目标主要是减轻患者的焦虑情绪，改善症状，提高患者生活质量。药物治疗需根据患者的具体情况选择合适的药物，包括抗酸药、抑酸药、胃黏膜保护药、抗抑郁药、中药等。在使用药物治疗时，需遵循医生的建议，注意药物的不良反应和相互作用，以确保治疗安全有效。

1）药物治疗

（1）抗酸药：抗酸药是治疗 CPEP 的常用药物之一，通过中和胃酸，降低胃内的酸度，缓解疼痛。抗酸药包括氢氧化铝、铝碳酸镁、碳酸钙等。

（2）抑酸药：抑酸药主要通过抑制胃酸分泌，降低胃酸对胃黏膜的刺激，达到缓解疼痛的目的。常见的抑酸药包括质子泵抑制剂（如奥美拉唑、兰索拉唑等）和H2受体拮抗剂（如雷尼替丁、法莫替丁等）。

（3）胃黏膜保护药：胃黏膜保护药可以保护胃黏膜，促进胃黏膜修复，缓解疼痛。常见的胃黏膜保护药包括硫糖铝、胶体果胶铋等。

（4）止痛药：疼痛是慢性原发性上腹部疼痛综合征的主要症状之一，止痛药可以缓解疼痛，常见的止痛药包括NSAIDs（如阿司匹林、布洛芬等）和阿片类镇痛药（如吗啡、可待因等）。

（5）抗抑郁药：CPEP患者往往存在一定的心理问题，如焦虑、抑郁等。抗抑郁药可以缓解患者的心理压力，改善疼痛症状。常见的抗抑郁药包括三环类抗抑郁药（如阿米替林、多塞平等）和选择性5-HT再摄取抑制剂（如氟西汀、帕罗西汀等）。

（6）中药：中药在慢性原发性上腹部疼痛综合征的治疗中具有一定的疗效，主要通过调理气血、清热解毒、活血化瘀等来达到治疗目的。常用的中药包括清热解毒类（如金银花、黄连等）、活血化瘀类（如丹参、川芎等）、理气止痛类（如延胡索、川楝子等）。但需要注意的是，中药的使用需在医生指导下进行，以免出现不良反应或药物相互作用。

（7）其他药物：其他治疗慢性原发性上腹部疼痛综合征的药物还包括解痉止痛药、抗生素等。解痉止痛药可以缓解胃肠道痉挛，减轻疼痛，如阿托品、山莨菪碱等。抗生素主要用于治疗由感染引起的CPEP，如阿莫西林、头孢类药物等。慢性原发性上腹部疼痛综合征患者常常存在营养不良的情况，营养药可以提供必要的营养支持，促进患者康复。常见的营养药包括肠内营养制剂（如蛋白粉、营养液等）和维生素矿物质补充剂（如维生素B族、维生素C等）。

2）非药物治疗

除了药物治疗，CPEP的非药物治疗需要从多个方面入手，包括调整生活习惯、心理治疗、物理治疗、运动锻炼和病因治疗等。这些方法可以单独或联合使用，应根据患者的具体情况制订个性化的治疗方案。

（1）调整生活习惯：养成规律的作息习惯，避免过度劳累，保证充足的睡眠。饮食上注意定时定量，选择易消化、营养丰富的食物，避免辛辣、油腻、刺激性食物，戒烟限酒。

（2）心理治疗：慢性原发性上腹部疼痛综合征患者往往存在一定的心理问题，如焦虑、抑郁等。因此，心理治疗也是非常重要的治疗手段，可以帮助患者调整心态，减轻疼痛。相关治疗指南建议，可使用承诺接纳疗法（acceptanceand commitment therapy，ACT）或认知行为疗法（cognitive behavioural therapy，CBT）对慢性疼痛患者进行心理治疗。近年来，心理干预已经广泛应用于慢性疼痛治疗中，ACT疗法可帮助患者提高心理承受力，从而接受不可避免的事件。有证据表明，试图控制或改变疼痛及对疼痛的想法可能会适得其反，并会增加苦恼。ACT疗法是一种替代治疗方法，可以增加人们对慢性疼痛某些方面的接受度。

（3）物理治疗：如热敷、按摩、针灸等，可以缓解疼痛，改善局部血液循环。中医认为任何气流的中断都是导致疾病、压力和疼痛的原因。将无菌不锈钢针插入经络的特定穴位，来刺激气的运动，从而解决因气滞而导致的潜在问题。针灸不仅可以镇痛，对治疗疾病中伴发的情志障碍也有较好的疗效。针灸治疗通常是在一段时间内连续进行几次，这样可以提高治疗效果。而且，针灸除了针刺部位有轻微疼痛和瘀伤外，相对比较安全。

(4)运动锻炼：适当的运动锻炼可以增强体质，提高免疫力，缓解疼痛。慢性原发性疼痛患者可选择有监督的团体锻炼和身体活动来控制慢性原发性疼痛。过去，很多人建议慢性疼痛患者应减少活动，但现在，越来越多的研究证实，适当的身体活动和锻炼有利于减轻慢性疼痛，促进身心健康，改善身体机能，对于慢性疼痛患者，改善身体机能与减轻疼痛同样重要，有氧运动、力量训练和柔韧性锻炼等多模式身体活动可以显著改善身体功能。

7. 护理措施

(1)心理护理：给予患者心理支持，鼓励患者积极面对疾病，保持乐观心态。对患者予以心理疏导，教会患者自我调节情绪，减轻焦虑和压力。与患者家属沟通，帮助他们理解患者的心理状态，给予患者必要的支持和鼓励。

(2)疼痛护理：观察患者的疼痛表现，记录疼痛部位、性质和持续时间。协助患者采取舒适的体位，避免疼痛加剧。可采用热敷、冷敷、按摩等手段缓解疼痛。指导患者使用非处方药物如布洛芬等缓解疼痛。

(3)饮食护理：指导患者规律饮食，避免暴饮暴食和过度饥饿。建议患者少食多餐，以减轻胃肠负担。建议患者增加膳食纤维摄入，以保持大便通畅。避免辛辣、油腻食物，减少刺激性食物的摄入。

(4)药物治疗：指导患者正确使用处方药，避免滥用药物。观察患者用药后的不良反应，及时调整用药方案。可结合患者的具体情况，采用中西医结合的治疗方法。

(5)健康生活方式：鼓励患者进行适量的运动，增强体质，促进胃肠蠕动。建议患者保持良好的作息习惯，保证充足的睡眠时间。告知患者戒烟限酒，以减轻对身体的损害。

(6)预防复发：告知患者注意保暖，避免腹部受凉。减少情绪波动和压力刺激，防止复发。定期进行胃镜等检查，及时发现并处理潜在的疾病。

(7)并发症预防：观察患者的病情变化，预防并发症的发生。患者如出现并发症症状，及时报告医生并协助处理。对症处理可能出现的并发症，如恶心、呕吐、腹泻等。

(8)自我监测：指导患者学会自我监测病情变化，如疼痛程度、食欲等。鼓励患者记录病情变化和用药情况，便于医生评估治疗效果。建议患者在紧急情况下，如疼痛难忍、高烧不退时寻求医疗帮助。

8. 健康教育

(1)疾病知识：患者应了解 CPEP 的病因、症状、治疗方法及预防措施。认识到该疾病的长期性和反复性，做到积极配合治疗和自我管理。患者还应了解疾病常见的误区和错误观念，避免陷入自我恐惧和过度担忧。患者的预后取决于患者依从性，以及是否及时诊治。有效的医患沟通可以促进患者主动参与治疗。

(2)日常保健：患者应保持规律的作息时间，保证充足的睡眠和休息。还需调整饮食结构，避免刺激性食物和饮料，选择易消化、营养丰富的食物。并适当进行体育锻炼，增强体质和提高免疫力。避免过度劳累和精神压力，保持心情愉悦。

（3）心理调适：患者应认识到心理因素对慢性疾病的影响，保持积极乐观的心态。学习应对压力和焦虑的方法，如深呼吸、冥想等。与家人和朋友分享感受和经验，获得情感支持和安慰。在需要时寻求专业心理咨询师的帮助。

（4）定期复查：按照医生的建议定期进行相关检查，如胃镜、腹部超声检查等。了解复查的重要性，及时发现并处理可能出现的问题。制订并落实复查计划，如有异常情况及时就医。

三、肠易激综合征

1.定义

肠易激综合征（irritable bowel syndrome，IBS）是一种功能性肠病，临床上表现为腹痛、腹部不适伴排便习惯和（或）大便性状改变的临床综合征。该病反复发作或者持续存在，检查后排除可以引起这些症状的器质性疾病。目前尚未发现可解释症状的形态学改变和生化异常。我国普通人群 IBS 总体患病率为 1.4%～11.5%，IBS 患病率与教育水平、工作状态、婚姻状况、收入水平无显著相关性。仅 25% 的 IBS 患者到医院就诊，近年来有增高趋势。

2.诊断标准

IBS 的诊断是根据大便特征，疼痛时间和特点，并通过体检和常规诊断性检验排除其他疾病后确立。IBS 诊断标准已被确定，即国际公认的罗马Ⅲ诊断标准，IBS 罗马标准包括排便后缓解的腹痛、大便性质或频次的改变、腹胀或黏液。

（1）病程半年以上且近 3 个月以来持续存在腹部不适或腹痛，并伴有以下特点中至少两项：①排便后症状改善；②排便频率改变；③粪便性状改变。

（2）以下症状不是诊断必备项，但这些症状越多则越支持本病的诊断：①排便频率异常（每天排便>3 次或每周排便<3 次）；②粪便性状异常（块状/硬便或稀水样便）；③排便过程异常（费力、急迫感、排便不干净感）；④黏液便；⑤胃肠胀气或腹部膨胀感。

（3）缺乏可解释症状的形态学改变和生化异常。患者无消瘦及发热症状，系统体检仅发现多次粪常规及培养（至少 3 次）均阴性，粪隐血试验阴性，X 线、钡剂灌肠检查无阳性发现，或结肠有激惹征象，结肠镜显示部分患者运动亢进，无明显黏膜异常，组织学检查基本正常，血、尿常规正常，血沉正常，无痢疾、血吸虫等寄生虫病史，试验性治疗无效（甲硝唑试验治疗和停用乳制品），符合上述标准者，一般可做出临床诊断。但要注意与一些表现隐匿或症状不典型的其他疾病鉴别，对诊断有怀疑者可选择有关的进一步检查。

（4）分型：根据临床特点可分为腹泻型（IBS-D）、便秘型（IBS-C）、混合型（IBS-M）以及未定型（IBS-U）。

3.病因与发病机制

IBS 的病因尚不明确，找不到任何解剖学的原因。目前认为是多种因素引起的肠-脑互动异常，包括精神心理因素、胃肠动力异常、肠道感染、肠道微生态紊乱、内脏高敏感性等，饮食、药物或激素均可促发或加重这种高张力的胃肠道运动。

（1）心理因素：焦虑症，尤其是恐惧症、成年抑郁症和躯体症状化障碍患者患病风险较高。患者精神症状表现越显著，其肠道症状发生频率越高，程度越重，生活质量越低，受影响的维度越广。有些 IBS 患者表现为一种有获得性的异常病理行为，比如，他们倾向于将精神上的困扰表达为消化道的主诉，通常是腹痛，内科医生在评估 IBS，尤其是有顽固性症状的患者时，应了解其有否有无法解决的心理问题。

（2）胃肠运动异常：对各种生理性和非生理性刺激的动力反应过强，是 IBS 重要的发病机制，主要表现在结肠，但食管和胃、小肠等也存在一定程度的动力学异常，可能与饮食、社会、文化背景等因素有关。

（3）肠道感染：IBS 可能是急慢性感染性胃肠道炎症后的结果之一，有研究表明，肠道急性细菌感染后 10%~30% 的患者发展成 IBS，肠道感染引起的黏膜炎性反应、通透性增加、局部免疫激活与发病有关。

（4）肠道微生态紊乱：IBS 患者存在肠道菌群多样性及构成比例的改变；此外，代谢产物作为肠道微生物发挥作用的重要物质也参与了 IBS 症状的发病机制。IBS-D 乳酸菌和双歧杆菌数量减少，IBS-C 患者韦荣球菌数目增加；肠道微生态参与 IBS 发病的具体机制有待进一步研究。

（5）内脏高敏感性：IBS 患者对胃肠道充盈扩张、肠平滑肌收缩等生理现象敏感性增强，易产生腹胀、腹痛症状，首先是直肠敏感性增加，其次是感觉中枢活性增强，二者皆是 IBS 的核心发病机制。由于 IBS-D 患者的肠道通透性增加更为显著，因此其内脏高敏感性更为普遍。

4. 风险因素

（1）性别：女性略高于男性。

（2）年龄：多以 20~50 岁的中、青年人为主。

（3）肠道感染：研究显示，肠道感染使肠易激综合征发生的危险明显增加。25% 的人在肠道感染后第 6 个月出现肠功能紊乱，其中 1/4 的人发展为肠易激综合征，且发展为肠易激综合征的危险性与肠道感染时腹泻的持续时间有关。

（4）心理因素：目前已经明确，肠易激综合征发病与精神心理因素有关，这些因素包括情感、睡眠剥夺、应激生活事件等。研究发现焦虑、紧张、抑郁可影响肠黏膜屏障的通透性，使大分子物质通过，激活免疫系统。如焦虑、抑郁及过度悲伤等心理因素都可能会导致肠易激综合征。

（5）遗传因素：肠易激综合征有明显的家族聚集倾向，如一级亲属罹患肠易激综合征，则其他家族成员相较正常人群更易患此病。因此，遗传也是肠易激综合征的可能直接原因。

（6）食物不耐受：根据循证医学证据，部分肠易激综合征患者存在食物不耐受现象，即人体缺乏消化相应食物的能力，在进食此类食物时会引起不适或疾病。因此，食物不耐受可能也是肠易激综合征的直接病因。

（7）中枢感觉异常和神经内分泌异常：脑-肠轴神经通路重塑导致肠道壁对痛觉的阈值降低，引起痛觉敏感，如肠道内的正常积气及食物残渣等都可使痛觉增强。

（8）其他因素：自主神经障碍，部分肠易激综合征患者存在自主神经功能障碍，尤其是腹泻型肠易激综合征患者。因此，自主神经障碍是诱发肠易激综合征的其他因素。受凉或进食寒冷食物，肠道微生态失衡以及使用抗生素，生活压力过大，不良的生活习惯等均可引起IBS。

5. 临床表现

临床表现为腹痛、腹胀或排便习惯及粪便性状改变，疼痛部位以下腹及左下腹多见，排便或肛门排气后症状减轻，而且不定期反复，症状常见于患者清醒时，极少发生于熟睡的患者，患者的腹痛特点和部位，促发因素及排便类型各不相同。

(1)腹痛：几乎所有IBS患者都有不同程度的腹痛。部位不定，以下腹和左下腹多见。多于排便或排气后缓解。

(2)腹泻：一般每日3~5次，少数患者严重发作期可达数十次。大便大多呈稀糊状，也可为成形软便或稀水样，多带有黏液，部分患者粪质少而黏液量很多，但绝无脓血。排便不干扰睡眠。部分患者腹泻与便秘交替发生。

(3)便秘：患者多有排便困难，粪便干燥、量少，呈羊粪粒状或细杆状，表面可附黏液。

(4)其他消化道症状：腹胀或腹部不适感，排便后可有排便不尽感、窘迫感。

(5)全身症状：相当部分患者可有失眠、焦虑、抑郁、头昏、头痛等精神症状。

(6)体征：无明显体征，可在相应部分有轻压痛，部分患者可触及腊肠样肠管，直肠指检可感到肛门痉挛、张力较高，可有触痛。

肠易激综合征中医诊疗流程图见图2-3-1。

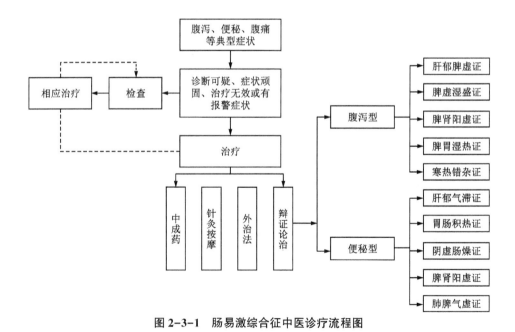

图 2-3-1　肠易激综合征中医诊疗流程图

6. 疼痛治疗与管理

IBS的治疗目标是改善症状、提高患者生活质量，采取包括饮食、生活方式的调整，药物治疗，精神心理、认知和行为学干预在内的个体化综合治疗策略。

1）药物治疗

（1）解痉、止痛剂：腹痛时首选，包括抗胆碱药物东莨胆碱，平滑肌抑制剂（美贝维林和阿尔维林）。匹维溴铵：是目前使用较普遍且安全性较好的选择性肠道平滑肌钙离子通道拮抗剂。抗胆碱能药物应短期使用。对乙酰氨基酚：从止痛药物的使用来看，对乙酰氨基酚优于非甾体抗炎药，阿片类药物在此类慢性疾病治疗中容易成瘾，且对胃肠道有不良影响，应该避免使用。

（2）止泻剂：止泻剂可有效抑制肠道蠕动，促进肠道内水分和电解质重吸收，达到快速止泻的治疗目的，适用于腹泻型肠易激综合征患者的治疗。常用止泻药包括洛哌丁胺、地芬诺酯及蒙脱石散等。洛哌丁胺属阿片类药物，可减慢小肠和大肠的传递速度，增加肠道内水和离子的吸收。每日剂量应不超过 16 mg，过量服用易引起便秘，应注意剂量个体化。比如，复方地芬诺酯等。止泻药的不良反应有口干、便秘及恶心等。肠梗阻或严重便秘的患者不能使用止泻药。

（3）导泻剂：便秘可使用温和的导泻剂，以减少不良反应和药物依赖性，比如，乳果糖、聚乙二醇等。临床常用的导泻药有容积性泻剂甲基纤维素、渗透性泻剂聚乙二醇电解质散，促肠道蠕动和分泌的泻剂利那洛肽及粪便软化剂开塞露等。

（4）动力感觉调节剂：5-HT 对外周平滑肌、分泌、蠕动、外在神经、感觉神经元、迷走神经和脊髓传入活动有多重作用。可以弱化平滑肌收缩和钝化胃结肠反射，进而达到减轻女性肠易激综合征腹泻型的腹痛症状，并且具有降低排便频率的治疗效果。常用 5-HT 类药有普芦卡必利。严重便秘、肠梗阻、肠道狭窄及肠道穿孔的患者不能使用。

（5）抗精神病药物：中重度 IBS 合并抑郁及焦虑患者，建议给予抗抑郁或焦虑药物治疗，对无精神异常的患者在其他药物无效时也可以给予抗抑郁治疗，因为后者可以降低内脏疼痛敏感性。常用药物有三环类抗抑郁药如阿米替林、选择性 5-HT 再摄取抑制剂如帕罗西汀等，宜从小剂量开始，注意药物的不良反应。此类药物起效慢，应向患者耐心解释，提高患者依从性，以免患者对药物产生怀疑而影响效果。

（6）益生菌：益生菌制剂通过调节肠道微生态可以减轻腹痛、腹胀等症状，并使排便恢复正常，而到达一种良性循环的肠道内稳态。常用的肠道菌群调节药有双歧杆菌、枯草杆菌及地衣芽孢杆菌等益生菌，低聚果糖、低聚乳糖及菊粉等益生元。肠道菌群调节药一般无明显不良反应，也不存在绝对禁忌证，但仍应遵医嘱使用。

（7）中药治疗：番泻叶、大黄等刺激性泻剂具有较强的依赖性，还可引起结肠黑变病，因此肠易激综合征患者不能长期使用这类刺激性强的泻剂。

2）非药物治疗

医务人员应加强与患者的沟通，了解患者的症状和痛苦。肠易激综合征患者症状可能长期存在，一般不会加重，也有少数患者症状加重或完全恢复，患者因为病程长或合并有某些精神类疾病等可能对预后有负面的影响。医务人员应用患者能够听懂的语言充分解释，予以心理治疗，包括松弛疗法、催眠疗法、认知行为疗法，必要时可以请精神科专家会诊参与治疗。

7. 护理措施

（1）心理护理：IBS 是一种功能性肠病，临床表现复杂。医务人员应与患者建立良好的医患关系，积极寻找并去除发病诱因，并进行对症治疗。消除患者的顾虑，改善其症状，提高患者的生活质量。

(2)饮食护理：①调整患者饮食结构，避免食用可诱发症状的敏感食物，少食刺激性食物如酒、咖啡、浓茶等，并减少容易产气的食物摄入，如大豆、红薯、奶制品等。②进食应定时定量，避免暴饮暴食，不要过分饥饿。避免偏食、挑食，吃含脂肪高的食物及油炸煎烤的食物等。③腹泻患者减少高脂肪、高蛋白、粗纤维食物，避免过敏食物，即过冷过热、刺激性食物，宜以清淡易消化的流食、半流食和软饭等为主。④便秘的患者要多饮水，吃低脂、高纤维素食物，多吃蔬菜水果，每日饮食中添加五谷杂粮。⑤指导患者适当运动，如跑步、散步、练习瑜伽、打太极等，有助于排便、增强体质。

(3)生活护理：肠易激综合征患者腹部受凉易引起腹泻，因此要避免腹部受凉，注意保暖。

(4)音乐疗法：音乐的护理作用如下。①通过音乐的艺术感染力作用于感情，以情导理，具有较强的抗病作用。②可消除患者精神上的障碍。优美轻快的音乐有助于有益健康的激素和酶的分泌，起到调节血流量、神经反射和消化的作用。同时音乐声波对中枢神经和内分泌系统是一种良性刺激，可促进神经内分泌系统分泌出有益于健康的激素、酶类、乙酰胆碱等生命活性物质，促进人体的新陈代谢，达到镇静、减轻疼痛的效果。③音乐还能增强患者战胜病痛的信心，激发人体免疫潜能，舒缓患者不良心理状态，在临床心理生理和物理诸方面化解患者失眠，紧张、焦虑、烦躁、恐惧、疼痛和不舒适感及食欲不振等痛苦。

8.健康教育

肠易激综合征患者症状可长期存在，但一般情况不会加重。年轻人应注意调整生活节奏，学会缓解紧张情绪，以免导致自主神经功能紊乱，致使胃肠蠕动减慢，消化液分泌减少，出现消化不良等症状。所以，日常生活中我们应养成良好的生活、睡眠习惯，少抽烟喝酒，保持心情愉快，避免精神压力过大，避免长期大量服用止痛药片等。通过采取这些措施，可将患 IBS 的风险控制到最低。

四、慢性原发性腹部疼痛综合征

1.定义

慢性原发性腹痛综合征(chronic primary abdominal pain syndrome，CPAPS)是位于腹部的慢性原发性疼痛，与显著的情绪情感异常和/或功能障碍相关。疼痛通常呈持续性，与生理活动(如进食、排便或月经)没有关系或偶尔相关，其解剖位置与来自特定内脏器官的典型牵涉痛位置一致，需要排除慢性继发性腹痛。慢性原发性腹痛疾病可能与某器官或系统病变继发的病理学改变有关，也可能与中枢神经系统的神经生物学、生理学以及解剖学的一些变化有关。

2.诊断标准

罗马Ⅱ诊断标准规定：至少有 6 个月的腹痛病史，腹痛呈持续性或基本持续性，与一些生理因素无关或偶尔有关，对日常生活产生一定影响，腹痛不是假装的(如诈病)，不符合其他可以解释腹痛症状的功能性胃肠疾病的诊断。诊断慢性原发性腹痛综合征时,应注意同CPAPS和某些器质性疾病引起的腹痛鉴别(如急腹症、肠系膜血管栓塞、肠道肿瘤早期、肠道憩室病等)。

除上述诊断标准外,还有一些支持诊断的条件:①症状时轻时重,患者注意力分散时症状可消失,讨论到精神应激或接受检查时症状加重;②与临床或实验室检查结果不符的急性腹痛(要求患者对腹痛症状进行自我评分时,患者常选择最严重的评分);③患者常否认或弱化心理社会因素的致病作用,否认自己存在焦虑或抑郁,或将其归因于疼痛所致而非生活环境所致;④患者常要求行各种诊断性检查甚至手术以证实其疾病为"器质性";⑤患者追求疾病的彻底缓解而不能接受疾病是一个慢性过程;⑥频繁就诊;⑦不愿进行自我调节以缓解症状,而寄希望于医师的治疗;⑧在其他治疗有效的情况下还要求使用麻醉镇痛药物。

3. 病因与发病机制

CPAPS的发病机制复杂,和心理社会因素、脑-肠互动、内脏高敏感性等有密切关系。

(1)内脏敏感性增高:患者外周痛觉感受器痛阈降低、脊髓后角神经元或感觉中枢神经疼痛调节系统兴奋性增高,均可导致内脏敏感性增高。内脏敏感性增高包括对机械、化学、温度、电及炎症等刺激的感觉过敏。患者由于内脏敏感性增高,可能会放大疼痛,甚至对正常的肠道功能,表现出敏感性增高,即异常性疼痛。

(2)脑-肠互动:肠道神经系统和中枢神经系统是紧密联系的,肠道的活动易受中枢神经系统调控,这种相互作用称为"脑-肠互动",是通过"脑-肠轴"来实现的。"脑-肠轴"广泛的神经网络联系中有边缘系统和额叶神经的参与,特别是迷走背丛与前脑、脑干、内神经有广泛联系,这可以解释情绪、心理等因素对胃肠功能的影响。慢性原发性腹痛综合征患者存在中枢对内脏传入信号的异常反应,主要表现为慢性原发性腹痛综合征患者常合并精神异常,应用三环类及5-HT再摄取抑制剂(SSRI)抗抑郁治疗有效。

(3)社会心理因素:患者往往合并有抑郁、焦虑或人格改变等异常精神状态。本综合征还可伴随有躯体性疼痛紊乱,如躯体化、转化紊乱、疑虑症等。心理异常和社会压力引发症状或使症状加剧在此类患者中非常普遍,如近亲死亡、不幸的妊娠结果(流产、早产、死胎)、手术史、过大的工作压力等。上述心理创伤可能增加躯体感觉的敏感性或降低内脏疼痛阈值,从而导致或加重腹痛症状。患者可能存在人际关系适应性障碍,如缺乏家庭、社会支持,这亦或造成疼痛评分增高,疗效不佳,就诊次数增加,临床预后较差的原因。

4. 风险因素

(1)心理社会因素:以前受过重大打击(如地震、战争、车祸等)或者曾经受过虐待的人,患此病的概率比普通人高。

(2)性别:女性比男性患病率更高。

(3)遗传:父母患有该病的,孩子得病的概率更大。

5. 临床表现

(1)腹痛:最常见的症状是腹痛,呈持续性或反复发作,不受饮食、排便等生理活动影响,转移患者注意力后,腹痛症状可减轻。由于腹痛定位模糊,患者常用手掌而非手指在腹部划出一片区域，用手保护腹部，表现出腹痛难忍不让医生检查，甚至因恐惧而闭眼。

（2）恶心：长期的腹痛会刺激胃肠道，引起恶心、腹部饱胀不适感。

（3）嗳气：此种表现类似于呃逆，但是比呃逆的时间长，患者会有胃中一股气向上涌出的感觉。

6. 疼痛治疗与管理

建立良好的医患关系是治疗慢性原发性腹痛综合征的关键，医生应保持客观的心态，认真询问患者病史并对患者进行详细的体格检查，以免耽误患者器质性疾病的诊治，同时避免不必要的检查和治疗。进行完整的病情评估后，医生应从改善功能而非治愈疾病的角度出发，为患者制订个性化的治疗方案。经一般处理和心理治疗效果欠佳者，应考虑药物治疗。目前没有治疗该病的特效药物，主要为小剂量三环类抗抑郁药，可同时止痛和抗抑郁。抗惊厥药可阻断疼痛和抑郁间的恶性循环，对某些反复发作的患者可能有效。

1) 药物治疗

（1）盐酸阿米替林片：能够治疗各种类型的抑郁症，可达到镇静和抗胆碱能的效果。药理作用与丙咪嗪相似，并且镇静、催眠等作用相对较强，也有较强的抗焦虑作用。服用抗抑郁药疗程较长，一般需持续 6~12 个月。有些患者对抗抑郁药反应欠佳，多系药物耐受性差或剂量不足所致。

（2）度洛西汀：可改善中枢神经系统的功能，促进神经细胞的更新和修复，缓解内脏的疼痛和抑郁情绪。应告知患者抗抑郁药治疗慢性原发性腹痛综合征的有关知识：①药物可改变脑内神经递质，减轻疼痛感觉；②所用剂量远低于精神疾病的用量；③用药几周后起效；④不良反应将逐渐减小。

（3）盐酸丙米嗪片：能够改善抑郁症引起的烦躁、焦虑等症状。对于内源性抑郁症和围绝经期抑郁症效果较好，对治疗抑郁伴焦虑疗效相对较显著。三环类抗抑郁药能选择性抑制脑内突触前神经末梢对去甲肾上腺素和 5-HT 的再摄取，使游离去甲肾上腺素含量增高，故具有抗焦虑、镇静、增强患者活动能力的作用。因其对胆碱能、组胺能等受体也有活性，长期应用不良反应较大，如口干、便秘、头晕、视物模糊等，因此主张从小剂量开始。

（4）盐酸氯米帕明片：能够阻断中枢神经，抑制 5-HT 的再摄取，具有较强的抗胆碱能和镇静作用，可缓解抑郁、烦躁等症状，也可用于治疗消化性溃疡。

（5）抗焦虑药：因为失眠可加重患者疼痛的感觉，所以打破慢性疼痛和睡眠障碍之间的恶性循环对治疗极其有利。苯二氮䓬类镇静药如安定、劳拉西泮、硝西泮等常用来治疗焦虑。研究表明这类药物可能通过改变 5-HT 水平、疼痛阈值和 GA、BA 受体功能达到抗焦虑的目的。由于苯二氮䓬类镇静药镇静作用时间较长、停药后易出现反弹现象等，应用时应注意。

（6）匹维溴铵：可以解除肠道痉挛，缓解因痉挛导致的腹部绞痛。

（7）中药：百乐眠胶囊属于一种中药制剂，具有养心安神、滋阴清热之效。药物成分中刺五加、百合具有健脾益气、补肾安神、滋阴清热之效；茯苓、合欢花、首乌藤、远志、酸枣仁、生石膏、珍珠母等具有安神宁心之效；五味子、麦冬、地黄、玄参具有补肾养阴、除烦躁、养血之效。

（8）双歧杆菌三联活菌：用来调节肠道菌群，改善肠道功能。

（9）抗惊厥剂：抗惊厥剂对慢性神经痛等慢性疼痛综合征有一定的疗效，且毒性作用较小，相对比较安全，成瘾性较小，可阻断疼痛和抑郁之间的恶性循环，可用来替代TCA。其中研究较多的是加巴喷丁、卡马西平和拉莫三嗪。对一些难治性慢性腹痛患者，可将抗惊厥剂作为一种辅助治疗手段。

2）非药物治疗

CPAPS患者的治疗目标是缓解症状和改善功能。让患者主动参与治疗，有助于控制病情，有助于发现患者面对腹痛时的反应，也有助于精神心理科医生选择适当的行为治疗策略。

（1）心理治疗：慢性原发性腹痛综合征与精神心理因素有关，应强调心理治疗的重要性，精神科医生的全程参与治疗将有利于心理治疗发挥作用。可帮助患者认识到自己错误的想法、感觉和行为，提高其控制症状的能力，学会处理应激事件减轻焦虑带来的内心巨大压力。如果医生将心理治疗作为辅助治疗方法及一种缓解疼痛、减轻躯体症状带来的不良心理应激的手段，患者就会乐意接受心理治疗。

（2）正念减压：让患者进行冥想训练，经过训练可以让患者恢复健康的心态，逐渐接受疼痛的存在，减少负面情绪对疼痛的放大作用。

（3）神经阻滞治疗：常规治疗无效的患者可选择应用腹腔自主神经干预治疗、胸膜间阻滞等。

（4）拔罐治疗：在患者的神阙、脾俞、胃俞、气海及中脘等处穴位拔罐，治疗1周后，可以明显提升临床疗效，减轻患者的腹痛次数和持续时间。

（5）穴位贴敷治疗：选择双香舒腹散，药物组成有香附子、广木香、高良姜及延胡索，在患者的神阙、足三里等处穴位贴敷治疗。在穴位贴敷治疗基础上，联合西药枯草杆菌肠球菌二联活菌肠溶胶囊、马来酸曲美布汀胶囊等药物，可以明显降低胃肠道症状分级，改善临床症状。

（6）背俞指针治疗：经由交汇任督二脉，采用背俞指针疗法，对患者的脾胃中焦可以起到有效的调理作用，可激发机体的经络-脏腑系统，对内脏高敏性起到降低作用，可对脑-肠轴进行有效调节，从而可以取得显著的疗效。通过在患者的肝俞、脾俞和胃俞不同部位取穴使用背俞针治疗，4周后患者的疼痛症状可以明显减轻。

7. 护理措施

（1）心理护理：护理人员应与患者建立良好的护患关系，患者可能因长期疼痛而产生焦虑、抑郁等不良情绪，护士应主动与患者沟通，倾听其诉求，了解其心理状态。给予心理支持，鼓励患者积极面对疾病，增强其治疗信心。可组织病友交流会，让患者相互交流、分享经验，减轻孤独感。护士应指导患者进行心理调节，教导患者学会自我调节情绪，如深呼吸、冥想等，以缓解疼痛带来的不良情绪。

（2）饮食护理：指导患者规律饮食，定时进餐，避免暴饮暴食或过度饥饿。调整饮食结构，鼓励患者摄入易消化的食物，避免刺激性食物，如辛辣、油腻等食物。多摄入膳食纤维，鼓励患者增加蔬菜、水果等膳食纤维的摄入，以保持大便通畅。注意饮食卫生：避免食物中毒等不良事件发生。

(3)疼痛护理：密切关注患者疼痛的部位和性质以及疼痛持续时间和发作频率。采取缓解疼痛的措施，根据患者具体情况，可采取热敷、冷敷、按摩等手段缓解疼痛。根据患者需要，协助患者采取舒适的体位，如侧卧位、半坐卧位等。

(4)日常护理：为患者创造一个安静的环境，避免噪声、强光、不良气味等的刺激，稳定患者的情绪，保证慢性腹痛患者充足的休息和睡眠。对腹痛病情较严重者，若生活不能自理，则应协助其进食，穿衣，如厕，尽量提高患者的生活质量，满足其基本生理需求。

(5)指导活动和休息：在疼痛允许的情况下，鼓励患者进行适量的运动，如散步、打太极拳等，以增强体质和促进胃肠蠕动。保证患者充足的休息，为患者提供安静、舒适的休息环境。患者应避免过度劳累，不宜剧烈运动，以免加重病情。

(6)用药护理：根据医生处方，指导患者正确使用药物，避免滥用药物。密切观察患者使用药物后的不良反应，如出现严重不良反应，应及时报告医生并协助处理。向患者强调遵医嘱用药的重要性，避免擅自更改用药剂量或停药。

8.健康教育

(1)提高疾病认识：向患者及其家属介绍慢性原发性腹部疼痛综合征的相关知识，提高其对疾病的认知。

(2)培养健康的生活习惯：教导患者培养健康的生活习惯，如规律作息、合理饮食、适当运动等。保持一定的运动量，运动时间每天半小时以上，或者每周150分钟以上，以有氧运动为主，如慢跑和骑单车等。

(3)提高自我管理能力：教会患者如何管理自己的病情，如定期复诊、合理用药等。如使用匹维溴铵，应告之不要咀嚼或者掰碎药片，在卧位或者临睡前不能服用。

(4)增强自我保健意识：鼓励患者保持积极乐观的心态，增强自我保健意识。

(5)定期复查：告知患者使用药物治疗1个月后须去医院复查，复查内容主要有腹部体检、粪便常规和隐血试验等，以后每3~6个月复查1次。40岁以上患者，建议以后每2~3年复查1次肠镜。

五、慢性原发性膀胱疼痛综合征

1.定义

慢性原发性膀胱疼痛综合征(chronic primary bladder pain syndrome, CPBPS)：又称为慢性间质性膀胱炎(CPIC)，是指发生在膀胱区域的一种慢性原发性疼痛，病因不明，常伴有尿频、尿急、尿痛、夜尿增多及膀胱充盈时疼痛加剧等至少1种症状，排尿后疼痛可稍缓解，白天、夜间均可发病，排除感染或其他慢性继发性内脏疼痛。超过90%的患者为女性，是引起女性慢性盆腔疼痛(CPP)的主要病因之一。

2.诊断标准

根据美国泌尿外科学会(American Urological Association, AUA)2021年IC/BPS诊断指南，结合临床病程要求患者同时满足以下条件：①局限于膀胱的慢性疼痛或不适持续6周(或6个月)，具有以下变异性，可能与膀胱充盈和(或)排空有关，可以是持续的(强度可变)，也可以是间歇的；②伴有下尿路症状，如尿频、尿急或夜尿；③排除可能具有类似表现的其他疾病或病症，如恶性肿瘤、任何手术诊断的子宫内膜异位症、慢性前列腺炎和膀胱出口梗阻；④膀胱镜检查可能显示膀胱炎症，包括 Hunner 病变或其他非特异性病理变化，但也可能是正常的。IC/BPS 是一种基于尿频、尿急及膀胱区疼痛症状的临床综合征的诊断，目前临床对 CPBPS 的评估方法一般根据患者的主诉、排尿日记和临床症状评估指标。膀胱镜检查是诊断 IC/BPS 的重要手段，目的在于观察 Hunner 病变存在与否。麻醉下经膀胱镜的膀胱水扩张出现的球状出血灶有助于明确诊断，同时能缓解疼痛症状。

3. 病因与发病机制

CPBPS 的发病原因不明，包括慢性感染、自身免疫因素、氨基葡聚糖层缺陷、遗传因素、尿液慢性毒性作用和自主神经功能障碍等。临床上就疼痛的中枢性敏化概念，即长期持续的疼痛感受器刺激可集中放大此类关联信号，使中枢神经系统出现相应的结构与功能改变。其他的发病原因涉及变态反应、遗传和应激-心理机制。

4. 风险因素

(1)心理社会因素：负面情绪、精神压力、焦虑和抑郁等可能是其危险因素。疼痛与抑郁相互影响，抑郁患者的中枢神经调节、去甲肾上腺素、5-HT 分泌紊乱都会导致慢性疼痛的发生。

(2)年龄：20~60 岁人群是高发人群，但也可以在任何年龄段出现。

(3)性别：女性发病率是男性的 2~5 倍，这可能与激素分泌，女性更善于倾诉有关；独居人群的女性患病率更高，这可能与易产生不良情绪、社会支持较低有关。

(4)饮食：食用刺激性食物可能是女性发生 CPBPS 的风险因素之一；吸烟与咖啡因的摄入会增加男性患病的风险。

(5)氯胺酮的滥用：氯胺酮是一种临床常用静脉麻醉药，但该药物会引起欣快感，易成瘾。氯胺酮滥用可致患者出现膀胱容量下降、排尿困难、血尿以及神经功能障碍引起的下腹部或耻骨上疼痛等严重下尿路症状。

5. 临床表现

主要表现为尿频、尿急、尿痛、盆底疼痛等，常伴性交痛。膀胱充盈后疼痛加剧，排空尿液后疼痛可缓解，但不会出现急迫性尿失禁。有的患者伴有尿道阴道周围、肛周疼痛，疼痛性质多为钝痛、放射样抽痛、下坠样。长期膀胱容量减少可引起下尿路梗阻，严重时可导致继发性上尿路感染。CPBPS 是一种慢性疾病，其特征是膀胱疼痛和相关症状。

(1)尿痛：CPBPS 患者最主要的表现为膀胱疼痛。疼痛部位通常在耻骨上区、膀胱区或尿道周围，有时也会放射到会阴部、下腹部或腰骶部。疼痛性质可为钝痛、胀痛、刺痛或烧灼样疼痛，可间歇发作，也可持续存在。

(2)尿频尿急：CPBPS 患者通常会出现尿频尿急的症状。他们可能会频繁地排尿，尤其是夜间排尿次数可能会明显增加。在排尿过程中，他们可能会感到尿意急迫，甚至无法忍耐。

(3)排尿困难：CPBPS 患者可能会出现排尿困难的症状。他们可能会感到尿道阻力增加，需要用力才能排出尿液。有时可能会出现尿线细、尿流中断或排尿不尽的感觉。

(4)夜尿增多：CPBPS 患者夜间排尿次数可能会明显增加，导致睡眠质量下降。他们可能会每晚起床排尿 2 次或更多次。

(5)伴随症状：CPBPS患者可能会出现其他伴随症状，如尿失禁、性功能障碍、情绪问题等。尿失禁可能会出现在剧烈运动、大笑或咳嗽时，导致尿液不自主地流出。性功能障碍可能会影响患者的性生活质量，包括勃起功能障碍、早泄或性交疼痛等。

6. 疼痛治疗与管理

CPBPS严重影响患者生活质量，且难以治愈，缓解症状是所有治疗方案的首要目标。美国泌尿外科指南提出，治疗CPBPS应首先采取保守治疗，后考虑侵入性治疗手术。我国大部分女性患者更偏向于通过采取保守治疗或及时高效的治疗方法缓解症状。患者开始应该采取一线保守治疗，如镇痛，减压，调整饮食结构，运动和物理治疗，这些保守治疗措施需要采用3~6个月才可能改善症状。若患者接受3~6个月的保守治疗后症状仍然持续，在一线保守治疗失败的情况下，应考虑口服药物、膀胱灌注等进一步治疗。

1)药物治疗

(1)阿米替林：阿米替林属于三环类抗抑郁药物，在治疗CPBPS中的药理作用机制可能与以下几方面有关。①通过阻断突触前神经末梢，发挥主动运输的作用；②安眠作用；③通过作用于中枢与周围神经，发挥抗胆碱能作用；④阻断去甲肾上腺素的再摄取以及触突前末梢5-HT的作用。此外，有临床研究证实其镇痛效果可能与兴奋膀胱逼尿肌β受体和抗组胺作用有关，从而显著改善膀胱的储尿和排尿功能。在使用阿米替林片的时候需要注意，由于这个药物可能会引起患者出现困倦，因此患者在用药期间不宜驾驶车辆、操作机械和高空作业。

(2)抗组胺药：抗组胺药可以减少CPBPS患者肥大细胞中组胺释放，代表性药物包括西咪替丁、羟嗪等。西咪替丁作为代表性H2受体拮抗剂，可改善患者耻骨上疼痛和夜尿症状，其疗效可能优于羟嗪。羟嗪作为H1受体拮抗剂，其作用机制与西咪替丁相似，羟嗪可以通过抑制H1受体和肥大细胞的激活从而改善CPBPS患者的临床症状，具有镇静、弱安定及肌肉松弛作用，口服或肌注均可快速吸收并迅速分布，主要通过肝脏代谢。不良反应可有嗜睡、头痛、瘙痒，偶见口渴、便秘、衰弱等；较大剂量可引起运动失调、不安、震颤、痉挛。

(3)多硫戊聚糖钠：是一种半合成的肝素类似物，可通过口服或膀胱灌注用于治疗CPBPS，口服治疗只有1%~3%的药物到达膀胱。膀胱上皮氨基葡聚糖的缺乏可能与CPBPS患者临床症状的严重程度相关，氨基葡聚糖层可以阻挡化学物质对膀胱上皮造成的损害。多硫戊聚糖钠对膀胱上皮氨基葡聚糖层具有一定的修复能力，可通过修复膀胱黏膜、改善膀胱黏膜的渗透性来减少外来理化刺激对神经和肌肉的影响，从而缓解CPBPS的临床症状。截至目前，多硫戊聚糖钠是唯一一个被美国FDA批准用于治疗CPBPS的口服药物，一般需要服用6个月以上才能观察到临床疗效。多硫戊聚糖钠的不良反应主要包括胃肠道反应、疲倦、头痛等，发生率为1%~80%。

(4)免疫抑制剂：部分免疫抑制剂已经被证实对CPBPS治疗有效，代表性药物为环孢素。环孢素是临床上常用的免疫抑制药物，可抑制T细胞活性和细胞因子释放，具有改善尿频、膀胱容量、夜尿以及疼痛等症状的效果，长期使用环孢素具有肾毒性以及长期免疫抑制带来的巨大负面效果。临床工作中，通过监测口服环孢素2小时后的血药浓度、肌酐和血压，可以最大程度地降低其毒性并提高药物安全性。此外，还有部分免疫抑制剂，如贝利木单抗和甲氨蝶呤等可用于 CPBPS 的治疗。

（5）磷酸二酯酶抑制剂：可通过作用于不同的同工酶而发挥不同的作用。西地那非是一种 PDE-5 抑制剂，可使平滑肌松弛。

（6）其他口服药：可能使 CPBPS 患者获益的口服治疗药物包括孟鲁司特钠、槲皮素、加巴喷丁等。CPBPS 患者中白三烯受体增加。孟鲁司特钠是一种白三烯受体拮抗剂，被认为可以最大程度地减轻患者膀胱炎性环境，可使夜尿和疼痛评分显著降低。槲皮素是一种生物类黄酮，具有广泛的生物学作用，包括抗炎和降低毛细血管渗透性等。加巴喷丁是一种抗癫痫药，也可用于减轻慢性疼痛疾病患者的神经兴奋性，能缓解疼痛。

（7）中药：部分研究发现，中药可能对 CPBPS 的症状起到缓解作用。中医根据 CPBPS 的临床表现，将其归为"淋证"等范畴，并对 CPBPS 患者选用大黄牡丹汤、协日嘎四味汤胶囊等进行治疗。大黄牡丹汤可以显著缓解患者下腹部疼痛和降低尿频次数，协日嘎四味汤胶囊可对 CPBPS 症状起到部分缓解作用。

（8）膀胱内灌注或注射治疗：膀胱内灌注被认为是一种相对较好的 CPBPS 治疗手段，它是一种直接将药物扩散到膀胱内表面以增加其局部浓度和活性时间，同时降低副反应发生率的技术。如果保守和口服药物治疗失败，可考虑膀胱内灌注二甲亚砜（DMSO）、利多卡因、透明质酸、肝素、硫酸软骨素或注射肉毒杆菌毒素。膀胱内注射二甲亚砜能改善患者膀胱痉挛；利多卡因可通过阻断膀胱中的感觉神经纤维而产生局部麻醉。需完善 6 个月内的肝肾功能检查和血常规检查。

2）非药物治疗

（1）针灸治疗：针灸可调节膀胱的存储和排空，减轻患者疼痛，在难治性 CPBPS 的治疗中发挥了重要作用，已经被许多国家广泛使用，它作为一种辅助疗法，进行单一疗程的针灸或干针治疗可以控制慢性原发性疼痛。

（2）膀胱镜电刺激和激光治疗：膀胱镜不仅仅是诊断工具，也是一种治疗手段。如果保守和口服药物治疗失败，可以考虑膀胱镜检查以明确是否存在 Hunner 病变，Hunner 病变对口服药物治疗无反应，需要膀胱镜电刺激和激光治疗，以及经尿道切除病变。因为这些病变通常对口服药物治疗不敏感，所以应尽早考虑电灼和切除、膀胱镜下膀胱低压扩张。

（3）骶神经调节（SNM）：为治疗膀胱疼痛综合征提供了一条崭新的途径，通过植入神经调控系统（膀胱起搏器）调节传入神经通路，达到改善症状的目的。有文献报道，骶神经调节术治疗膀胱疼痛综合征的长期有效率达 73%。

（4）行为治疗：行为及饮食治疗作为一线治疗手段，通过对患者进行疾病知识教育，合理饮食习惯和良好生活方式的培养，来减轻患者与日常行为习惯或生活方式相关的症状。如告知患者睡前少饮水或不饮水、避免富含钾和高酸的食物，包括巧克力、香蕉、豆制品、番茄、酒及咖啡等，这对于减轻症状至关重要。通过控制患者的上述食物摄入，3 个月内患者的症状得到缓解，并可持续至少 1 年。除了饮食调节，行为治疗同样重要，应帮助患者学会积极释放压力，保持心理健康，通过使用以健康为中心的行为策略和适应性情绪调节来改善患者症状。因此，行为及饮食治疗作为治疗基础，可以提高患者对疾病的认识，必须引起患者注意。

(5)体外冲击波疗法：体外冲击波是一种通过物理学机制介质(空气或气体)传导的机械性脉冲压强波，是将气动产生的脉冲声波转换成精确的弹道式冲击波，通过治疗探头的定位和移动，可以对疼痛发生较广泛的人体组织起到良好的治疗作用。利用 3 Hz 冲击波在 CPBPS 患者耻骨上膀胱区域进行治疗，可以有效缓解患者下腹部疼痛。可见，体外冲击波治疗可作为一种缓解疼痛的有效补充疗法。

(6)手术治疗：膀胱全切术和尿流改道，这类治疗会切除膀胱，属于不可逆性治疗，需要非常慎重，除非经各种治疗均无效、膀胱挛缩、尿频和疼痛十分严重，否则不建议采用。对于难治性 CPBP，手术治疗是最后一线治疗手段，全膀胱切除 supratrigonal 膀胱切除术与膀胱扩容形式的尿流改道，肠或 supratrigonal 膀胱切除术，和原位新膀胱成形术，可能需要间歇性自我导尿，并且患者术后可能出现持续性的盆腔疼痛。回肠尿道的尿流改道不需要间歇性自我导尿。

7. 护理措施

(1)休息与活动：应保证患者有充足的休息时间，患者应避免过度劳累和剧烈运动。为患者提供安静、舒适的休息环境，保持室内空气流通。根据患者的具体情况，指导其进行适量的活动和锻炼，如散步、游泳等。患者应避免长时间坐位或站立，定时改变体位。

(2)疼痛护理：①观察患者疼痛的部位、性质、持续时间和发作频率，记录疼痛的程度。②指导患者采取舒适的体位，避免加重疼痛的姿势和动作。③可采用热敷、冷敷、按摩等手段缓解疼痛，必要时遵医嘱使用止痛药。④关注患者的情绪和心理状态，给予适当的心理支持和安慰。

(3)病情观察：观察患者的排尿情况，如尿频、尿急、尿痛等症状是否减轻或加重。患者应定期进行相关检查，如尿常规、血常规检查等，了解病情变化。在病情发生变化时，及时调整治疗方案和护理措施。

(4)心理护理：护士应与患者建立良好的沟通关系，了解其心理状态，为其缓解精神、心理压力，尊重其隐私，鼓励患者表达自己的感受和情绪，并给予充分的理解和支持。引导患者正确认识疾病，了解治疗方法和效果，增强其治疗信心。给予患者心理安慰和疏导，帮助其保持积极乐观的心态。建议患者坚持常规体育锻炼，对抗负性情绪，消除紧张心理缓解疼痛，建议患者多听轻音乐，转移注意力，保持良好的心境，提高治疗的效果。鼓励患者选择自己喜欢的休闲方式，如看自己喜欢的书籍等，做到个体差异区别对待，从心理疗法中学习缓解压力的方法，保持心情舒畅。

(5)饮食护理：①指导患者保持均衡的饮食，多吃蔬菜、水果等富含纤维的食物。②增加水分摄入，避免脱水。③避免摄入刺激性食物和饮料，如辛辣、油腻食物及咖啡因等。④注意饮食卫生，避免食物中毒等不良事件发生。

(6)预防感染：告知患者保持个人卫生，勤洗手、勤换内衣裤。避免憋尿，及时排尿，预防泌尿系统感染，保持会阴部清洁干燥，定期清洗会阴部。

(7)功能锻炼：根据患者的具体情况，可进行盆底肌肉锻炼、膀胱功能训练等，有助于改善排尿功能和减轻疼痛。

8. 健康教育

向患者及其家属介绍 CPBPS 的相关知识，提高其对疾病的认知；指导患者培养健康的生活习惯，如规律作息、合理饮食、适当运动等；鼓励患者保持积极乐观的心态，增强自我保健意识；教会患者如何管理自己的病情，如定期复诊、合理用药等。

（1）保持积极心态：面对疾病，积极的心态非常重要。患者应该尽可能地保持乐观的心态，并相信自己能够战胜疾病。

（2）合理饮食：慢性原发性膀胱疼痛综合征患者需要注意饮食卫生，避免摄入刺激性食物和饮料，如辛辣、油腻食物及咖啡、茶等。建议多喝水，每天的饮水量应至少达到2000毫升，以保持尿路通畅。

（3）适当运动：适当的运动可以增强身体的免疫力，缓解疼痛症状。患者可以进行散步、慢跑、瑜伽等轻度运动，但应避免剧烈运动和长时间站立。

（4）遵医嘱用药：CPBPS的治疗需要长期坚持，患者应按照医生的建议进行药物或其他方法治疗。如需调整药物或剂量，应在医生的指导下进行。

（5）注意个人卫生：患者应注意个人卫生，保持外阴清洁，避免感染。在性生活前后，应清洗外阴，并避免性生活过于频繁。

（6）定期检查：慢性原发性膀胱疼痛综合征需要定期进行检查，以便及时发现并控制病情。患者应按照医生的建议进行尿常规、尿培养、膀胱镜等检查，以便及时了解病情的变化。

六、慢性原发性盆腔疼痛综合征

1.定义

慢性原发性盆腔疼痛综合征（chronic primary pelvic pain syndrome，CPPS）是指发生于盆腔区域的慢性原发性疼痛，其解剖位置与来自盆腔的内脏器官的典型牵涉痛位置一致。根据症状，排除其他可能的慢性继发性盆腔内脏疼痛疾病后可确诊，包括长期炎症、血管和机械因素引起的慢性盆腔内脏疼痛。慢性原发性盆腔疼痛包括消化系统和泌尿生殖系统盆腔区域的疼痛，通常与负面的认知、行为、性活动和情感有关，伴随有下尿路症状以及肠道、骨盆底、妇科或性功能障碍的一类多因子疾病。

2.诊断标准

CPPS的诊断是症状性诊断，没有明显的病理特征。CPPS是多种病因造成不同类型损害的共同反应，需要排除与具体疾病相关的盆腔疼痛，除疼痛以外患者往往伴有其他感觉、功能、行为和心理的变化，诊断过程中需综合病史、体格检查、辅助检查及特殊检查作出判断。

（1）病史：包括盆腔疼痛发生的时间、频率、性质（持续性、间歇性或者是周期性疼痛），疼痛的诱因，疼痛时情绪有无变化，体位改变时疼痛有无改变等。疼痛的部位，局限于盆腔某个特定器官或涉及盆腔多个器官。必要时用相关量化表进行量化、评价，如疼痛等级评分（可通过认知和情感变量评估）、性功能障碍评分、抑郁评分、生活质量评分（QOL）等。特殊的既往史，如是否遭受过性、躯体或情感虐待，疼痛出现时的社会-心理状态，了解焦虑、抑郁及性问题对评估疼痛及制订治疗计划非常重要。

（2）体格检查：①检查盆腔疼痛有无明确定位，疼痛部位有无器质性改变，如睾丸、附睾、前列腺的大小、质地、包块、压痛等。②检查盆腔周围肌筋膜的压痛点及可能跨越的肌肉疼痛(牵涉痛)。③通过直肠指检或者阴道指检了解盆底肌功能状况。④神经学检查可知是否有神经系统病变。⑤腹部听诊肠鸣音观察肠道运动。

(3)辅助检查:①实验室检查(尿常规检测分析及尿沉渣检查、EPS 常规检查、激素检测及免疫学方面的检查)。②影像学检查(DR、CT、MRI、B 超)查看是否有器质性病变。

(4)特殊检查:包括盆腔镜检查,膀胱尿道镜检查,外生殖器超声检查,经直肠前列腺超声检查,必要时行 CT、MRI 影像学检查。盆腔镜检查能明确腹壁和骨盆底局部肌肉和骨骼病变,查看是否有腹膜病变。膀胱尿道镜检查可以查看尿路情况等。疼痛科的诊断性神经阻滞对于确定交感神经性疼痛和神经传导通路性疼痛的诊断可能有用。肌电图是一项可选择的诊断 CPP 的辅助检查。

3. 病因与发病机制

CPPS 是一种多病因的复杂性疾病。感染、炎症、中枢神经系统的改变、压力和中枢敏化等因素均可能导致 CP/CPPS。这些因素在人体与微生物组的交互作用中发挥着重要作用。CP/CPPS 的单一病因尚未明确,它很可能是多种因素引起的综合征。病因的异质性是导致临床治疗效果不显著的重要原因。

(1)外周内脏性疼痛:CPPS 早期可能有炎症或感染,外周组织改变导致感受器敏感性增加,放大了传入的伤害性刺激信号。化学递质释放增加,引起许多递质受体发生变化,阈值降低或对外界刺激的敏感性增加,周边器官在无病理的情况下持续感知疼痛。外周刺激(如感觉)可能是疼痛的触发点,但 CPPS 疼痛的延续不再依赖上述触发点。

(2)中枢致敏:CPPS 许多发病机制以中枢神经系统为基础,与感觉、功能、行为和心理变化密切相关。蛋白质活性改变、蛋白质转录水平的改变及神经连接过程中结构的改变参与了中枢致敏过程。反复刺激痛觉传入纤维,增加细胞内钙离子浓度,降低第二级神经元的兴奋阈值,更多的信号传递给更高级的中枢。钙离子可以增强氨基酸在激酶作用下的磷酸化,改变蛋白质结构,降低通道开放阈值,延长通道开放时间,放大了刺激在这些神经元中的作用。轻微的躯体(触摸)或内脏(膀胱贮尿)刺激便可产生中枢致敏。大脑既有抑制疼痛的下行通路,又有感知疼痛的下行通路,中脑导水管周围灰质(periaqueductal gray, PAG)在脊髓水平疼痛调节中起主要作用。一些神经递质如阿片类、5-HT 和去甲肾上腺素参与了降低疼痛抑制通路的传导过程。

(3)心理与神经调节:疼痛不仅与复杂的感知损害激活有关,也是一种情绪反应。影响情绪、思想和行为的心理过程是一个网络,而不是一个特定区域。与心理活动密切相关的许多区域与中脑导水管之间存在互动,影响疼痛在脊髓水平上的传输。内脏的正常感觉和损伤感觉由同一种细纤维传入到脊髓,而心理调节比体神经双纤维传输更能改变信号编码的强度,影响疼痛感知。各种心理过程能影响疼痛在更高水平的神经调节,也能调整对伤害性信息的反应。短时间内这种心理调节可能会减少伤害性刺激,若长时间暴露于该刺激,会长时程增强,导致以后长期容易感知慢性内脏性疼痛的刺激并增强感知刺激的敏感性。应激是一种能诱导内分泌系统、自主神经系统和免疫系统在内的适应性反应。应激在感受伤害的能力和疼痛的神经调节中起着重要的作用,影响人的情绪、认知和性反应。症状相关的焦虑和中枢性疼痛的放大可能具有显著的相关性。易化、放大、抑制失败具有多种心理发生机制，体征、疼痛体验、苦恼、活动约束之间关系复杂。抑郁症可能只是持续疼痛的后果，而不是原因。

（4）盆底功能与慢性盆腔疼痛：盆底由肌肉和筋膜构成，具有支持、收缩和舒张三种功能。盆腔疼痛与盆底肌功能失调，特别是与盆底肌过度活动之间相互关联，互为因果关系。盆底肌和盆腔脏器功能失调均可作为主要信号传导到脊髓，通过级联反应的方式将信号继续上行传导至大脑中枢神经系统。结果导致肌肉自身收缩，即使在肌肉舒张时仍处于高张状态。中枢神经系统病变导致盆底功能障碍可能是慢性盆腔疼痛的主要机制之一。肌筋膜存在触发点，是高张肌束上的高应激点，具有与疼痛紧密相关和拉伸肌肉时出现疼痛的特点。触发点在压力增加、持续或反复收缩时加重疼痛。臀部或下肢的畸形、性虐伤、创伤、异常运动或性活动、反复感染及外科手术均可导致肌筋膜触发点应激性增高，是疼痛的易感因素。

4.风险因素

（1）性别：CPPS 的发病率在不同性别中有所不同，女性患者居多。女性生殖器官的特殊结构使得女性在面对疼痛时更加敏感。此外，女性在月经周期、生育期、激素水平变化等生理过程中，以及心理状态等方面都可能对疼痛产生影响。

（2）年龄：CPPS 的发病率在年龄上也存在差异。青春期女性比青春期男性更容易患此病，这可能与青春期女性内分泌变化、生殖器官发育等因素有关。此外，围绝经期女性也可能因为激素水平的变化而增加患病的概率。

（3）生殖器官感染：生殖器官感染是 CPPS 的常见原因之一。阴道炎、宫颈炎、子宫内膜炎等生殖器官感染可能导致盆腔炎症和疼痛。此外，性传播疾病也可能导致 CPPS 的发生。

（4）行为因素：过度的吸烟和酗酒、长期食用高胆固醇、高脂肪、高盐食物和不规律的饮食习惯，有性病史，性生活频率高，每次性生活时间长，长期憋尿，骑自行车、摩托车等都是引发慢性病的危险因素。

（5）其他疾病因素：其他疾病也可能导致 CPPS 的发生。例如，子宫内膜异位症、卵巢囊肿等妇科疾病等。

5.临床表现

（1）疼痛：包括腰骶部、会阴部、小腹、耻骨上区反复发作的慢性疼痛或不适或伴有尿频、尿急、尿痛或排尿无力，这种疼痛可表现为持续性疼痛、间歇性疼痛或周期性疼痛。疼痛性质多种多样，包括钝痛、隐痛、绞痛、针刺样痛、烧灼样痛等。疼痛的性质可能因病因和个体差异而有所不同，但通常会给患者带来难以忍受的痛苦。

（2）疲劳与睡眠障碍：绝大多数患者主诉易疲劳，睡眠浅，在清晨频繁醒来且难以重新入睡，或者在清晨醒后也有明显疲倦感。

（3）神经精神症状：患者表现为情绪低落、烦躁、沮丧，对自己病情过度关注，甚至呈严重的焦虑、抑郁状态。出现注意力难以集中、记忆缺失、执行能力减退等认知障碍。严重影响生活质量。

（4）伴随症状：慢性原发性盆腔疼痛综合征的患者可能伴随其他症状，如阴道分泌物增多、尿频尿急、便秘、腹泻等。这些伴随症状可能与疼痛同时出现，也可能单独出现。

6. 疼痛治疗与管理

1）药物治疗

CPPS 发病机制复杂，最好的治疗方法是多学科综合治疗，包括妇科、泌尿外科、消化科、心理科、性医学科、疼痛科等科室的共同参与。综合治疗包括保守治疗和非保守治疗。尽量少或不用药的原则不适用于 CPPS，单一用药难以取得理想的效果，一旦患者因此失去了信心，则为以后的联合用药增加了困难，CPPS 联合用药应特别注意药物的相互作用，配伍禁忌，尽量减少药物的种类和剂量，以减少副反应和费用。

（1）解热镇痛药物：对乙酰氨基酚，是常用的解热镇痛药，作用于中枢神经系统。非甾体抗炎药（NSAIDs）如布洛芬、吲哚美辛等，具有抗炎、镇痛的作用，可缓解慢性原发性盆腔疼痛综合征引起的疼痛和炎症。NSAIDs 具有胃黏膜损伤和肾损害的毒性作用，而作用较温和的麻醉剂的成瘾性令人担忧，但若患者耐受性比较好，三种药物对合适的患者（可自觉控制用药，无药物滥用史者）均具有良好的疗效。

（2）抗抑郁药：抗抑郁药如三环类抗抑郁药、选择性 5-HT 再摄取抑制剂等，可通过调节神经递质如 5-HT、多巴胺等，减轻慢性疼痛和抑郁症状。

①阿米替林：三环类抗抑郁药用于治疗慢性疼痛已有数十年的历史，作为其代表性药物，已有大量临床实践证实了其疗效，其用量为 $50 \sim 75$ mg/d，只占抑郁症常规治疗量的 $1/3 \sim 1/2$，用药初期可能出现抗胆碱能反应，如多汗、口干、视物模糊、排尿困难、便秘等。中枢神经系统不良反应包括嗜睡、眩晕等，对于有肠激惹综合征或有明显膀胱敏感症的患者，其抗胆碱能的不良反应可起有益的影响。约半数的慢性疼痛患者合并抑郁，抗抑郁药不仅可对抗抑郁情绪，还有机制未明的镇痛作用，抗抑郁药用于慢性疼痛的疗效并不十分可靠，但作为麻醉药的替代品因其不易被滥用，依赖性低的优点而被广泛应用。

②选择性 5-HT 再摄取抑制剂（SSRIs）：是一种新型的抗抑郁药，比三环类抗抑郁药疗效高而便秘的副反应小，由于其具有过度兴奋平滑肌的作用，可造成轻微的腹泻和肠痉挛，临床应用的 SSRIs 有氟西汀（fuoxetine）、帕罗西汀和舍曲林等。

（3）抗痉挛药：抗痉挛药如乙哌立松、氯唑沙宗等，可用于缓解慢性原发性盆腔疼痛综合征引起的肌肉紧张和痉挛。在治疗 CPPS 的过程中，针对胃肠症状、膀胱刺激症状和骨骼肌肉痛等，还需熟悉解痉药、肌松药等的使用方法，但也可请专科医生会诊，指导用药。

（4）激素类药物：激素类药物如糖皮质激素、雌激素等，可用于治疗慢性原发性盆腔疼痛综合征引起的生殖器官炎症和疼痛。醋酸甲羟孕酮（安宫黄体酮）可通过抑制卵巢功能减少盆腔充血，以缓解相关疼痛。GnRH-a 已被建议用于鉴别妇科原因和非妇科原因的疼痛，值得注意的是，它对肠激惹综合征也有缓解作用，可能是能降低血清松弛素的缘故。

（5）非麻醉性镇痛药：非麻醉性镇痛药如对乙酰氨基酚、阿片类镇痛药等，可用于缓解慢性原发性盆腔疼痛综合征引起的轻至中度疼痛。

（6）抗癫痫药：抗癫痫药如卡马西平、丙戊酸钠等，可用于治疗慢性原发性盆腔疼痛综合征引起的神经痛。

（7）抗组胺药：抗组胺药如氯雷他定、苯海拉明等，可用于治疗慢性原发性盆腔疼痛综合征引起的过敏反应和瘙痒。同时，患者在用药过程中应注意观察自己的身体状况，如出现任何不适症状，应及时就医。

2）非药物治疗

CPPS 的发病机制复杂多样，CPPS 的治疗需要综合生物学手段、心理学手段和社会因素以达到整体治疗的目的。

（1）物理治疗：包括盆底肌肌群锻炼、手法按摩、超激光治疗、周围神经电刺激、针灸。

①盆底肌功能与盆腔疼痛及性反应中的兴奋和高潮期密切相关，盆底肌治疗为 CPPS 物理治疗的最佳方案。

②手法按摩：盆底肌筋膜痛患者其 Glazer 评估可表现为静息状态下肌张力增高，收缩后放松所需时间延长、肌肉收缩力下降、肌肉的稳定性差等。盆底肌筋膜综合征患者予以手法按摩结合生物反馈治疗后，患者肌肉无意识收缩较前减少，说明患者盆底肌的不协调运动有所改善。可通过阴道对患者的疼痛点进行一定的按压，对患者盆底肌肉肌张力较高区域的疼痛部位施以弹拨和点按等手法按摩。可应用刺激局部肌肉的手段，消除患者经络痹阻，从而让其被阻塞的气血得以畅通，并且可以起到顺经络和通气血的效果。

③周围神经电刺激：运用低频脉冲交流电刺激，通过皮肤电极、腔内电极予以脉冲电流唤醒本体感受器，来调节神经肌肉的兴奋性，让肌肉被动进行收放锻炼以促进局部血液循环达到镇痛效果。

④针灸：中医针灸亦有止痛效果，但对于 CPPS 的疗效存在个体差异。大量研究证明，针灸可以改善局部血液循环，促进神经功能恢复，松解局部痉挛与粘连、消除炎症缓解疼痛。

（2）外周神经阻滞、奇神经阻滞、椎管内阻滞等，局麻药单次阻滞或连续阻滞，若阻滞有效，可考虑进一步采取射频神经调节或毁损治疗。椎管内给予局麻药或阿片类药物。神经根刺激试验若治疗有效，可考虑神经电刺激镇痛或脊髓电刺激。

7. 护理措施

（1）心理护理：慢性原发性盆腔疼痛综合征患者的心理状态对病情的预后和恢复有很大的影响。因此，护理人员应关注患者的心理状况，提供心理支持，帮助患者保持积极乐观的心态。了解患者的心理负担，包括疼痛程度、生活压力、家庭关系等。与患者建立良好的沟通关系，鼓励患者表达自己的感受和情绪。提供心理支持和建议，帮助患者缓解焦虑、抑郁等不良情绪。鼓励患者参加一些轻松愉悦的活动，如听音乐、阅读等。

（2）疼痛护理：疼痛是慢性原发性盆腔疼痛综合征的主要症状之一，因此疼痛管理是护理工作的重要内容之一。护理人员应评估患者的疼痛程度和性质，了解疼痛的触发因素和缓解方法。遵循医生的建议，给予适当的药物治疗，如非甾体抗炎药、抗抑郁药等。鼓励患者采取一些自我管理方法，如深呼吸、冥想等来缓解疼痛。对疼痛严重的患者帮其采取舒适的体位和姿势，避免疼痛加重。

（3）改变生活方式：生活方式对慢性原发性盆腔疼痛综合征患者的影响很大，因此护理人员应帮助患者改变不良的生活方式。鼓励患者保持健康的生活方式，如规律作息、合理饮食、适量运动等。避免过度劳累和剧烈运动，以免加重病情。指导患者进行一些适当的锻炼，如盆底肌肉锻炼、瑜伽练习等，以增强身体的免疫力。

8. 健康教育

（1）鼓励家庭支持，在患者治疗的过程中让家属一起参与，家庭支持对慢性原发性盆腔疼痛综合征患者的恢复和治疗非常重要。家属应该给予患者足够的心理支持和鼓励。了解患者的病情和治疗方案，协助医护人员进行治疗和管理。提供必要的家庭照顾和支持，如饮食、休息等方面的照顾。家属应与患者进行积极地沟通和交流，了解患者的需求和心理状况，提供必要的帮助和支持。在家庭中创造一个积极乐观的氛围，鼓励患者保持积极的心态。家属可在医生的指导下对患者进行适当的物理治疗，如热敷、按摩等，可以缓解患者疼痛和肌肉紧张等症状，同时也要提醒患者在日常生活中注意个人卫生和避免过度劳累等，以促进身体的康复。

（2）为了使患者理解并接受医生的治疗计划，有必要向患者讲解一些有关疼痛的知识以及各项检查的意义等，让患者知道医生是经过周密的检查和科学的论证才做出诊断的，患者只有取得对医生的完全信任，才能充分表达内心感受和顾虑，并从心理上接纳医生及其治疗方案。在与患者及其家属的接触中，要充分说明情绪压抑与 CPPS 的密切关系，使患者了解个体对疾病认知水平的不同，可造成对自身疼痛程度感受存在较大差异。另外，不要忽略 CPPS 对家庭可能造成的有害影响以及家庭角色对战胜病痛的巨大帮助，可建议家庭成员帮助患者合理安排日常生活，逐步恢复其正常的家庭地位，在许多情况下，这种改变会极大地提高患者自身的信心和勇气。有些 CPPS 患者因性功能障碍而就医，常把希望寄托于药物，而通过帮助他们减少冲突，增加性刺激和改变性交体位来改善症状才是最切实的方法。

第四节　慢性原发性肌肉骨骼疼痛

一、慢性原发性颈部疼痛

1. 定义

慢性原发性颈部疼痛（chronic primary neck pain，CPNP）是临床上常见的骨骼肌肉系统疾病，以肩颈部和上肢末端持续性钝痛为主要症状，病程超过 3 个月。随着人们工作生活习惯的改变，"低头族"人群的增多，CPNP 的发生率呈现上升趋势，并且逐渐年轻化，严重影响人们的工作效率、精神状态、生活质量，但颈痛的病理解剖原因往往难以确定。在世界范围内，每年颈痛的发病率为 30%～50%。

2. 诊断标准

参考国际疼痛研究协会（IASP）2020 版诊断相关标准，结合临床症状及相关检查，CPNP 患者须同时满足以下条件：①颈部区域（背面区域为上项线至肩胛骨区域，侧面区域为下界至锁骨上缘和胸骨上切迹）肌肉组织的慢性钝痛超过 3 个月；②排除椎间盘病变、风湿病变或颈部肿瘤等确切的组织病理结构改变的颈部疼痛。疼痛来源为肌肉而非颈椎关节或脊髓，也称机械性颈痛，是一种没有神经损伤、肌肉以及躯体症状损害，并不伴有外伤脊髓病变等伤害的疾病，通常为一些颈椎疾病的前兆。

3. 病因与发病机制

CPNP 的病因及进展的机制尚不清楚，排除因创伤、肿瘤、感染、中毒等原因导致的颈肩部疼痛。颈椎小关节的增生、失稳和颈部肌肉的过度疲劳等都是造成该疾病的重要原因。其中，软组织稳定性的破坏是引起 CPNP 发生的始动因素，颈椎退行性改变、慢性劳损、不良的体位与姿势等可进一步加重颈部的损伤。损伤部位炎症因子的释放，代谢酸性产物堆积，可导致颈肩部僵硬疼痛症状，影响相应部位的肌肉状态，使肌肉的肌力、耐力、稳定性下降。随之肌肉行为发生改变，颈部活动受限，无法自由旋转，头部强制，偏向病侧。

4. 风险因素

CPNP 的风险因素通常是多维的，可分为个人因素和社会因素。其中个人因素包括性别、职业、年龄、肥胖、既往长期下腰痛、颈痛病史以及社会心理因素，例如精神压力、焦虑、抑郁和缺乏社会支持等。

(1)性别：女性 CPNP 的发病率明显高于男性。由于女性颈肩部的肌肉及韧带等软组织结构力量较男性差，因此其对颈椎的保持稳定作用也较差，并且女性承担了更多家庭劳动，易处于疲劳状态。35~49 岁年龄阶段为发病高峰。

(2)职业：长期从事低头工作或头颈固定于某一姿势的工作的人群，如长途车司机、办公室文员、医务人员，其颈部关节组织长时间处于疲劳状态，导致肌痉挛、挛缩，出现肌肉肌力、耐力下降，引发颈部疼痛；还有工作损伤可造成颈肩部软组织破坏，如赛车手、跳水运动员、游泳运动员等，长期高强度训练及频繁参加赛事而处于心理高压状态，造成颈肩组织缺血、缺氧，神经递质传导障碍，出现颈痛。

(3)年龄：年龄与 CPNP 的发生率呈正相关。年龄超过 40 岁者患病风险上升，这可能与年龄相关的身体退化、组织愈合下降和关节软骨变薄有关。

(4)肥胖：超重脂肪的堆积可增加颈部和脊柱的负担，加快关节结构磨损、退化，造成颈椎小关节增生、失稳，导致 CPNP 风险增加。

5. 临床表现

CPNP 的临床表现多样，症状与病变部位、组织受累程度密切相关，可以因病因和个体差异而有所不同，以下是一些常见的症状。

(1)广泛性反射痛与颈部"压痛"：可以放射到头部、肩部、背部、腰部，甚至整个躯体。向上可放射到头部，导致头痛，特别是枕部或颞部疼痛；向下放射到肩部和背部，导致肩部活动受限，背部僵硬；放射到腰部，可出现腰部酸胀；放射到整个躯体，可出现上肢麻木、疼痛，下肢无力，走路时有踩棉花样感，甚至行走困难。疼痛可为轻度刺痛、钝痛或剧痛，程度和区域可以因个体差异而有所不同。CPNP 可能在活动、长时间保持同一姿势、咳嗽或打喷嚏时加重。

(2)颈部酸胀、活动受限：颈部肌肉长期疲劳、血管痉挛可造成颈部肌肉乳酸堆积和血流受阻，椎动脉供血不足，肌肉行为发生改变，导致颈部酸胀、活动受限，颈项强直。

(3)睡眠障碍：CPNP 神经根状态失稳、自主神经功能紊乱以及椎动脉供血受阻，导致入睡困难、睡眠不足，疼痛导致无法进入深睡眠。

(4)伴随症状：累及交感神经时，常伴随有头晕和眩晕、视力下降、耳鸣、平衡失调、血压升高、心悸、胸闷、胃肠胀气等症状，有时会出现大小便失禁。

6. 疼痛治疗与管理

CPNP 的病程长期反复、进展缓慢，治疗的目的是缓解颈痛，提高患者生活质量。治疗方式根据发病原因、严重程度和个体差异采取个性化治疗方案，一般以非药物治疗为主。

1）药物治疗

药物治疗是常见的针对急性颈痛的治疗方法，但是在某些情况下（如慢性颈痛突然加重或患者已经不能忍受该持续性疼痛的症状时），可给予及时药物治疗。《慢性肌肉骨骼疼痛的药物治疗专家共识》推荐，一线药物为 NSAIDs 类，二线药物为骨骼肌松弛药，添加小剂量曲马多制剂。

（1）NSAIDs：NSAIDs 主要用于缓解轻度或中度的疼痛，通过抑制致痛物质-前列腺素的合成，发挥镇痛作用。如对乙酰氨基酚、双氯芬酸、阿司匹林、塞来昔布。该药口服后吸收迅速，0.5~2 小时血药浓度达峰值，血浆蛋白结合率为 25%~50%，不良反应较少，不会引起胃肠出血，可出现恶心、呕吐、出汗、腹痛及皮肤苍白等，少数病例可出现过敏性皮炎（皮疹、皮肤瘙痒等）、粒细胞缺乏、血细胞减少、高铁血红蛋白症、贫血及肝、肾功能损害等。

（2）替扎尼定：替扎尼定是中枢性肌肉松弛剂，能抑制运动神经元突触的活性，阻止与肌肉过度紧张相关的突触通路相互作用，可显著降低肌肉痉挛，减轻肌肉痉挛性疼痛，临床广泛用于 CPNP 的治疗。该药剂量为一次 2 mg，一日 1~3 次，根据年龄、症状酌情增减，初始剂量在临睡前服用。本品有降低血压的作用，老年患者用药应慎重。该药不良反应较少，通常轻微而短暂，包括嗜睡、疲乏、头昏、口干、恶心、胃肠道功能紊乱等。

（3）曲马多：为人工合成的中枢性强效镇痛药，小剂量添加。具有独特的镇痛机制：与阿片受体结合，但亲和力很弱，对 μ 受体的亲和力为吗啡的 1/6000。能抑制神经元突触对去甲肾上腺素的再摄取，并增加神经元外 5-HT 的浓度，从而影响痛觉的传递，产生镇痛作用。曲马多的镇痛强度为吗啡的 1/10~1/8，镇痛效应具有剂量依赖性，可以减轻 CPNP 带来的抑郁和焦虑症状。曲马多是 CPNP 疾病的二线药物和慢性疼痛急性发作的控制药物。可酌情长期使用，但无抗炎效果。不良反应包括恶心、呕吐、头晕、嗜睡、多汗、镇静、成瘾等，大多与剂量相关，应遵循从低剂量开始，逐渐加量的原则。

（4）中药治疗：中医认为外邪致病颈痛，所感外邪以风、寒、湿为主。颈项部感受风寒湿邪，太阳经输不利，营卫失和，可致颈项强痛；督脉经气不利，可致颈背挛急，疼痛加剧，头颈转动受限。使用中药辨证治疗颈痛时，黄芪桂枝五物汤可用于治疗 CPNP，具有舒筋通络、活血止痛之功。颈痛宁胶囊为十四味中药配制而成的纯中药制剂，可用于改善颈椎疾病引起的肢体麻木、疼痛、头痛眩晕等。

2）非药物治疗

在补充和替代治疗当中，最有力的证据是运动疗法。使用多模式综合运动疗法可增强患者体力，减轻颈部疼痛，提高其生存质量和改善功能。美国国家健康科学大学发表的《最佳实践建议：颈痛患者的整脊治疗管理》同样推荐执行个性化的多模式治疗方案。包括手法治疗(扳动类手法、放松类、牵引)、针刺治疗、居家锻炼(颈椎牵引、颈部肌肉及活动度锻炼)、姿势建议(鼓励颈部运动和日常运动)、适度缓解自身压力、高强度按摩(1 h/次, 3 次/周, 共 4 周)以及力量训练(3 次/周, 20 min/次)。日常运动如慢跑、游泳、打太极拳、瑜伽煅炼、普拉提运动、八段锦、气功等。

(1)运动疗法:是治疗 CPNP 不可或缺的重要治疗方法。为主动性自我调理, 如调整不良体位与姿势、渐进性肩颈运动和颈肩抗阻运动等, 能够缓解颈部疼痛, 提高颈椎关节活动度。以运动控制(以颈深屈肌为主)、瑜伽/普拉提/太极/气功、力量耐力训练为主, 但并没有哪一种方式更好, 应根据患者的耐受及病情程度, 制订个性化运动方案。

(2)整脊疗法:包括关节松动或者关节整复。中医整骨手法和理筋手法可以针对筋骨进行作用, 能够改善骨错位以及伤筋等疾病, 恢复胸、颈椎的正常解剖位置。有助于改善颈项部、胸背部以及腰背部肌肉劳损等疾病。国外临床指南也明确推荐该疗法作为 CPNP 的关键治疗方法。颈痛与胸背部的慢性劳损也具有一定相关性。整脊疗法对减轻疼痛仅短期效果较好, 但从长期来看效果并无明显差异。

(3)物理疗法:是治疗 CPNP 最有效的方法之一, 运用超声波、激光、电疗、热疗作用于下背部穴位来治疗 CPNP。超声波是一种频率高于 20 000 Hz 的声波, 具有穿透力强, 方向性好两大特点, 能够深入组织内部发挥治疗炎症、缓解疼痛的作用;激光是以光子的形式存在的一种物质, 具有良好的热效应和生物效应, 患者颈部的关节活动度、疼痛程度及颈椎残疾指数均能得到较大改善;电疗是利用直流电微电流刺激下背部穴位来缓解颈部疼痛;热敷可改善血液循环、促进局部代谢、缓解肌肉痉挛, 有利于组织损伤修复。适用范围非常广, 但当患者的颈部有局部性皮肤破溃、化脓性炎症、感染等合并症状时不宜直接使用。

(4)中医治疗:传统中医中有"气血瘀滞, 不通则痛"的概念, 主要方法有按摩、针刺、拔罐、刮痧。按摩肩外俞穴、大杆穴、大椎穴、阿是穴, 可使颈、肩、背部肌肉被动运动, 促进血液循环, 每次按摩 10 分钟即可;针刺实施于颈部区域的经络位置, 能够发挥"疏通经络, 调行气血"的作用, 从而达到缓解疼痛、治疗疾病的效果;拔罐能够通经活络, 祛湿散寒, 行气活血, 使疼痛部位的气血运行得到疏通, 能明显降低患者的颈部疼痛程度, 并且还能改善患者的颈椎功能;刮痧也能够缓解肌肉收缩、痉挛, 消除疼痛病灶, 促进周围组织修复。

(5)牵引疗法:颈椎牵引是常见的用于治疗 CPNP 的康复方法之一, 利用特制的医疗设备对人体颈椎进行轴向牵拉, 能有效地将颈椎牵引开, 从而可解除颈部神经、血管、脊髓的压迫, 缓解颈部的肌肉紧张, 增大椎间孔和椎间隙, 调整小关节错位, 解除神经根压迫和椎动脉扭曲, 达到恢复颈椎正常功能, 缓解疼痛的功效。一项对美国物理治疗师使用牵引治疗 CPNP 的调查研究发现, 为减少病情反复频率, 减轻 CPNP 带来的经济负担, 76.6%的患者会接受牵引治疗。牵引量从小重量、短时间开始, 根据患者的病情和自身体重, 逐步增加重量和时间, 每次 10 分钟, 一日 3 次。全身急性炎症或者是接受牵引治疗后症状未见好转反而加重者, 都是牵引的禁忌证。

(6)微创/手术治疗:对于严重的颈痛, 如果保守治疗无效, 可考虑微创/手术治疗, 例如颈椎间盘切除术、颈椎融合术等。

7. 护理措施

（1）心理护理：CPNP 病程迁延，易给患者带来焦虑、抑郁、悲观等负面情绪，严重影响患者的生活质量，应针对患者不同的心理，做好安慰解释工作，帮助患者树立战胜疾病的信心。

（2）疼痛护理：为患者提供安静、舒适，阳光充足，有良好通风的环境，避免受凉。对急性期患者应加强疼痛观察，了解病变的部位、受压组织及压迫的轻重等。及时遵医嘱用药，注意观察药物不良反应和局部变化情况，中药汤剂适宜温服。若服用血管扩张剂应注意患者血压的变化。在应用牵引时，须观察患者症状缓解情况，症状缓解消失一段时间后，应减少使用时间。

（3）体位与安全：指导患者保持良好的睡卧姿势，枕头不宜过软、过硬，或过低、过高。头颈部忌做剧烈运动，禁止突然后转等动作，以免引起不适。

（4）康复指导：指导患者进行颈部运动，头部按前、后、左、右顺序摇晃，再反方向晃动，各 10 次，也可以进行颈部自我按摩和拍打颈部、肩部肌肉，以不加重疼痛而感到舒适为度，时间为 20 分钟，一日 1~2 次，可疏通颈部的经络，调节心理情绪，保持心理健康。

（5）饮食护理：告知患者应多摄取营养价值高的食品，如豆类、瘦肉，海带、紫菜、木耳等，尤其是新鲜的蔬菜、水果等富含维生素的食品，对防止 CPNP 更加有益。

8. 健康教育

（1）改变不良生活习惯：让患者了解 CPNP 相关疾病的知识，改变长期低头伏案的习惯；改正不正确的坐姿；勿在颈部过度劳累的状态下工作、看书、上网等；久坐时，每隔 1 小时起来活动一下或练习伸懒腰动作。

（2）科学用枕：要选用软硬、高低适当的枕头，平卧时脸的平面和身体的平面保持平行，保证颈椎部位在正常位置，维持身体正常生理性曲线，减轻颈椎压力。

（3）自我康复：教会患者床边自我牵引的方法，每天 3 次，每次 1 分钟，以不出现头晕为度；还可以在工作间隙采用自我推拿方法，用手指顺颈部肌纤维方向上下压迫，左右手交替进行，每次 5 分钟；防止颈部受风受寒。

（4）如经保守治疗效果不明显，患者应及时于医院骨科或疼痛科就诊。

二、慢性原发性胸部疼痛

1. 定义

慢性原发性胸部疼痛（chronic primary chest pain，CPCP），是指反复发作的胸部疼痛，疼痛持续超过 3 个月，可发生于胸廓前部、外侧和（或）后部，呈持续性酸胀痛或钝痛，有深部压痛感，可反射到肩部或腹部，其原因多种多样，深呼吸、咳嗽、打喷嚏或转身时出现，晨起或过度活动后加重，严重时可影响睡眠。区别于慢性心源性胸痛，该胸痛不致命，可自愈。

2. 诊断标准

参考 IASP 对 ICD-11 版肌肉骨骼系统慢性疼痛分类的修订与系统化分类诊断标准，结合病史、病程进展及检查手段，CPCP 患者须同时满足以下条件：①胸部区域疼痛持续超过 3 个月，至少在确诊前 6 个月开始出现症状，每周至少发作 1 次；②疼痛常出现于胸部肌肉骨骼系统，如胸椎小关节紊乱、胸椎间盘突出等；③不伴随烧心、吞咽困难等其他食管症状；④需要排除慢性继发性内脏痛等疾病。疼痛有时会像心绞痛一样放射至手臂和下颌。

3.病因与发病机制

CPCP 病因复杂，来自欧美的研究证实：约 60% 的胸痛患者往往不伴随冠状动脉系统的器质性改变，也没有明显的胃肠或呼吸系统诱因，是精神心理因素所致，占首要原因。第二个原因是胸部骨骼肌肉疼痛，占比约为 36%，如肋骨骨折、胸椎病变。可总结为以下 5 种肌肉骨骼系统引发的胸部疼痛。

（1）胸椎活动性减少：现代中、青年在日常活动中，长期低头、久坐，缺乏运动，而出现含胸驼背体态姿势，使胸椎椎体排列曲度加大，牵拉肌筋膜，引起疼痛。

（2）胸椎侧凸：青少年因学业任务重，加之单侧背包习惯，导致胸椎两侧肌肉、筋膜张力不平衡，主要表现为胸椎侧凸和旋转畸形，出现高低肩、骨盆左右不对称。

（3）胸椎小关节紊乱：胸椎运动不协调，胸椎深层的肌肉力量及耐力降低，稳定性差，出现肌肉损伤，常在劳累或突然转身时，出现活动受限，卧位休息可缓解疼痛症状。

（4）神经根型颈椎病：支配肩胛内侧缘菱形肌的肩胛背神经在颈椎第 4~5 节发出的位置受到压迫导致疼痛。

（5）胸椎压缩性骨折：多发于老年女性，随着年龄的增长，骨量不断丢失，胸椎骨质变得疏松，出现驼背、身高变矮情况，而引发胸椎骨折。

此外也与饮食不合理、免疫调节及内分泌异常引起的胸部骨骼肌肉营养障碍有关，可因寒冷刺激或过度疲劳等诱发或加重疼痛，遇热可减轻。风寒、疲劳或睡眠姿势不当等不良因素刺激膈神经、肋间神经、交感神经以及迷走神经末梢，导致胸部肌肉、韧带慢性劳损，引起局部组织无菌性炎症水肿、血管肌肉痉挛，释放的致痛物质（K^+、H^+、5-HT、缓激肽、P 物质、前列腺素等）作用于神经末梢的感受体，引起胸痛，疼痛性质为放射痛或牵涉痛。

4.风险因素

（1）心理社会因素：心理社会因素是导致的 CPCP 的重要因素。随着现代社会的快速发展，人们的生活工作压力日益增加，研究表明，17%~43% 的 CPCP 患者有精神、心理异常，主要表现为焦虑、抑郁和惊恐发作，严重影响患者日常生活，患者就医频繁，若排除器质性疾病，应及时到心理专科就诊。

（2）年龄：老年人为该病的好发人群，由于中老年人机体功能减退、运动减少、抵抗力下降，骨修复和再生能力下降，且多伴有关节劳损和退化，当有胸部外伤、胸部外科手术时，毗邻肋软骨易受累。

（3）性别：女性患者约是男性患者的 3 倍，特别是女性月经期，受雌激素水平的影响较大。

（4）自然环境：该病有较明显的季节性，在冬春寒冷、潮湿季节患病率增高。

5.临床表现

（1）胸部疼痛：疼痛呈紧束感、重物压迫感、麻木感，持续时间为数小时、数天、数周甚至更久，时轻时重，有时可自行缓解，但易反复发作。发作频率不规则，随着病情的发展，发作频率会逐渐增加。①胸廓前部疼痛：胸前部肌肉(胸大肌、胸小肌、斜角肌及肋间肌)疼痛，可伴皮肤麻木，夜间明显，活动时加重，可类似心绞痛症状；②胸廓外侧疼痛：胸壁外侧肌肉(前锯肌、肋间肌)痛，表现为自腋窝下至第6或第7肋骨范围的深部持续性疼痛；疼痛可在肩胛下角区出现，咳嗽或深呼吸时加重；③胸廓后部疼痛：不同受累肌肉(菱形肌、背阔肌、上后锯肌、胸髂肋肌)，在背部不同部位出现疼痛，背部肌肉活动时疼痛加重，身体活动不受限。

(2)神经精神症状：CPCP患者可出现焦虑、抑郁等情绪反应，从而降低疼痛耐受程度，可表现为心烦意乱、心慌、心律失常、头晕、失眠、健忘等症状，甚至出现社交障碍、强烈的罪恶感或自杀念头。发病前可能存在明显的诱因，焦虑、抑郁评分超过参考值或躯体化症状评分超过参考值。

(3)睡眠障碍：体重可压迫刺激胸部肌筋膜，因此睡眠时摆放体位尤为重要，患者有时可因疼痛而无法入眠或半夜疼痛觉醒，晨起疼痛加剧。

(4)伴随症状：CPCP通常会伴随一些其他症状，如异常出汗、过度流涎、眩晕、耳鸣、平衡失调或重要感知觉紊乱等。有时伴有上肢放射痛，上肢麻木酸胀、无力，颈椎左右不对称或前后运动幅度减少等。

(5)体征：CPCP患者在体征上没有明显的异常，但有时会出现呼吸音减弱、胸部压痛等。这些体征可能与CPCP有关，但并不是特异性的表现。

6.疼痛治疗与管理

1)药物治疗

药物治疗的原则为缓解胸部骨骼肌痉挛和周围组织血液循环，减轻疼痛、抗抑郁、抗炎、促进睡眠等。根据《肌肉骨骼系统慢性疼痛管理专家共识》(2020版)建议，对于CPCP患者需要长期使用药物进行治疗，因此药物管理非常重要，包括用药时间、剂量和方法等。常见的药物包括非甾体抗炎药、阿片类药物、抗抑郁药等，要注意药物的不良反应和依赖性，及时调整用药方案。对于肌肉痉挛或因疼痛影响睡眠者，可睡前口服镇静催眠药物。

(1)NSAIDs：非甾体抗炎镇痛药主要用于缓解轻度或中度疼痛。通过抑制致痛物质-前列腺素的合成，发挥镇痛作用。

(2)文拉法辛：为苯乙胺衍生物，是二环类非典型抗抑郁药。该药物及其活性代谢物O-去甲基文法拉辛(ODV)能有效拮抗5-HT和NA的再摄取，对DA的再摄取也有一定的作用，具有抗抑郁作用，镇静作用较弱，可减轻CPCP和直接改善焦虑症状。服用方法：在早晨或晚间一个相对固定的时间和食物同时服用，每日1次，整体服下避免掰开、压碎、咀嚼或泡于水中。文拉法辛的药物毒性作用小于三环类药物，不良反应常见的有虚弱、疲倦、面色潮红、食欲下降、便秘、恶心、呕吐以及体重减轻。文拉法辛突然停用、剂量减低或逐渐减少时，患者可出现轻度戒断反应，无须治疗可自行恢复。

(3)阿米替林：系三环类抗抑郁药，本药既是去甲肾上腺素再摄取抑制药，又是5-HT再摄取的抑制药。口服剂量开始为75 mg/d，以后渐增至150 mg/d，分次服用。该类药物对心理症状有效，但不能减轻胸痛症状。不良反应为恶心、呕吐、乏力、困倦、头昏及失眠等。有严重心脏病及青光眼者忌用。

（4）乙哌立松：为中枢性肌肉松弛药，主要用于缓解骨骼肌痉挛、改善血液循环，可以显著减少肌筋膜疼痛综合征患者的疼痛，并提高其睡眠质量。不良反应为恶心、呕吐、胃部不适、腹泻、乏力、困倦及站立不稳。有药物过敏史、肝脏疾病者慎用；孕妇及哺乳期妇女禁用。

（5）中药治疗：以舒筋活血、祛风散寒为治疗大法。虚证予以益气养血、滋阴温阳，实证予以理气、化痰、活血、行瘀，配合宁心安神之品。本病多虚实夹杂，临证需分清虚实主次，治当兼顾，辨证可分心虚胆怯、心血不足、阴虚火旺、血瘀痰阻四型论治。

2）非药物治疗

患者应适当进行功能锻炼，特别是应多做变换姿势的活动，如瑜伽、太极、普拉提等放松训练，并配合音乐疗法，可以通过自我控制手段明显改善胸痛症状。应根据患者的耐受及病情程度，制订个性化活动方案。

（1）物理治疗：物理治疗是缓解CPCP的有效方法之一。常见的物理治疗包括离子导入法、超短波疗法、超声波疗法、热敷等。这些方法可以促进血液循环、缓解胸部肌肉紧张，从而减轻胸痛。该疗法适用范围非常广，但当患者的胸部有局部性皮肤破溃、化脓性炎症、感染等合并症状时不宜直接使用。

（2）针刀疗法：是传统中医治疗方法在微创基础上进一步发展而来的治疗方法。软组织部位疼痛时间较长或局部有结节存在时，可在阻滞后沿肌纤维方向横行或纵行进行剥离，疏通经络。该疗法针口小，疗程短，疼痛在患者可接受范围内，对人体伤害程度低，术后不影响患者正常生活能力，是目前公认的治疗软组织疼痛全面而又有效的方法。

（3）神经阻滞治疗：又称为封闭治疗，在病变早期于颈丛神经、肋间神经或胸椎旁神经注射抗炎镇痛混合液进行阻滞，如使用局麻药0.5%~1%的利多卡因与含有糖皮质激素（地塞米松、复方倍他米松）、生理盐水配制的混合液，可以暂时阻断局部神经传导，抑制交感神经兴奋，达到缓解疼痛的效果该方法简单、安全、疗效可靠。操作时应避免穿刺过深导致气胸。

（4）呼吸训练：呼吸锻炼可以帮助CPCP患者缓解胸痛，改善呼吸功能。如深呼吸、缓慢呼吸等，可以减轻疼痛和改善呼吸状况。

（5）体外冲击波治疗联合呼吸训练：体外冲击波治疗是利用机械性脉冲压强波，通过探头的定位和移动，物理作用于病变皮下组织的一种非侵入性操作。可以松解组织粘连，促进组织修复和重建，该方法起效快、疗效精准、伤害小。CPCP患者存在膈肌功能障碍、呼吸肌肌力减弱、肺容量下降等异常呼吸模式。膈式呼吸训练可加强膈肌的功能，两者联合可以有效缓解CPCP患者的疼痛，降低复发率，一般1~2次/周，4~6次为一个疗程。

7.护理措施

（1）心理护理：CPCP患者常常因为疼痛和担忧病情而产生焦虑、抑郁等情绪，因此心理护理至关重要的。护士应主动与患者沟通，了解其心理状况，给予安慰、鼓励和支持，帮助患者树立信心，积极面对疾病。

（2）疼痛护理：疼痛是CPCP患者最主要的临床表现之一，要注意观察患者胸痛程度。对于轻、中度疼痛患者，可适当放松心情，必要时卧床休息，采取患侧卧位，可缓解疼痛症状；重度疼痛患者应正确使用止痛药，观察止痛药的疗效和不良反应，及时调整用药方案。

（3）生活护理：良好的生活护理对于 CPCP 患者的康复至关重要。患者平时应注意防潮、防寒，床褥经常日晒，保持良好的作息时间，保证充足的睡眠，避免过度劳累。同时，鼓励患者进行适当的锻炼，如散步、打太极拳等，以增强体质。

（4）营养支持：饮食对患者的康复也有一定的影响。患者的饮食以提高患者免疫力为主，遵循低盐、低脂、高蛋白、高维生素的饮食原则，充足、均衡地摄入各种营养物质。合理控制总热量，合理营养分配，合理餐次分配，忌食辛辣刺激食物，慎食肥甘油腻之品。

（5）呼吸锻炼和康复锻炼：患者应学会缓慢腹式呼吸，放松胸部肌肉，减轻胸膜粘连，进行适当康复训练，可增加肺活量，但应注意循序渐进，以不引起胸部不适为原则。

8. 健康教育

（1）正确面对疾病：CPCP 患者常存在焦虑、抑郁等心理问题，应鼓励患者保持乐观、积极的心态，避免过度紧张和焦虑，指导患者正确认识疼痛，学会自我评估和应对疼痛。

（2）健康生活方式：饮食上注意食用富含钙、低盐的食物和适量蛋白质，避免嗜烟、酗酒。应进行适当的户外活动，适度的运动和晒太阳可增加骨钙。冬春寒冷、潮湿季节，避免受凉。

三、慢性原发性腰部疼痛

1. 定义

慢性原发性腰痛（chronic primary low back pain，CPLBP）是指患者腰部一侧或两侧疼痛持续或反复发作超过 12 周，疼痛常可放射到腿部，患者伴有明显的焦虑、抑郁情绪或日常功能障碍。该病在病理解剖上无明显改变，由其他潜在疾病导致，可以影响各年龄段人群，治疗周期长，易复发，咳嗽、喷嚏或大便时用力，可加重疼痛，严重影响患者的生活质量，给家庭和社会造成严重的负担。且长期疼痛会影响患者的心理健康，作为最具致残性的疼痛之一，是一个严重的公共健康问题，已成为我国健康负担的第二大病因。

2. 诊断标准

参考 2016 年《中国急/慢性非特异性腰背痛诊疗专家共识》《非特异性下腰痛：北美脊柱协会（NASS）循证医学指南》诊断标准，CPLBP 患者须同时满足以下条件：①病程至少持续 3 个月，而在过去 6 个月中至少有一半的时间腰痛；②主诉腰部、腰骶部有疼痛或不适感，肋缘以下、臀横纹以上及两侧腋中线之间区域疼痛或不适，伴或不伴有下肢疼痛、麻木；③排除其他特异性原因如肿瘤、骨折与强直性脊柱炎等病理改变引起的腰痛；④影像学检查包括 X 线片、CT 或 MRI 检查多无特异性表现。

3. 病因与发病机制

CPLBP 的病因较多，机制较为复杂，且病程长、易复发。一些国内外学者认为它的发病机制是多种因素的联合作用，并不是由某个单一因素引起。其病因主要可分为机械性因素、化学性因素及社会心理因素等。

（1）机械性因素：常被认为是 CPLBP 反复发作的重要原因，即导致腰椎不稳的因素，总结有以下几种情况。①肌肉或软组织损伤：长期保持单一姿势或不良姿势，如久坐、久站、跷二郎腿等，导致肌肉或软组织慢性损伤；②腰椎间盘退行性变：随着年龄的增长，腰椎间盘逐渐退行性变，椎间隙变窄，纤维环松弛，髓核向后突出，压迫神经根或脊髓；③腰椎管狭窄：腰椎管内骨性组织或纤维组织增生，导致管腔狭窄，压迫神经根或脊髓；④腰椎滑脱：腰椎椎体之间的关节失去正常的对合关系；⑤骨质疏松症：骨骼变薄、变弱，导致骨折的风险增加，疼痛是骨质疏松症的常见症状之一。

（2）化学性因素：以腰部肌肉、骨骼解剖为基础，病理退变、机械压迫为诱因，局部无菌性炎症和致痛生化因子共同作用，最终以 Na^+ 浓度再分布引起异常电活动为必然结果，出现腰痛。如急性腰扭伤未得到及时有效治疗，迁延成为 CPLBP。

（3）心理社会因素：患者由于 CPLBP 长期反复发作，受到疼痛困扰，出现忧虑、恐惧情绪，并对治疗失去信心，患者正常的工作和生活被打断，这种恶性循环加重了患者的病情。研究显示，心理状况越好，病情的好转越快。

（4）其他：CPLBP 也可能与其他疾病有关，如慢性肾脏疾病、风湿性疾病等；肥胖、吸烟、天气等与 CPLBP 存在相关性，约 1/3 的患者找不到明确的相关因素。

在 CPLBP 的病理机制中，可形成以腰背痛为中心的恶性循环：疼痛—肌紧张—局部血液循环障碍，即以各种疾病出现的腰背痛为基点，疼痛的防御反应使腰部肌肉紧张、腰椎向后方倾斜、局部循环障碍，这些改变又使腰背痛加重，肌肉更加紧张，局部循环障碍加重，由此形成由三个病理因素相互作用而成的恶性循环（图 2-4-1）。

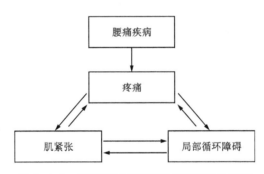

图 2-4-1　腰背痛三项病理变化及其恶性循环

4. 风险因素

（1）年龄：随着年龄的增长，患病风险增加，尤其以 41～55 岁年龄段人群为发病高危人群，腰椎间盘退行性变、骨质疏松症的发生率逐渐增加，导致 CPLBP 的风险增加。

（2）性别：女性由于十月怀胎的负担，产妇腰痛的发生率为 50% 以上；女性绝经后，体内雌激素水平发生变化、钙质丢失引起骨质疏松症，因此女性 CPLBP 的风险高于男性。

（3）职业：长期从事重体力劳动的人群，如农民工、职业运动员、舞蹈演员都是易患人群，由于运动量过大，有时还需要挑战腰部的活动极限，腰部软组织更容易损伤；司机及长时间伏案久站工作者也易患病，运动量不足导致腰部肌力、耐力、稳定力不足，更容易出现 CPLBP。

（4）遗传：CPLBP 与遗传因素密切相关，一项对双生子的研究发现，腰痛的遗传率为 70% 以上。

（5）生活习惯：现代人生活压力大，不良的生活习惯，如久坐、缺乏运动、过度使用腰部肌肉、吸烟等，可导致腰部负担、压力蓄积，从而导致机体血液循环受阻，影响营养供给，引发腰痛。

（6）肥胖：BMI≥24 kg/m² 的患者为肥胖人群，肥胖与 CPLBP 呈正相关关系，由于患者体内糖皮质激素分泌异常，不仅蛋白质合成受到抑制，而且骨内蛋白质分解加速，进而阻碍骨细胞形成骨基质。且肥胖人群的脂肪多集中于腰、腹部，导致超过椎间盘及周围组织的承受能力，造成累积性损伤，引起疼痛。

（7）环境：潮湿与寒冷能促使腰、背肌肉痉挛，毛细血管收缩，局部组织血液供应不足，淋巴回流受阻，酸性代谢产物堆积，从而产生疼痛。

5.临床表现

（1）腰部疼痛与压痛：CPLBP 的主要表现形式为腰部疼痛，可涉及腰椎、骶椎和背部其他区域并可放射到大腿前部，故又称为腰腿痛。疼痛可为钝痛、隐痛、压迫痛等，疼痛程度轻重不一，发作频率不固定，可持续性或间歇性发作。疼痛常在坐位时加剧，站立活动可缓解疼痛。体格检查时可发现腰部肌张力的改变，触诊紧张肌肉带的形成，即所谓的"扳机点"即"压痛点"。可出现被动直腿抬高试验阳性。CPLBP 患者在进行 X 射线、CT、MRI 等影像学检查时，可发现腰椎骨质增生、椎间隙狭窄等问题。

（2）腰部活动受限：CPLBP 导致腰部活动受限，出现前屈、后伸姿势异常，包括活动范围减小、肌肉力量减弱等。患者出现日常活动动作困难，如弯腰拾物、系鞋带等，常常采取某些代偿姿势或动作来减轻疼痛，如弯腰、侧弯等，若长期保持这些姿势会导致脊柱形态改变，进一步加重疼痛。

（3）下肢麻木、无力：CPLBP 患者往往出现神经受压的症状，如出现腿部肌肉紧束缚感及足背动脉搏动减弱等，出现麻木、无力，站立及行走困难等。主观麻木感，用针刺检验与其他部位皮肤感觉一致。

（4）伴随症状：可伴随自主神经功能障碍症状，包括恶心、呕吐、出汗、怕冷、心律不齐、呼吸节律不匀、皮肤划纹症、立毛肌障碍和体温改变等，严重者可伴随睡眠障碍、晨僵等症状。据统计，65%的患者可伴有膝以下非神经根性疼痛。疼痛常因天气寒冷刺激或长时间固定一个姿势而加重，严重影响患者日常生活。

6.疼痛治疗与管理

CPLBP 具有自限性，大多数患者能通过保持良好的身体姿势和生活习惯，减轻疾病带来的疼痛，90%的患者可以在 4~6 周内缓解，但复发比较常见。对于所有患者，为了减少症状、活动限制和参与限制，管理应以 CPLBP 的生物-心理-社会模型为指导，针对使用该疾病的生物、心理和社会因素。生物因素可以通过运动和人体工程学教育来解决（例如，站立式办公桌以避免久坐），而心理治疗和运动参与中的改变或节奏可能是处理 CPLBP 的心理社会因素的必要条件。对于 CPLBP，运动疗法和行为疗法是一线选择，药物治疗为二线选择。

1）药物治疗

药物治疗是缓解 CPLBP 的常用方法之一。2016 年英国 NICE 指南及《慢性肌肉骨骼疼痛的药物治疗专家共识（2018）》推荐的 CPLBP 一线药物首选口服非甾体抗炎镇痛药物、5%利多卡因贴剂、曲马多、抗抑郁药物，建议小剂量短时间服用，不推荐进行阶梯镇痛。

二线药物推荐抗惊厥药物等,三线药物推荐丁丙诺啡透皮贴剂等。

(1)NSAIDs:NSAIDs主要用于缓解轻度或中度疼痛,通过抑制致痛物质-前列腺素的合成,发挥镇痛作用,是国外指南推荐用于治疗腰背痛的一线药物。塞来昔布是目前购买量最大的治疗腰腿痛的NSAIDs。该药口服后吸收迅速,0.5~2小时血药浓度达峰值,血浆蛋白结合率为25%~50%,不良反应较少,不引起胃肠出血,可引起恶心、呕吐、出汗、腹痛及皮肤苍白等症状,少数病例可出现过敏性皮炎(皮疹、皮肤瘙痒等)、粒细胞缺乏、血细胞减少、高铁血红蛋白症、贫血及肝、肾功能损害等。

(2)5%利多卡因贴剂:该外用药物可直接作用于局部,经皮肤渗透而发挥镇痛作用,有局部浓度高、系统暴露量少、全身不良反应少等优势,常为疾病治疗的优选。利多卡因可阻断周围神经痛觉感受器的门控钠通道,可缓解轻中度CPLBP症状。尤其适用于伴有皮肤痛觉超敏的患者。常用剂型为5%利多卡因凝胶贴膏和复方利多卡因软膏,常见局部反应为红斑、短暂瘙痒、皮炎,使用时需避开水疱、糜烂及毛发部位。

(3)度洛西汀:为新型抗抑郁药,本药既是去甲肾上腺素再摄取抑制药,又是5-HT再摄取的抑制药。可用于抑郁症的长时间维持治疗。自美国医师学会(ACP)和美国疼痛协会(APS)指南发布以来,抗抑郁药度洛西汀已被美国食品和药物管理局批准用于治疗腰痛。一项度洛西汀的试验发现,12周后患者疼痛可缓解50%或以上,比三环类抗抑郁药更有效、更安全。不良反应可能包括恶心、口干、失眠、嗜睡、便秘、食欲不振、多汗症、尿潴留和直立性低血压。

(4)加巴喷丁:为抗惊厥药物,钙离子通道调节剂可抑制痛觉过敏和中枢敏化,也可改善睡眠和情感障碍,适于神经病理性疼痛的治疗,能减轻放电样疼痛或电击样疼痛、烧灼痛、撕裂痛、枪击样疼痛或针刺样剧痛等。主要不良反应为嗜睡和头晕,用药遵循夜间起始、逐渐加量和缓慢减量的原则。禁用于严重心衰者,可引起周围性水肿。

(5)曲马多:曲马多为合成的可待因类似物,与阿片受体有很弱的亲和力。通过抑制神经元突触对去甲肾上腺素的再摄取,并增加神经元外5-HT浓度,影响痛觉传递而产生镇痛作用。具有与其他阿片类药物相似的不良反应,如恶心、头晕、乏力等。使用曲马多最严重的不良反应是它的成瘾性,长期或大剂量服用曲马多,会成瘾,停药以后的戒断反应非常强烈。因可降低癫痫发作阈值,癫痫者慎用。

(6)中药治疗:根据中医腰痛的证治分类,选择相应的内治方法。中医方药治疗腰背痛文献众多,腰背痛内因为肾虚,外因为风寒湿痹,处方虚者以补肾壮腰为主,实者以祛邪活络为要。中药外敷在穴位上也可起到治疗效果。

2)非药物治疗

CPLBP患者主要为中老年人,由于其肝肾储备能力下降,长期使用镇痛药有诱发心肺、免疫、消化系统疾病的风险,故应减少药物的使用。近10年,欧美等国家相继发布了LBP物理治疗或非药物治疗指南,我国也于2022年发布了《中国非特异性腰背痛临床诊疗指南》,这些指南均大力推荐CPLBP保守治疗。CPLBP患者常存在核心肌群功能不足以及脊柱柔韧性、平衡性、协调性不足的情况,因此练习传统功法或加强核心肌群的训练必不可少,如太极拳、八段锦、五禽戏、易筋经都是常用的方法,其动作活动量中等、安全性高、简单易学,适用于大多数人群。

（1）运动疗法：运动疗法是 CPLBP 康复治疗的主要方法，加强核心肌群训练是公认治疗 CPLBP 的有效疗法，与不运动相比，运动疗法对缓解疼痛的作用超过 20%，功能改善效果可达 23%。值得注意的是，主动运动获益优于被动运动。运动时应遵循循序渐进，由易到难的原则，应制订个性化运动方案，建议根据个人喜好和能力，选择运动方式。

（2）中医治疗：可作为 CPLBP 治疗的补充和替代方案，如针灸、推拿（肌筋膜手法）、艾灸、刮痧等中医传统手法。针灸对于 CPLBP 存在特异性治疗作用，可在短期内（≤4周）缓解患者腰部疼痛症状、改善腰部功能，而且具有较高的安全性；推拿可以解除肌肉紧张痉挛，调节肌肉张力，促进神经功能组织的修复。2017 年美国医师协会（ACP）《急性、亚急性及慢性腰痛的无创治疗临床实践指南》强烈推荐推拿为一线治疗方案，推拿时间每次为 30 分钟；刮痧在刺激皮肤后可引起组织血流量增加和局部皮肤表面温度升高，可以有效促进局部微循环和组织新陈代谢，达到缓解疼痛的效果。

（3）物理治疗：包括离子导入法、超短波疗法、超声波疗法、冷热敷等，对于缓解 CPLBP 具有一定的效果。物理治疗需在专业医生指导下进行，根据个人情况制订个性化的治疗方案。光生物调节疗法利用可见光和近红外光刺激细胞，来增强肌肉收缩功能、缓解肌肉疲劳及促进运动后能力的恢复，美国医师协会指南（ACP）推荐光生物调节治疗 CPLBP。

（4）神经阻滞治疗：可在病变早期于腰椎椎旁神经注射抗炎镇痛混合液进行阻滞，如用局麻药 0.5%~1% 的利多卡因与含有糖皮质激素（地塞米松、复方倍他米松）、生理盐水配制的混合液进行阻滞，可以暂时阻断局部神经传导，抑制交感神经兴奋，松解组织粘连，达到缓解疼痛的效果。可每 1~2 周注射 1 次，操作时应避开腰椎第 3~4 节椎间隙或第 4~5 节椎间隙，防止脑脊液外漏。

（5）悬吊/牵引技术：是以人体运动功能得到持久的改善为目的的主动康复诊疗技术，它通过高水平的神经肌肉功能测试，评估人体运动链及运动机能，以达到重建或改善运动模式的目的。在仰卧搭桥、俯卧搭桥的悬吊训练中增加振动，可以使腹内斜肌、腹直肌、多裂肌和竖脊肌运动明显增多。因此，在悬吊训练过程中增加振动等不稳定因素有利于强化肌力及耐力的训练，促进机体平衡能力的修复。被动牵引可牵伸挛缩的关节韧带，解除神经根压迫，康复训练每天进行 10~15 次，连续 15 天为一疗程。

（6）介入/外科治疗：主要包括射频消融、微创及开放手术等。射频热凝需严格把握适应证，中重度腰痛患者经过非手术治疗无效时可尝试进行。当患者有腰椎间盘突出或腰椎不稳时，可考虑外科手术。

7. 护理措施

（1）休息与姿势：合理的休息对于缓解 CPLBP 非常重要。保持病室安静、舒适，保证患者充足的睡眠时间。患者卧床休息时可以选择平躺或侧卧以减轻疼痛，必要时可佩戴腰围局部制动，患者及家属应做好相关生活护理。有证据表明，CPLBP 患者使用柔软适中的床垫有助于睡眠，利于患者从床上起身，减轻腰部压力。

（2）疼痛护理：护士应记录患者疼痛的程度和持续时间，采用数字等级评估对疼痛进行评估。若为中、重度疼痛，遵医嘱予以药物治疗，注意观察药物不良反应，配合医生进行物理或其他方法治疗，急性期患者予以热敷治疗。

（3）心理护理：CPLBP 可能会对患者的情绪产生影响，如患者产生焦虑、抑郁情绪等。护理人员应耐心与患者交谈，向患者做好解释，鼓励他们积极面对疾病，保持乐观的心态，减轻心理压力。让患者明白学习 CPLBP 自我管理的知识和技能有助于功能恢复，引导患者参加一些自己喜欢的文体活动或社交活动，以增强自信心和愉悦感，减轻疼痛。

（4）康复指导：适度的运动可以缓解 CPLBP，增强腰部肌肉的力量和灵活性。制订个性化康复运动计划，每日进行康复运动 1~2 次，如散步、慢跑、瑜伽、太极拳、八段锦等，运动时应避免剧烈的腰部动作和过度劳累。协助急性期患者正确佩戴腰围护具，以减轻腰背肌肉劳损，减轻腰椎周围韧带负担。叮嘱患者恢复期不要长期佩戴，以免导致腰椎周围肌肉韧带松弛乏力，引起腰椎失稳。

（5）饮食护理：饮食结构的改变和体重的增加会加剧腰痛，合理的饮食有助于缓解CPLBP。患者应多摄入富含维生素和矿物质的食物，及时补充钙质，如新鲜蔬菜、水果、全谷类、牛奶等。避免过多摄入辛辣、油腻和刺激性食物。

8. 健康教育

（1）加强自我防治意识：CBLBP 可防可治，加强日常生活中的保健，特别是女性在妊娠期、分娩初期、月经期及疾病未痊愈时，应注意休息。冬春及寒冷、潮湿季节，注意防潮保暖。出现以下情况及时去医院就诊：①腰部疼痛，经臀部向大腿反射，直至小腿根部和足部。②腰腿部出现麻木、无力感，步态笨拙、颤抖；③仰卧于床上，然后坐起，下肢疼痛迫使膝关节屈曲；④仰卧于床上，将下肢抬高到 90°，腰、臀部出现疼痛；⑤俯卧于床上，自行或他人压迫腰部，出现疼痛。

（2）建立良好生活的习惯：工作中注意身体姿势，避免长时间固定一个姿势，应创造条件在工作间隙进行锻炼；保持良好姿势，特别是在儿童及青少年成长期，应抬头平视、收腹、挺胸，维持脊柱正常生理弧度；注意劳逸结合，避免过度疲劳。

（3）控制体重：合理膳食，肥胖者应制订减肥计划，适当增加活动量和减少摄入量，以减轻体重。

（4）适当的运动锻炼：指导患者出院后进行适当的腰背肌训练，以加强腰椎稳定性，如"燕飞训练"每次 15 秒，每天做 10 次。还可以进行太极拳、八段锦、五禽戏、易筋经等低强度锻炼。

四、慢性原发性四肢疼痛

1. 定义

慢性原发性四肢疼痛（chronic primary limb pain，CPLP）又称为慢性原发性肢体痛，是指四肢部位无明显诱因出现的慢性疼痛，疼痛可能涉及多个关节或肌肉群，持续时间较长，对日常生活和工作造成严重影响。本病是一种独立的疾病，不同于其他有明确病因或诱因的疼痛综合征。

2. 诊断标准

CPLP 的诊断主要依据患者的病史、体格检查和必要的实验室检查。CPLP 患者须同时满足以下条件：①四肢关节或肌肉群出现慢性疼痛；②疼痛无明确诱因或与既往外伤史无关；③疼痛持续时间超过 3 个月；④排除其他疾病引起的疼痛。

3. 病因与发病机制

CPLP 的发生与生活习惯、职业因素及慢性疾病史相关。多是风湿、增生、劳损、扭挫伤等导致局部组织水肿、肌肉痉挛而产生的疼痛。表现为局部疼痛、肿胀、麻木、活动受限，症状时轻时重，反复发作，给患者造成很大的痛苦。研究表明，农民、工人、与电脑操作相关的职业人群易患慢性疼痛。运动过度和骨质疏松症可直接导致 CPLP 的发生，此外现已知 CPLP 和抑郁、焦虑、失眠等精神心理症状有明确的相关性。德国的一项研究表明，与非合并抑郁症患者比较，抑郁症患者中 CPLP 的患病率更高(6 倍)。CPLP 是由生物因素、心理因素与社会因素综合交织导致的一种病理性损害结果。

(1)肌肉骨骼疾病：例如骨关节炎、类风湿性关节炎、强直性脊柱炎等，这些疾病可能导致关节炎症和疼痛。

(2)神经系统疾病：例如神经根炎、颈椎病、腰椎间盘突出等，导致神经通路及分布区域发生持续性或阵发性的疼痛，痛感明显，夜间疼痛加剧。该病多发于中年上班族，四肢呈放射性痛感，腰部僵硬不适。

(3)内分泌疾病：例如糖尿病患者由于血糖代谢紊乱，血管神经受到损伤，阻碍了血液的正常循环，从而出现四肢疼痛、麻木的状况。

(4)血管疾病：例如动脉硬化、静脉曲张等，这些疾病可能导致血液循环障碍和四肢疼痛。

(5)代谢疾病：每个人都会经历骨质疏松的过程，随着年纪增长，骨生成日益减少，而骨吸收逐渐增多，导致骨骼结构被破坏及骨质疏松的情况，而出现四肢疼痛，并伴有全身无力。

4. 风险因素

(1)运动因素：日常生活中过度紧张和过度劳累，四肢肌肉出现应激性过度收缩，乳酸等代谢物积聚在关节部位，从而出现四肢酸痛症状。

(2)年龄：随着年龄的增长，激素缺乏、蛋白质摄入不足、关节退行性变、体力活动减少等因素导致生理性骨质疏松，从而增加了 CPLP 发生的风险。

(3)性别：女性比男性更容易患 CPLP，尤其是中、老年女性，由于体内雌激素水平下降、钙质丢失，轻微损伤即可出现骨痛，甚至骨折。

(4)环境：温度改变可激发或缓解肢体疼痛，即温差性疼痛，在热环境下血管舒张、疼痛减轻；寒冷环境下血管痉挛，疼痛增加。

(5)饮食：不良饮食习惯，营养不均衡，特别是维生素 B 缺乏可增加患该病的风险。维生素 B 参与人体的各种代谢活动，极其容易被消耗。由于现代人生活压力大，身体的氧化应激反应增加，消耗大量的酶，因此维生素 B 需求量增加。若身体维生素 B 摄入不足，会引起骨质流失，而引起四肢疼痛、肌肉无力，影响到人的基本行动，同时可能伴随贫血、厌食、口腔溃疡等症状。

(6)职业：长时间保持同一姿势或进行重复性动作可能导致肌肉疲劳和劳损，如乐器演奏者、程序员等手指活动频繁，长跑运动员或足球运动员长时间奔跑，下肢骨骼肌肉长期处于疲劳状态。

(7)共病：CPLP往往在伴有各种其他慢性疾病的人群中更为常见，与CPLP所致的运动能力下降有一定的相关性。

(8)其他：长期吸烟、饮酒、缺乏运动等可能增加CPLP发生的风险。

5.临床表现

(1)持续四肢疼痛：CPLP的主要表现之一是持续的疼痛。这种疼痛可能出现在四肢的各个关节，包括肩、肘、腕、髋、膝、踝等。疼痛的性质可能为钝痛、刺痛、酸痛等，并可能随着活动的增加而加重。由于疼痛，患者可出现运动受限的症状。患者会避免某些活动或运动，以减少疼痛的发作或加重。这种限制导致患者在日常生活、工作和社交活动中，缺乏正常行为能力，对患者的生活质量造成影响。

(2)睡眠障碍：CPLP患者可能会出现睡眠障碍，包括入睡困难、睡眠质量差、夜间疼痛发作等。这些症状直接影响患者的精神状态和日常生活。

(3)神经精神症状：由于疼痛持续存在且对其影响不确定，患者可能出现各种消极情绪问题，包括焦虑、抑郁、自卑等，甚至出现社交障碍，导致社交圈子缩小，进一步加重情绪问题，使其生活质量下降。

(4)伴随症状：CPLP患者同时伴随出现感觉异常及肌肉无力症状，包括麻木、刺痛、冷热感觉异常等，这些症状可能是神经受压或神经炎等引起的。

6.疼痛治疗与管理

对于已知存在的慢性疾病，如糖尿病、关节炎等，定期检查和遵循医生的治疗方案极其重要。由于CPLP久病不愈，病情反复发作，只能通过药物治疗和非药物方法缓解疼痛症状，以减少失能发生，降低其对日常生活的影响。《慢性肌肉骨骼疼痛的药物治疗专家共识(2018)》推荐，抗惊厥药物、度洛西汀、辣椒素乳膏、5%利多卡因贴剂为一线治疗药物，曲马多为二线治疗药物。

1)药物治疗

药物治疗是CPLP治疗的重要手段之一。患者一般需要服药较长时间，为了维持最低有效的血药浓度，用药应根据疼痛的性质及程度选择正确的药物、给药方法和间隔。"按时给药"优于"按需给药"，如疼痛急性发作时才使用药物，往往需要较大剂量，不良反应也较大，如出现药物耐受或疗效不佳，可调整药物或追加剂量。

(1)抗惊厥药：常用的抗惊厥药物包括钙通道调节剂(加巴喷丁、普瑞巴林)和钠通道阻断剂(卡马西平和奥卡西平)，可用于炎症、缺血、营养缺乏、代谢障碍、外伤等因素导致的神经病理性疼痛。加巴喷丁、普瑞巴林是目前治疗CPLP的一线药物，两者不良反应相似，均为嗜睡和头晕。两药均应遵循夜间起始、逐渐加量和缓慢减量的使用原则。

(2)度洛西汀：为5-HT和去甲肾上腺素再摄取抑制药类(SNRIs)，通过抑制兴奋性神经递质的释放，钝化痛觉通路，增强下行抑制系统作用来缓解疼痛症状，是目前唯一获得FDA批准治疗慢性肌肉骨骼疼痛的抗抑郁药物。常见不良反应有恶心、口干、出汗、乏力、焦虑、震颤等，建议小剂量开始应用。

(3)辣椒素乳膏：包括贴剂和软膏。辣椒碱主要是通过影响C型感觉神经元上的神经传导介质P物质的释放、合成和储藏而起到镇痛和止痒作用。P物质是一种11肽，可把疼痛和瘙痒由外周神经传入脊髓神经和高级中枢神经。局部外用辣椒碱作用于外周神经轴突，可使来自所有神经元(外周和中枢)的 P 物质减少从而实现镇痛的功效。适用于短期缓解 CPLP。

(4)5%利多卡因贴剂：利多卡因可阻断周围神经痛觉感受器的门控钠通道，从而缓解轻中度 CPLP 症状。尤其是对伴有皮肤痛觉超敏的患者效果更好。常用剂型为 5%利多卡因凝胶贴膏和复方利多卡因软膏，不良反应主要为轻微局部皮肤刺激。

(5)曲马多：为人工合成的中枢性强效镇痛药，可以减轻慢性疼痛带来的抑郁和焦虑症状。曲马多是 CPLP 疾病的二线药物和慢性疼痛急性发作的控制药物。可酌情长期治疗，但无抗炎效果。不良反应包括恶心、呕吐、头晕、嗜睡、多汗、镇静、成瘾等，大多与剂量相关，应遵循从低剂量开始，逐渐加量的原则。

(6)中药治疗：中药具有祛风除湿、通痹止痛的作用，具有促进微循环，改善骨关节等功效，以川芎、丹参、当归为核心药物，包括复元活血汤、身痛逐瘀汤、通窍活血汤等中药汤剂和活血止痛胶囊、三七片、盘龙七片、舒筋活血片等中成药。

2)非药物治疗

虽然 CPLP 并不危及生命，但长期处于疼痛的状态会影响患者的情绪和工作状态。近年来，随着对运动促进机体健康的认识不断增加，人们发现，运动干预对改善亚健康状态以及治疗慢性非传染性疾病有着积极的作用。越来越多的医疗人员开始运用运动干预治疗 CPLP。运动疗法应用前 CPLP 患者应保持良好的作息习惯，避免过度劳累和不良姿势，注意饮食健康，戒烟限酒，以减轻疼痛。

(1)物理治疗：物理治疗是治疗 CPLP 的常用方法，包括冷敷、热敷、电疗、按摩等。这些方法可以缓解疼痛、促进血液循环、减轻炎症反应等。患者应根据医生的建议选择合适的物理治疗方法，并注意配合医生的指导进行操作。

(2)针刺治疗：是改善 CPLP 症状的一种有效方法。针刺特定穴位，例如肝经穴位、足三里等，可以调整身体的阴阳平衡，增强肝肾功能，促进气血畅通，从而起到缓解四肢疼痛的功效。

(3)艾灸治疗：燃烧艾叶产生热刺激于四肢体表穴位，可调节人体内环境功能紊乱，是外加药物和物理复合作用的一种治疗手段。中医认为"寒邪"是引发 CPLP 的最主要原因之一，艾灸可通过热力作用"温经驱寒"，促进人体血液循环，达到缓解疼痛的效果。艾灸治疗后应多饮温开水(禁冷水或冰水)，半小时内尽量不洗澡，以免再次"寒邪"入体。

(4)康复治疗：康复治疗包括运动康复、职业康复、社会康复等，是治疗 CPLP 的重要手段。运动康复可以改善肌肉力量和关节活动度，提高患者的运动能力和生活质量。职业康复和社会康复可以帮助患者重返工作岗位和社会生活。患者应根据医生的建议进行康复治疗，并注意与医生密切配合，以达到最佳效果。

(5)熏洗疗法：三藤草祛痹方予以熏洗，在药方中海风藤能够疏通经络和制止痹痛以及祛风湿，鸡血藤可以疏通经络和活血化瘀，宽筋藤具有祛风止痛与舒筋活络的效用，透骨草具有通经透骨和活血化瘀的功效。在煎煮中药之后，先运用蒸汽进行熏蒸，而后用药液对患者的患肢进行淋洗或是浸泡全身，可起到扶助正气和祛除病邪之效用。借助于温热和药物共同作用，可扩张患者机体的血管，加速药物在组织中的吸收。

(6)体外冲击波治疗：利用冲击波对人体内部组织、细胞产生一系列的生物学作用。

通过探头的定位和移动,物理作用于病变皮下组织,可以起到松解组织粘连,促进新生血管形成和细胞修复与再生,减轻慢性炎症,缓解疼痛等作用,该方法起效快,疗效精准,伤害小,同时安全性高。

7. 护理措施

(1)疼痛护理:①了解患者疼痛的原因、性质和程度,及时向医生报告。②指导患者掌握疼痛缓解方法,如休息、冷敷、热敷、按摩、药物治疗等。③指导患者遵医嘱用药,不随意停药,避免过度使用止痛药物,确保药物使用的正确性和安全性,注意观察药物不良反应。

(2)安全护理:患者肢体感觉异常及肌肉无力时,应防跌倒。指导患者穿防滑鞋,穿合适衣裤。保持地面干燥,家属做好陪护,患者下床活动应有人搀扶。

(3)心理护理:为患者提供一个安静、舒适的环境,避免嘈杂的环境和频繁的人员走动,让患者有足够的休息时间。与患者建立良好的沟通关系,帮助患者树立信心,积极面对疼痛。同时,鼓励患者参加适当的社交活动,以分散其注意力,缓解疼痛。

(4)适当运动:适当的运动可以帮助 CPLP 患者缓解疼痛,增强肌肉力量和关节活动度。根据患者的具体情况,在医生的指导下选择合适的运动方式,如散步、游泳、瑜伽等。注意运动的强度和时间,避免过度劳累。

(5)睡眠护理:规律的作息有助于 CPLP 患者的康复。患者应养成良好的作息习惯,保证充足的睡眠时间,有助于缓解疼痛和提高免疫力。

(6)饮食护理:患者应摄入富含蛋白质、维生素 B 和矿物质的食物,如新鲜蔬菜、水果、全谷类等。避免过多摄入刺激性食物,如辛辣、油腻等食品。

8. 健康教育

(1)健康生活方式:患者应保持良好的心态,用乐观积极的态度来面对疼痛,降低对疼痛的敏感度,避免负面情绪出现。并适当转移自己的注意力、调整心态。同时,避免吸烟、饮酒等不良生活习惯,以减少对四肢的刺激和疼痛发作。

(2)合理营养:适当增加含钙质丰富的食物,多晒太阳,多饮水,促进钙质吸收。

(3)功能锻炼:如患者因肢体疼痛需暂时卧床休息,应鼓励其在床上进行四肢被动或主动运动,以提高自理能力,促进肢体血液循环,防止骨质疏松进一步加重。

(4)避免可能诱发因素:告知患者避免接触刺激性物质或过度运动;避免长时间保持同一坐姿;避免选择过硬或者过软的床板;注意保暖,避免受凉受潮;睡觉前热敷疼痛部位等。

(5)预防跌倒:加强宣传教育,做好相关保护性措施,家属做好陪护。

(6)定期复查:患者应定期到医院复查,评估治疗效果和调整治疗方案。若患处出现红、肿、热、痛及功能障碍,及时医院就诊,调整治疗方案,确保治疗效果最佳。

参考文献

[1] 魏亚梅,尤浩军,雷静. 纤维肌痛的发生机制研究进展[J]. 中国疼痛医学杂志,2023,29(9):697-701,705.

［2］杨帆，贾园.2010/2011 纤维肌痛诊断标准 2016 修订版［J］.中华风湿病学杂志，2017，21（5）：
359-360.

［3］WOLFE F, CLAUW D J, FITZCHARLES M A, et al. 2016 Revisions to the 2010/2011 fibromyalgia diagnostic criteria［J］. Semin Arthritis Rheum, 2016；46（3）：319-329.

［4］朱谦.纤维肌痛临床诊疗中国专家共识［J］.中国疼痛医学杂志，2021，27（10）：721-727.

［5］秦颖.度洛西汀在疼痛治疗方面的应用［J］.国际精神病学杂志，2013，40（1）：62-64.

［6］MATTHEY A, CEDRASCHI C, PIGUET V, et al. Dual re-uptake inhibitor milnacipran and spinal pain pathways in fibromyalgia patients：a randomized, double-blind, placebo-controlled trial［J］. Pain Physician, 2013；16（5）：E553-562.

［7］杜秋燕，蒋常连，刘莉，等.米那普仑治疗纤维肌痛症的研究进展［J］.中国医药，2021，16（5）：
792-795.

［8］MACFARLANE G J, KRONISCH C, DEAN L E, et al. EULAR revised recommendations for the management of fibromyalgia［J］. Ann Rheum Dis, 2017, 76：318-328.

［9］焦娟，贾园，吴庆军，等.解读2017年欧洲抗风湿病联盟纤维肌痛治疗管理建议［J］.中华风湿病学杂志，2018，22（1）：67-70.

［10］中华中医药学会风湿病分会，海峡两岸医药卫生交流协会风湿免疫病学专业委员会纤维肌痛综合征中西医研究学组，首都中西医结合风湿免疫病研究所.中国纤维肌痛综合征诊疗指南［J］.中华内科杂志，2023，62（2）：129-146.

［11］KATSARAVA Z, DZAGNIDZE A, KUKAVA M, et al. Primary headache disorders in the Republic of Georgia：prevalence and risk factors［J］. Neurology, 2009, 73（21）：1796-1803.

［12］中华医学会神经病学分会，中华医学会神经病学分会头痛协作组.中国偏头痛诊断与治疗指南（中华医学会神经病学分会第一版）［J］.中华神经科杂志，2023，56（6）：591-613.

［13］MATHEW N T. Pathophysiology of chronic migraine and mode of action of preventive medications［J］. Headache, 2011, 51（2）：84-92.

［14］SCHWEDT T J, LARSON-PRIOR L, COALSON R S, et al. Allodynia and descending pain modulation in migraine：a resting state functional connectivity analysis［J］. Pain Med, 2014, 15（1）：154-165.

［15］CERNUDA-MOROLLÓN E, LARROSA D, RAMÓN C, et al. Interictal increase of CGRP levels in peripheral blood as a biomarker for chronic migraine［J］. Neurology, 2013, 81（14）：1191-1196.

［16］AMIRI P, KAZEMINASAB S, NEJADGHADERI S A, et al. Migraine：A Review on Its History, Global Epidemiology, Risk Factors, and Comorbidities［J］. Front Neurol, 2021, 12：800605.

［17］尚成镇，孔凡斌，吴林，等.偏头痛与躯体症状障碍共病现象［J］.国际神经病学神经外科学杂志，
2023，50（4）：95-100.

［18］ERIKSEN M K, THOMSEN L L, OLESEN J. The Visual Aura Rating Scale（VARS）for migraine aura diagnosis［J］. Cephalalgia, 2005, 25：801-810.

［19］刘振，杜珊，顾景辉，等.基于数据挖掘的现代中药复方治疗慢性偏头痛的组方用药规律研究［J］.中国医药导报，2022，19（16）：11-15.

［20］乌欣蔚，罗龙，杨晓苏.偏头痛慢性转化的临床危险因素分析［J］.国际神经病学神经外科学杂志，
2019（6）：609-613.

［21］张容超，吴涛，王瑞辉，等.针灸治疗偏头痛诊疗思路探析［J］.陕西中医，2019，40（11）：1605-
1607，1652.

［22］覃威玲，王柳英，黄宏卫，等.高压氧治疗偏头痛 101 例［J］.中华临床新医学，2006，6（6）：
527-528.

［23］张玉顺，朱鲜阳，蒋世良，等.卵圆孔未闭处理策略中国专家建议［J］.心脏杂志，2015，27（4）：373-379.

［24］李巧转，季波，丁雪明.慢性偏头痛患者血压变异分析［J］.临床神经病学杂志，2019，32（6）：452-455.

［25］健康中国行动推进委员会.健康中国行动（2019—2030年）：总体要求、重大行动及主要指标［J］.中国循环杂志，2019，34（9）：846-858.

［26］王瑞芳.综合护理干预在慢性偏头痛治疗中的效果［J］.慢性病学杂志，2022，23（7）.

［27］于生元，万琪，王伟，等.偏头痛非药物防治中国专家共识［J］.神经损伤与功能重建，2021，16（1）：1-5.

［28］尤黎明，吴瑛.内科护理学［M］.7版.北京：人民卫生出版社，2022.

［29］孔雪莹，陈津津，姜花花，等.紧张型头痛的临床特征治疗效果与国际诊断标准测试［J］.中国疼痛医学杂志，2018，24（9）：666-670.

［30］刘豆豆，雷琦，杨谦，等.紧张性偏头痛发病机制研究进展［J］.中国医刊，2019，54（1）：19-23.

［31］代瑞红，廖晓阳.失眠与紧张性头痛及其诱因间关系的研究进展［J］.中国全科医学，2020，23（36）：4615-4618.

［32］KARLI N, ZARIFOGLU M, CALISIR N, et al. Comparison of pre-headache phases and trigger factors of migraine and episodic tension-type headache: do they share similar clinical pathophysiology? ［J］. Cephalalgia, 2005, 25(6): 444-451.

［33］PELLEGRINO A B W, DAVIS-MARTIN R E, HOULE T T, et al. Perceived triggers of primary headache disorders: a meta-analysis［J］. Cephalalgia, 2018, 38(6): 1188-1198.

［34］UH LIG B L, E NGSTRØM M, ØDEGÅRD S S, et al. Headache and insomnia in population-based epidemiological studies［J］. Cephalalgia, 2014, 34(10): 745-751.

［35］WANG J, HUANG Q, LI N, et al. Triggers of migraine and tension-type headache in China: a clinic-based survey［J］. Eur J Neurol, 2013, 20(4): 689-96.

［36］肖茜，张道龙.ICD-11与DSM-5关于睡眠-觉醒障碍诊断标准的异同［J］.四川精神卫生，2021，34（6）：565-573.

［37］中国睡眠研究报告2023：二级城市的睡眠指数最高［J］.新民周刊，2023（11）：43.

［38］LU S R, FUH J L, WANG S J, et al. Incidence and risk factors of chronic daily headache in young adolescents: a school cohort study［J］. Pediatrics, 2013, 132(1): 9-16.

［39］王子杨，徐舒畅.中医辨证论治紧张型头痛研究进展［J］.中国民族民间医药，2023，32（1）：48-52.

［40］张东.基于古今文献探讨推拿手法治疗痛症的作用机制［D］.沈阳：辽宁中医药大学，2020.

［41］刘多明.针灸对紧张性头痛的临床治疗有效性、安全性分析［J］.名医，2020，（9）.

［42］丁欢，陈宇婧，李玮彤，等.刮痧疗法作用机制的研究进展［J］.广州中医药大学学报，2019，36（4）：537-540.

［43］田传文.低频脉冲电磁疗对慢性紧张型头痛患者头痛程度及发作情况的影响［J］.医疗装备，2020，33（16）：112-114.

［44］李剑锋.两种疼痛模式下镇痛治疗的药物和方式选择［D］.广州：暨南大学，2018.

［45］马柯.糖皮质激素在疼痛微创介入治疗中的应用——中国专家共识［J］.中国疼痛医学杂志，2017，23（6）：401-404.

［46］GU Q, HOU J C, FANG X M. Mindfulness MediLaLion for Primary Headache Pain: A MeLa--Analysis［J］. Chin Med J(Engl), 2018, 131(7): 829-838.

［47］苏晗，崔俊武，王晶晶，等.肌筋膜疼痛综合征的治疗研究进展［J］.广西医学，2021，43（5）：

621-624.

[48] 何善儒, 黄媛, 彭静, 等. 新砭石疗法治疗慢性紧张型头痛临床观察[J]. 实用中医药杂志, 2022, 38(4): 668-670.

[49] 赵利华, 零佩东, 李飞, 等. 耳穴贴压对海洛因稽延性戒断症状患者汉密尔顿焦虑量表的影响 [J]. 广西中医药大学学报, 2015, 18(2): 11-13.

[50] HIRSHKOWITZ M, WHITON K, ALBERT S M, et al. National Sleep Foundation's sleep time duration recommendations: methodology and results summary[J]. Sleep health, 2015, 1(1): 40-43.

[51] ARNOLD M. Headache classification committee of the international headache society (IHS) the international classification of headache disorders[J]. Cephalalgia, 2018, 38(1): 1-211.

[52] 刘艺, 刘奕. 肌痛性颞下颌关节紊乱病的诊断与鉴别诊断[J]. 中国实用口腔科杂志, 2023, 16(4): 407-411.

[53] 郑慧云, 刘志超, 王慧明. 偏侧咀嚼对颞下颌关节结构的影响及其与颞下颌关节紊乱的关系[J]. 浙江大学学报(医学版), 2023, 52(3): 386-393.

[54] BOSELIE J, VANCLEEF L, PETERS M L. Filling the glass: Effects of a positive psychology intervention on executive task performance in chronic pain patients[J]. Eur J Pain, 2018, 22(7): 1268-1280.

[55] 金春晓, 杨霖, 刘洋, 等. 颞下颌关节紊乱病与身体姿势的相关性研究进展[J]. 口腔医学, 2022, 42(4): 368-372.

[56] BRACCO P, DEBERNARDI C, PIANCINO M G, et al. Evaluation of the stomatognathic system in patient with rheumatoid arthritis according to the research diagnostic criteria for temporomandibular disorders [J]. Cranio, 2010, 28: 181.

[57] 吴丽清. 110例颞下颌关节紊乱综合征的中西治疗[J]. 中国实用医药, 2007, 2(9): 50-51.

[58] 叶海程, 张文扬. 基于动能系统整体康复的手法治疗对改善颞下颌关节紊乱病的临床疗效[J]. 中国康复医学杂志, 2021, 14(9): 1001-1242.

[59] 黄林丽, 吴斌, 田博文, 等. 中西医外治法在颞下颌关节紊乱病中的应用进展[J]. 中国中医急症, 2023, 32(8): 1486-1490.

[60] Baser C, Stggl T, Kriner M, et al. Effect of Dry Needling on Thigh Muscle Strength and Hip Flexion in Elite Soccer Players[J]. Med Sci Sports Exerc, 2017, 49(2): 378-383.

[61] 方仲毅, 范帅, 蔡斌, 等. 256例慢性颞下颌关节盘不可复性前移位综合物理治疗远期疗效评价 [J]. 上海口腔医学, 2018, 27(3): 289-292.

[62] 邹颖, 王平怀, 陈志晔. 纹理分析技术评估颞下颌关节紊乱病患者盘后附着组织的组织学改变初探 [J]. 中华口腔医学杂志, 2020, 55(9): 629-633.

[63] 赵新华, 刘黎. 手术优先正畸正颌在颞下颌关节紊乱病患者中的应用效果分析[J]. 中国现代药物应用, 2021, 15(15): 100-102.

[64] 张晓丽, 王春龙, 任立恒, 等. 咬合板、超短波单独及其联合治疗颞下颌关节紊乱综合征的临床比较 [J]. 全科口腔医学杂志(电子版), 2019, 6(16): 45-46.

[65] 刘芳茹. 护理干预对颞下颌关节紊乱病患者疗效的影响[J]. 心理月刊, 2019, 14(24): 145.

[66] WU A, DONG W, LIU S, et al. The prevalence and years lived with disability caused by low back pain in China, 1990 to 2016: findings from the global burden of disease study 2016[J]. Pain, 2019, 160(1): 237-245.

[67] 张天富, 王运利, 张树桐. 慢性原发性胸痛综合征的诊断与治疗[J]. 中国胸痛诊疗指南, 2019, 10(1): 12-18.

[68] 王运利, 张天富, 张树桐. 慢性原发性胸痛综合征的病理生理机制[J]. 中华胸痛杂志, 2020, 15(2):

89-94.

[69] 李允淳, 陈智理, 陈宏础. 慢性胸痛综合征的治疗体会[J]. 中国实用医药, 2009, 4(16): 74-75.

[70] 马会利, 张君毅, 柳丹. 慢性原发性胸痛综合征的临床特点分析[J]. 中国全科医学, 2019, 22(18): 2169-2173.

[71] 王建华, 王丽娟, 王晓红. 慢性原发性胸痛综合征的心理学评估及治疗[J]. 中国疼痛医学杂志, 2016, 22(6): 475-478.

[72] 中华心血管病杂志编辑委员会, 胸痛规范化评估与诊断共识专家组. 胸痛规范化评估与诊断中国专家共识[J]. 中华心血管病杂志, 2014, 42(8): 627-632.

[73] 陈军, 王江林. 国际疼痛学会对世界卫生组织 ICD-11 慢性疼痛分类的修订与系统化分类[J]. 中国疼痛医学杂志, 2019, 25(5): 323-330.

[74] 刘延锦, 蔡立柏, 徐秋露, 等. 慢性疼痛患者恐动症的研究进展[J]. 中华护理杂志, 2017, 52(2): 234-239.

[75] 韩健, 李东月, 吕丹, 等. 老年慢性疼痛自我管理的研究现状[J]. 中国城乡企业卫生, 2020, 35(7): 93-95.

[76] 华震, 张宏业, 邱蕾. 中国老年人慢性疼痛评估技术应用共识(草案)[J]. 中国老年保健医学, 2019, 17(4): 20-23.

[77] 陈美娟, 董波, 李丽, 等. 步行运动对老年高血压伴焦虑患者康复作用研究[J]. 心血管康复医学杂志, 2018, 27(6): 617-619.

[78] 葛均波, 徐永健, 王辰. 内科学[M]. 9 版. 北京: 人民卫生出版社, 2018.

[79] 中华医学会消化病学分会胃肠功能性疾病协作组, 中华医学会消化病学分会胃肠动力学组. 中国肠易激综合征专家共识意见(2015 年, 上海)[J]. 中华消化杂志, 2016, 36(5): 299-312.

[80] 黄丹, 梁列新, 方秀才, 等. 精神心理因素对腹泻型肠易激综合征患者生命质量的影响[J]. 中华消化杂志, 2015(9): 599-605.

[81] 罗马委员会. 功能性胃肠病罗马Ⅲ诊断标准[J]. 现代消化及介入治疗, 2006, 11(12): 761-765.

[82] 闫清华, 李仁淑, 张广建, 等. 连续性腹腔神经丛阻滞治疗功能性腹痛综合征一例[J]. 临床麻醉学杂志, 2015, 31(8): 832.

[83] 张晓, 宋娜. 从中气论治功能性腹痛综合征[J]. 中国中医药现代远程教育, 2017, 15(3): 54-56.

[84] 张丛, 曹泽伟. 中西医结合治疗功能性腹痛综合征 55 例疗效观察[J]. 云南中医中药杂志, 2013, 34(8): 17-18.

[85] 刘启华, 章浩军, 章浩军. 从"虚实"论治上腹痛综合征经验[J]. 中医药通报, 2016, 15(4): 17-19.

[86] 张君俊. 间质性膀胱炎/膀胱疼痛综合征患者症状和问题的系统评估及其在阿米替林治疗中的应用价值[D]. 苏州: 苏州大学, 2019.

[87] HANNO P M, BURKS D A, CLEMENS J Q, et al. AUA guideline for the diagnosis and treatment of interstitial cystitis/bladder pain syndrome[J]. J Urol, 2011, 185(6): 2162.

[88] YEH H L, JHANG J F, KUO Y C, et al. Long-term outcome and symptom improvement in patients with interstitial cystitis/bladder pain syndrome with or without regular follow-up and treatment[J]. Neurourol Uro-dyn, 2019, 38(7): 1985-1993.

[89] HARTE S E, HARRIS R E, CLAUW D J. The neurobiology of central sensitization[J]. J Appl Behav Res, 2018, 23: 12137.

[90] 王佳文, 刘敬超, 孟令峰, 等. 间质性膀胱炎/膀胱疼痛综合征患者生活质量及相关因素分析[J]. 北京大学学报(医学版), 2021, 53(4): 653-658.

[91] 吴静思, 冯妍, 朱辉, 等. 氯胺酮相关膀胱炎的研究进展[J]. 中国新药与临床杂志, 2023, 42(11):

700-705.

[92] 宋竖旗, 李灿, 刘昭文, 等.中医治疗间质性膀胱炎的认识与思考[J].中国中西医结合外科杂志, 2020, 26(5)：1023-1026.

[93] 陈雪莲, 苏敏芝, 周祥福, 等.微波热疗联合三联药物膀胱灌注治疗膀胱疼痛综合征/间质性膀胱炎的临床研究[J].中华腔镜泌尿外科杂志(电子版), 2019, 13(4)：230-233.

[94] 余东, 孙晶, 罗佳瑶, 等.针灸治神在慢性疼痛治疗中的运用浅析[J].浙江中西医结合杂志, 2020, 30(9)：775-777.

[95] 苑鸿雯, 陈滢如, 舒福政, 等.不同电针参数组合针刺助产处方对孕晚期大鼠内分泌激素的影响[J].针刺研究, 2013, 38(2)：112-117.

[96] 凌丹虹, 蒋晨, 吕婷婷, 等.体外冲击波联合肝素四联药物灌注治疗间质性膀胱炎/膀胱疼痛综合征的疗效观察[J].临床泌尿外科杂志, 2021, 36(2)：87-92.

[97] NICKEL J C. Recommendations for the evaluation of patients with prostatitis[J]. World J Urol, 2003, 21(2)：75-81.

[98] 章洁, 金毅.慢性盆腔疼痛综合征的神经调控治疗进展[J].中国疼痛医学杂志, 2016, 22(2)：81-85.

[99] 李霞, 袁航, 黄文倩, 等.2018年法国妇产科医师协会/法国国家卫生管理局《子宫内膜异位症管理指南》解读[J].中国实用妇科与产科杂志, 2018, 34(11)：1243-1246.

[100] 苗琴, 李丽.盆底康复用于慢性盆腔疼痛治疗的探讨[J].医学食疗与健康, 2021, 19(1)：214-216.

[101] COHEN S P, HOOTEN W M. Advances in the diagnosis and management of neck pain[J]. BMJ, 2017(358)：3221.

[102] YUE P, LIU F, LI L. Neck/shoulder pain and low back pain among school teachers in China, prevalence and risk factors[J]. BMC Public Health, 2012(12)：789.

[103] 中国医师协会疼痛科医师分会.慢性肌肉骨骼疼痛的药物治疗专家共识(2018)[J].中国疼痛医学杂志, 2018, 24(12)：881-887.

[104] 宋江涛, 姚剑南, 侯俊鹏, 等.痹祺胶囊联合替扎尼定治疗椎动脉型颈椎病的临床研究[J].现代药物与临床, 2022, 37(7)：1492-1496.

[105] 徐书君.针灸从心肾论治颈椎病慢性颈痛的临床研究[D].广州：广州中医药大学, 2012.

[106] 胡耀昌, 杨进, 李彦民.浅谈颈肩腰腿痛中药内治[J].现代中医药, 2009, 29(6)：33-34.

[107] 陈威烨, 华永均, 杨晴雨, 等.颈椎曲度改变与胸椎侧凸的关系研究[J].中医正骨, 2021, 33(12)：11-13.

[108] PETER R, BLANPIED, ANITA R G, et al. Neck pain：revision 2017[J]. J Orthop Sports Phys Ther, 2017, 47(7)：A1-A83.

[109] 黄梅忠, 王诗忠.慢性非特异性颈痛的治疗现状[J].中国康复医学杂志, 2021, 36(9)：1190-1194.

[110] KLIGLER B, NIELSEN A, KOHRHERR C, et al. Acupuncture therapy in a group setting for chronic pain[J]. Pain Med, 2018, 19(2)：393-403.

[111] Madson T J, Hollman J H. Cervical traction for managing neck pain：a survey of physical therapists in the united states[J]. J Orthop Sports Phys Ther, 2017, 47(3)：200-208.

[112] 李晓红, 古勋清, 胡蛟龙.2149例急性胸痛的病因学构成及就诊模式探讨[J].中国医药指南, 2013, 11(31)：415-416.

[113] 涂红燕.急诊胸痛患者希望水平及其降低的相关危险因素分析[J].检验医学与临床, 2023, 20

(22)：3324-3327.

[114] 中华医学会神经病学分会.中国疼痛病诊疗规范[J].2020(12)：110-111.

[115] 康鹏德，黄泽宇，李庭，等.肌肉骨骼系统慢性疼痛管理专家共识[J].中华骨与关节外科杂志，2020，13(1)：8-16.

[116] 段洪超.非化脓性肋软骨炎的中医辨证分型与治疗[J].黑龙江中医药，2005(4)：21-22.

[117] 中国康复医学会脊柱脊髓专业委员会专家组.中国急/慢性非特异性腰背痛诊疗专家共识[J].中国脊柱脊髓杂志，2016，26(12)：1134-1138.

[118] 施玉博，郭卫春，余铃，等.非特异性下腰痛：北美脊柱协会(NASS)循证医学指南解读[J].中国修复重建外科杂志，2021，35(10)：1336-1340.

[119] 沈峥嵘，王勇，吴哲.非特异性下腰痛评估量表、发病机制及诊疗的研究进展[J].中国临床医生杂志，2017，45(8)：16-19.

[120] 圆尾宗司，曲成业.腰痛的阻滞疗法[J].日本医学介绍，2003，24(6)：263-264.

[121] 潘福敏，王善金，麻彬，等.吸烟与腰椎间盘退变的相关性[J].中国脊柱脊髓杂志，2015，25(8)：746-749.

[122] BARDIN L D，KING P，MAHER C G. Diagnostic triage for low back pain：a practical approach for primary care[J]. Medical Journal of Australia，2017，206(6)：268-273.

[123] 中国医师协会疼痛科医师分会，国家临床重点专科中日医院疼痛专科医联体.慢性肌肉骨骼疼痛的药物治疗专家共识(2018)[J].中国疼痛医学杂志，2018，24(12)：881-887.

[124] MC ALINDON T E，BANNURU R R，SULLIVAN M C，et al. OARSI guidelines for the non-surgical management of knee osteoarthritis[J]. Osteoarthritis Cartilage，2014，22(3)：363-388.

[125] CHOU R，QASEEM A，SNOW V，et al. Clinical Efficacy Assessment Subcommittee of the American College of Physicians. Diagnosis and treatment of low back pain：a joint clinical practice guideline from the American College of Physi cians and the American Pain Society[J]. Ann Intern Med，2007，147：478-91.

[126] 冯雯雯，李丽，姚丽华.非特异性腰痛的中医康复疗法[J].河南中医.2012(3)：274-275.

[127] 杨迪.中医治疗腰痛概况[J].内蒙古中医药，2010，29(5)：124-126.

[128] 顾蕊，王岩，陈伯华.中国非特异性腰背痛临床诊疗指南[J].中国脊柱脊髓杂志，2022，32(3)：258-268.

[129] 梁辰，李水清.慢性原发性腰痛诊疗研究进展[J].中国疼痛医学杂志，2022，28(6)：449-453.

[130] 袁启令，刘亮，马江涛，等.针刺治疗慢性非特异性腰痛的临床研究[J].中医正骨，2016，28(6)：12-17.

[131] QASEEM A，WILT T J，MCLEAN R M，et al. Noninvasive treatments for acute，subacute，and chronic low back pain：A clinical practice guideline from the American college of physicians[J]. Ann Intern Med，2017，166(7)：514-530.

[132] 刘朝，王莹莹，吴远，等.随机对照研究刮痧治疗慢性非特异性下腰痛[J].中华中医药杂志，2015，30(5)：1458-1463.

[133] 闵吉，孙萍萍，陈伟.悬吊技术对于慢性非特异性下腰痛的治疗现状及研究进展[J].颈腰痛杂志，2020，41(4)：493-495.

[134] 张纬.腰椎间盘突出症精细化护理的护理体会[J].中国冶金工业医学杂志，2022，39(4)：426.

[135] 赵桂荣.多功能治疗仪与超短波两种物理因子治疗躯干四肢疼痛的疗效观察[J].中国社区医师(综合版)，2005(3)：29-30.

[136] 于涛.我国慢性肌肉骨骼疼痛现状与运动疗法[J].中国体育科技，2016，52(6)：58-61.

［137］张秀文.三藤草祛痹方熏洗疗法治疗风寒湿证慢性四肢疼痛的临床观察［J］.心理医生，2016，22（35）：113-114.

［138］秦莉花，黄娟，吉彬彬，等.藤草祛痹方熏洗疗法治疗风寒湿证慢性四肢疼痛的临床观察［J］.中医药导报，2016，22（13）：43-45.

［139］梁豪君，贾海光，朱俊宇，等.中国骨肌疾病体外冲击波疗法指南（2023年版）［J］.中国医学前沿杂志（电子版），2023，15（9）：1-20.

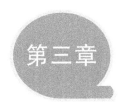

第三章

慢性癌症相关性疼痛的护理管理

慢性癌症相关性疼痛(chronic cancer-related pain,CCRP)是指由原发恶性肿瘤疾病本身或肿瘤转移所致的疼痛或癌症治疗引起的疼痛。这类疼痛和共同疾病引起的疼痛常常是共存的,疼痛性质或强度的变化可能表明恶性肿瘤的复发,鉴别导致疼痛的主要原因,可以优化疼痛治疗方案,提高患者的生存质量。

第一节 慢性癌性疼痛

慢性癌性疼痛(chronic cancer pain,CCP)是指由原发恶性肿瘤疾病本身或肿瘤转移所致的疼痛。初诊癌症患者疼痛发生率约为 25%,而晚期癌症患者疼痛发生率为 60%~80%,其中 1/3 的患者为重度疼痛。癌痛根据病因大致可分为三类:肿瘤相关性疼痛、抗肿瘤治疗相关性疼痛和非肿瘤因素性疼痛。肿瘤相关性疼痛为肿瘤直接侵犯压迫局部组织,或肿瘤转移累及骨骼、软组织和神经系统等所致,占癌性疼痛的 75%。

一、癌性内脏痛

1.概述

癌性内脏痛是指原发恶性肿瘤和肿瘤转移损伤头颈部或胸腹盆腔内的内脏器官所引起的慢性疼痛。肿瘤浸润内脏痛觉敏感的软组织、浆膜或包膜,浸润内脏血管导致血管痉挛、闭塞,压迫阻塞导致内脏器官坏死等,引起的疼痛常表现为弥漫性疼痛和绞痛,很难被准确表述或定位,常常伴有自主症状,如出汗、面色苍白或心动过缓等,还有的表现为特殊类型的放射痛。内脏器官的疼痛性质主要为挤压痉挛样疼痛、绞痛、尖锐痛、胀痛、牵拉痛、钝痛、游走性痛。

2.疾病的诊断与评估

符合以下特征可诊断为癌性内脏痛:通过影像学检查存在明确的内脏组织肿瘤浸润及自主神经损伤;疼痛定位模糊;常表现为痉挛样疼痛、钝痛、绞痛、胀痛、牵拉痛、游走样痛等;有时合并一定的功能障碍。目前,内脏痛的评估尚无特异性量表。

3. 疼痛治疗与管理

1) 药物治疗

阿片类药物是目前治疗癌性内脏痛的重要基础药物,一般推荐联合使用抗抑郁药物。对于肠痉挛性疼痛,可考虑联合使用抗胆碱能药物;伴肠梗阻或不全肠梗阻,可以考虑采用非胃肠道给药途径的药物,如丁丙诺啡舌下含片、芬太尼透皮贴剂,也可采用患者自控镇痛术以及其他辅助药物,如类固醇激素、H2阻滞剂、抗胆碱能药和/或奥曲肽。

(1)吗啡缓释片:为阿片受体激动剂,有强大的镇痛作用,同时也有明显的镇静作用,是治疗癌性疼痛的基础药物。吗啡缓释片、羟考酮缓释片和芬太尼透皮贴剂等都属于长效阿片类药物,在应用长效阿片类药物期间,应备用短效阿片类止痛药,用于爆发性疼痛。当患者因病情变化,长效止痛药物剂量不足时,或发生爆发性疼痛时,立即给予短效阿片类药物,用于解救治疗及剂量滴定。解救剂量为前24小时用药总量的10%~20%。每日短效阿片解救用药次数≥3次时,应当考虑将前24小时解救用药换算成长效阿片类药按时给药。常见不良反应包括恶心、呕吐、便秘、镇静等。

(2)山莨菪碱:山莨菪碱是从我国特产茄科植物山莨菪中提取的一种生物碱,其人工合成品常被称为"654-2",具有明显的外周抗胆碱能作用,能使痉挛的平滑肌松弛,并能解除血管痉挛,改善微循环,同时有镇痛作用。不良反应包括口干、面部潮红、视物模糊、心跳加快、排尿困难等。

(3)芬太尼透皮贴剂:属于强效的阿片类止痛剂,是麻醉镇痛药物芬太尼的外用剂型。芬太尼透皮贴经皮肤吸收,相比口服阿片药物,芬太尼透皮贴导致患者恶心、呕吐、便秘等胃肠道不良反应的发生率较低,其利用度较高。一张芬太尼透皮贴可以持续72小时稳定控制疼痛,可减少患者用药次数,提高患者的依从性。需要注意的是,由于该药是透皮吸收的,皮肤温度过高可能会增加芬太尼的释放速度,缩短镇痛时间,同时因皮肤吸收药物过快可能会造成患者出现呼吸困难等不良反应。

(4)阿米替林:是一种三环类抗抑郁药,其原理是抑制中枢神经系统突触间隙中的5-HT和去甲肾上腺素重吸收,可以起到阻断神经元之间的传递作用,通过影响内咖肽介导的疼痛调节通路而起到镇痛作用,一般用药后7~10日可产生明显疗效。常见不良反应包括口干、视物模糊、排尿困难、便秘、嗜睡、心悸,偶见直立性低血压、肝损害及迟发性运动障碍。

2) 微创介入治疗

(1)患者自控镇痛泵技术(patient-controlled analgesia, PCA):当癌性内脏痛患者需要进行阿片类药物剂量的快速滴定,频繁出现爆发痛、吞咽困难、胃肠道功能障碍时,可以使用PCA技术进行镇痛治疗。自控镇痛可以有多种给药形式,包括皮下、静脉、硬膜外、蛛网膜下隙给药等。其中患者静脉自控镇痛(patient controlled intravenous analgesia, PCIA)是应用最多的一种自控给药途径。常用药物为吗啡、芬太尼、舒芬太尼、羟吗啡酮、羟考酮。阿片类药物的不良反应包括便秘、恶心呕吐、瘙痒、嗜睡、尿潴留、谵妄、意识障碍和呼吸抑制等。过度镇静是发生呼吸抑制的先兆,建议对患者进行镇静程度评估,以便及早发现过度镇静,预防呼吸抑制发生。评估镇静程度可采用帕赛罗阿片类药物相关镇静量表(Pasero opioid - induced sedation scale, POSS)(表3-1-1),

该表将镇静程度分为 5 级，每级镇静水平都有对应的处理方式，镇静程度达到最高两级时需要减量或停用阿片类药物。

表 3-1-1　帕赛罗阿片类药物相关镇静量表（POSS）镇静等级评估及处理方法

等级	评估标准	处理方法
S	睡眠 （易于唤醒）	可接受；无须处理，可按需增加阿片类药物剂量
1	清醒且警觉	可接受；无须处理，可按需增加阿片类药物剂量
2	略微困倦 （易于唤醒）	可接受；无须处理，可按需增加阿片类药物剂量
3	经常困倦， 可被唤醒， 谈话间昏沉入睡	不可接受；密切监控呼吸抑制和镇静水平，直至患者镇静水平达到稳定状态（POSS 等级<3）且保证患者可充分呼吸为止；将阿片类药物剂量减少 25%～50%，或通知开具处方的医生或麻醉医生，并要求给出指示；如果不存在禁忌证，可以考虑给患者使用无镇静作用的非阿片类药物（对乙酰氨基酚或 NSAIDs）
4	嗜睡，对言语或 身体刺激反应 较小或无反应	不可接受；停止使用阿片类药物；考虑给患者使用纳洛酮，通知开具处方的医生或麻醉医生；密切监控呼吸抑制和镇静水平，直至患者镇静水平达到稳定状态（POSS 等级<3）且保证患者可充分呼吸为止

（2）鞘内药物输注系统植入术（implantable drug delivery system，IDDS）：鞘内药物输注系统治疗是通过微创手术将鞘内导管一端放置在蛛网膜下腔，一端连接一个微电脑控制泵植入患者体内，泵内储存有阿片类药物，医生通过体外程控仪，根据患者的需要分时段给药，仅使用原口服药量的 1/300 就能达到满意的镇痛效果。

IDDS 适应证：①采用多模式治疗方法后癌痛未得到充分控制者；②接受阿片类药物等治疗虽有效，但无法耐受其不良反应者；③自愿首选 IDDS 植入术治疗的癌痛患者。

IDDS 禁忌证：①患者不愿意接受；②感染（穿刺部位、败血症等）；③凝血功能异常；④脑脊液循环不通畅者、椎管内转移等为相对禁忌证。

IDDS 常见不良反应：①手术操作相关并发症，体位性头痛和脑脊液漏、出血和血肿、感染、输注港/泵移位或翻转。②药物相关并发症，阿片类药物的不良反应包括恶心、呕吐、尿潴留、瘙痒、阿片类药物诱导的痛觉过敏；局麻药的常见不良反应包括感觉异常、运动阻滞、血压下降、腹泻、尿潴留等，当导管顶端位于上胸段或颈段时局麻药浓度过高、容量过大可能导致呼吸抑制甚至心跳呼吸骤停。③植入装置相关并发症，导管打折、渗漏或移位、脱开，泵故障和输注港隔膜渗漏等。④导管尖端炎性肉芽肿。通过 IDDS 进行椎管内给药能有效缓解疼痛，减少药物不良反应，提高患者生存质量，研究显示 IDDS 有效镇痛后能延长患者生存期；癌痛 IDDS 药物推荐见表 3-1-2。

表 3-1-2　难治性癌痛 IDDS 药物推荐

药物类别	药物选择	适用状况
一线	吗啡或氢吗啡酮	全身痛患者
二线	吗啡或氢吗啡酮+（布比卡因/罗哌卡因）*	全身痛伴剧烈节段性疼痛患者
三线	芬太尼/舒芬太尼+（布比卡因/罗哌卡因）*	吗啡耐受患者
四线	阿片类药物+右美托咪定#	阿片类药物耐受患者
五线	阿片类药物+（氯胺酮、新司地明、咪达唑仑）#	癌性神经病理性疼痛、阿片类药物耐受者

*：未被批准用于植入式鞘内药物输注系统。#：超说明书用药，需经伦理委员会批准方可使用

（3）腹腔神经丛毁损技术。

腹腔神经丛毁损术适应证：①胰腺癌或胃癌、肝癌、食管癌等上腹部肿瘤所导致的疼痛；②其他恶性肿瘤腹膜后转移导致的疼痛。

腹腔神经丛毁损术禁忌证：①穿刺部位皮肤、软组织感染；②全身严重感染；③凝血功能异常，有严重出血倾向；④合并精神疾病或严重心理异常；⑤严重心肺功能异常；⑥穿刺路径存在肿瘤侵袭；⑦体位欠配合。

腹腔神经丛毁损术的不良反应包括低血压、腹泻和刺激性疼痛，血尿、气胸等较少见，截瘫罕见。推荐疼痛以腰背痛为主、被动体位、存在消化道功能障碍以及严重不适感觉的患者应用该技术；提倡在阿片类药物使用的早期应用该技术，如果需要可重复使用。

（4）上腹下神经丛毁损技术。

上腹下神经丛毁损术适应证：盆腔原发肿瘤或转移瘤所致的下腹部及会阴内脏痛患者。

上腹下神经丛毁损术的禁忌证：同内脏神经毁损技术。

上腹下神经丛毁损术的不良反应：①穿刺损伤、出血、感染等；②如阻滞范围广，可导致大、小便障碍；③如经椎间盘路径可能导致椎间盘炎。

4. 护理措施

1）药物治疗的护理

（1）吗啡缓释片：适合于中重度癌痛的治疗。应做到无创安全给药，药物需整片吞服不可掰开，按时给予缓释制剂控制患者的基础疼痛，按需给予即释制剂控制暴发痛。只有按时服用缓释制剂镇痛药才能使药物在体内保持稳定的血药浓度，保证疼痛得到持续缓解。护士应告诉患者按时服药对于疼痛持续缓解的重要性，教育患者癌症疼痛如同其他慢性疾病一样，需要常规服药控制，而不能等到疼痛无法忍受时再用药。告知患者和家属，吗啡缓释片应按麻醉药品管理，在家中需单独放置、妥善保管、谨慎使用；若患者离世，家属应将剩余的阿片类镇痛药物交回原医疗机构，按相关规定处理。

吗啡缓释片并发症的护理：①恶心、呕吐，一般发生于用药初期，症状大多在 4~7 天内自行缓解。应对初次用药患者做好解释，以消除患者的顾虑，并遵医嘱给予甲氧氯普胺等药物预防。如一周后恶心呕吐仍不缓解，需考虑其他因素。②便秘，便秘是阿片类药物

最常见的不良反应，预防便秘是疼痛治疗的重要内容，在用药过程中，护士的观察和护理指导非常重要。护士应指导患者在服用镇痛药期间按时服用缓泻剂预防便秘，通常联合使用刺激性泻剂和润滑性泻剂或使用二者的复合制剂；连续评估患者的排便情况，一旦发生便秘，应及早发现，正确处理。通常缓泻剂睡前服用，缓泻剂的用量以保证患者每 1~2 天排出成形软便为准。直肠栓剂清晨使用效果较好，需强调的是直肠栓剂仅用于解除急性粪便嵌塞，不建议用于常规预防和处理癌痛患者的便秘；出现粪便嵌塞或肠梗阻时禁止使用刺激性泻剂；鼓励患者进食粗纤维食物、多饮水、养成规律排便的习惯及进行适量活动等，为卧床患者提供隐秘的排便环境和合适的便器。③镇静，在初次使用阿片类药物，或明显增加药物剂量时，患者可能会出现嗜睡的不良反应，一般数日后自行消失。初次使用阿片类药物剂量不宜过高，剂量调整以原有剂量的 25%~50% 的幅度增加。在评估患者镇静程度同时，应首先排除其他导致镇静的原因，如果排除其他因素，24~48 小时后仍嗜睡，可考虑使用精神兴奋剂。对初次使用或明显增加阿片类药物剂量的患者，应询问和观察患者有无嗜睡等镇静表现，连续评估并记录镇静程度；如果患者出现明显的镇静过度，建议降低阿片类药物的用药剂量，并严密观察患者的意识和呼吸情况；当患者对躯体刺激没有反应，呼吸频率小于 8 次/分，并出现针尖样瞳孔，考虑为阿片类药物过量引起，应立即停用阿片类药物和其他镇静药物，立即给予纳洛酮解救处理。另外，明确判断患者是由于阿片类药物中毒引起呼吸抑制时不宜吸氧，特别是高浓度氧。长期应用阿片类药物的患者，对阿片类药物会产生躯体依赖性，对拮抗剂极其敏感，可能会出现戒断症状，因此给药不宜过快过量，应严格按步骤进行，以免出现严重无法控制的剧烈疼痛。如患者的意识和呼吸仍无好转，应考虑其他原因。

（2）山莨菪碱：①口干、面部潮红是山莨菪碱最常见的不良反应，通常患者用药后 30 min 出现，如体温>38.5℃，应给予物理降温或药物降温；对于口干患者，饮食上应注意少食多餐，多饮水，避免烟酒刺激，注意口腔卫生，防止细菌感染。②部分患者在静脉滴注 654-2 注射液过程中，感觉心悸不适。心率>100 次/min、老年人，心功能不全者慎用。按医嘱给予山莨菪碱镇痛解痉时，给药前先测量患者生命体征，用药后再测 1 次。输液速度勿太快，宜 40 滴/min。用药期间指导患者卧床休息，戒烟酒。患者若有恐惧不安情绪，应嘱家属在旁陪伴，给予心理安慰，保持其情绪稳定。患者宜取半卧位或舒适体位，尽量避免左侧卧位，因左侧卧位时患者能感觉到心脏的搏动而使不适感加重。③排尿困难是严重的并发症，老年男性多患有前列腺肥大，用药后易出现排尿困难，可能是山莨菪碱致前列腺充血、水肿所致。因此，前列腺增生症患者禁用 654-2 注射液。护士在观察输液过程中，若发现患者排尿困难，应主动与患者沟通，鼓励患者主动排尿，增强自行排尿信心，指导患者用热水袋外加布袋或热毛巾热敷膀胱区，也可听流水声，诱导排尿。对尿潴留时间较短者，可顺脐至耻骨联合中点处轻轻按摩，并逐渐加压，切忌用力过猛，以免造成膀胱破裂。膀胱充盈不严重者常有很好的疗效。膀胱充盈明显时，为促进膀胱肌收缩，应遵医嘱予新斯的明 0.5 mg 肌内注射。经以上处理排尿效果仍欠佳，应在无菌操作下插尿管并留置，使膀胱充分休息，待水肿消失后，拔除尿管，让患者恢复自行排尿。

（3）芬太尼透皮贴剂：透皮贴剂常用于疼痛相对稳定的慢性癌痛患者维持用药，药物经皮肤持续释放，一次用药作用维持时间达 72 小时。初次用药后 4~6 小时起效，12~

24 小时达稳定血药浓度。护理中应注意：①部位选择，选择躯体平坦、干燥、体毛少、易于黏贴、不易松脱的部位，如前胸、后背、上臂和大腿内侧。②黏贴步骤：黏贴前用清水清洁皮肤，不使用肥皂或乙醇擦拭；待皮肤干燥后打开密封袋，取出贴剂，先撕下保护膜，不要接触黏贴层，将贴剂平整地贴于皮肤上；用手掌按压 30 秒，保证边缘紧贴皮肤。③每72 小时更换贴剂，更换时应重新选择部位。④贴剂局部不可直接接触热源，持续高热患者可考虑缩短贴剂更换间隔。⑤芬太尼透皮贴剂禁止剪切使用。⑥用后的黏剂需将粘贴面对折放回药袋处理，避免皮肤直接接触黏贴面。⑦注意观察药物不良反应并记录。

（4）阿米替林：作为传统经典的三环类抗抑郁药物，其安全性与耐受性相对较差，患者使用期间应严密观察疗效及不良反应，初次使用患者应从低剂量开始服用，用药期间避免驾驶车辆、操作机械、高空作业，如有头晕、直立性低血压反应应注意预防跌倒。作为癌痛的辅助用药，可以通过作用于中枢阿片类受体缓解慢性疼痛。该药起效时间需要一周左右，应告知患者坚持按时服药。

2）微创治疗的护理

（1）静脉自控镇痛（PCIA）：①开始应用 PCIA 之前应对患者进行知情同意告知，让患者及家属明确获益与风险，并培训患者及家属如何正确使用自控按键，禁止患者及家属自行调整参数。②医生开具 PCIA 医嘱后，医生、护士应双人审核医嘱单及参数。③在 PCIA 开始使用后，应记录用药开始时间、给药次数、用药剂量（mg），至少每 4 小时记录 1 次，观察患者有无出血、水肿，管路是否通畅、留置针是否脱落等。④注意穿刺部位护理，避免局部感染，如局部皮肤及血管无异常、静脉输液通畅、镇痛效果良好，可继续应用，无须更换穿刺针。⑤在应用过程中要严格遵守《麻醉药品和精神药品管理条例》，避免阿片类药物滥用，造成医疗风险及社会风险。⑥关注镇痛泵程序运行是否存在异常，避免因为电脑程序原因对患者造成损害。⑦密切关注患者心率、血压、呼吸频率、脉搏、氧饱和度等，应根据患者的疼痛情况及用药剂量确定监测时间、频率，对患者进行动态全面评估。

（2）鞘内药物输注系统植入术（IDDS）：①根据患者情况和实验室检查，酌情使用抗生素 1~3 天，术后复查相关指标。②建议患者常规术后绝对平卧不少于 6 小时；术中脑脊液丢失较多者需平卧 3 日进行补液和对症治疗；出现脑脊液渗漏，保守治疗效果不理想时，可考虑行硬膜外血补丁（prophylactic epidural blood patch，PEBP），即少量自血硬膜外注射。③密切监测患者各项生命体征，注意患者意识状态、心电图、氧合、切口和肌力情况；切口部位出血采用压迫止血，若形成血肿可加用腹带促进其吸收，必要时穿刺引流；一旦出现术后新的肌力改变，需要考虑椎管内血肿可能，必要时手术清除。④患者术后 3 天动态评估其疼痛，注意泵的运行情况与按压次数。⑤严密监测植入部位是否有疼痛、红斑、肿胀、发热和炎症指标，蝶形针和 PCA 药盒更换时间不超过 15 天，每次更换时应询问患者是否有发热、头痛等情况，同时行血常规和炎症指标检测，必要时行脑脊液常规和生化检查。

（3）内脏神经毁损技术：①心理护理，评估分析患者的心理情况，以热情、关心和支持态度，鼓励患者倾诉和宣泄情感，耐心听取患者的主诉和需求，并给予答复，同时积极取得家属配合，共同调节患者心理状态，减轻患者疼痛。②俯卧位训练，晚期癌症患者身体均极度虚弱，为增加患者对俯卧位的耐受性，术前3天指导和协助患者训练。向其说明术中、术后需取俯卧位是因为有利于乙醇的扩散，提高神经毁损的效果。练习时间从10分钟逐渐延长至30分钟，每日练习2~3次，中途如有不适立即停止。③手术当日常规禁食、禁水，重点评估和记录患者的生命体征、双下肢活动感觉情况和胃肠道、泌尿系统等症状及VAS评分等。④术后并发症的观察与护理，低血压：术中及术后均应严密监测患者生命体征，对血压低于基础血压20%的患者，常规补液，低于基础血压30%以上的患者，立即报告医生，给予吸氧、快速补液，患者术后须绝对卧床1日，次日可起床活动，起床时需有人照顾，防止因直立性低血压而致晕厥。腹泻：观察患者大便的次数、量、性质，有无腹痛，排除其他原因引起的腹泻，向患者说明无须使用抗生素和止泻剂；按医嘱给予患者阿托品0.5 mg肌内注射，每6小时1次。及时补充水分和电解质，防止脱水。腰背部烧灼痛：可能是乙醇向背部扩散、浸润脊神经根所引起，术后6小时内督促患者保持俯卧位，禁止仰卧，其间小便需在侧卧位下进行，以利乙醇将椎前腹腔神经丛毁损；遵医嘱间断肌内注射阿片类药物止痛，以增强患者对治疗的依从性。其他：尽管有CT等影像引导，但术中神经损伤和乙醇扩散引起的脊神经损伤导致的下肢麻木和乏力难以完全避免，故术前应认真向患者及家属交代可能的并发症，术后观察和记录患者的双下肢活动、感觉情况。乙醇吸收入血过快可致醉酒症状，为一过性的药物反应，应向患者及家属作好解释，取得理解和配合。

二、癌性骨痛

1. 概述

癌性骨痛是指由原发或继发肿瘤和肿瘤转移破坏或损伤骨骼引起的慢性疼痛，是最常见的慢性癌性疼痛类型。由于肿瘤直接浸润骨组织和激活局部伤害感受器，肿瘤压迫周围血管、软组织和神经组织，骨组织被破坏释放前列腺素等，80%的原发骨肿瘤有明显疼痛。骨转移通常有压痛，伴有自发性或运动相关性恶化，而且常为重度疼痛。在一些发生骨转移的癌症患者中，突发性肢体或背部疼痛要警惕可能发生了病理性骨折，股骨上端是最常发生的部位。骨性癌性疼痛的疼痛性质常表现为持续性胀痛、刺痛或刀割样痛等。根据骨转移病灶的病理特点，骨转移可分为溶骨型、成骨型和混合型3类。溶骨型骨转移使受侵蚀的骨强度下降，破骨细胞和成骨细胞活性之间的平衡被打破，破骨细胞活性增加，发生溶骨性破坏和肿瘤组织浸润，侵蚀和破坏支配骨髓的感觉神经。

2. 疾病的诊断与评估

癌性骨痛包括静息时持续性疼痛、静息时自发性的暴发痛和运动时诱发性的暴发痛。骨转移的诊断需要借助ECT及CT、MRI的检查和碱性磷酸酶等化验指标。静息性骨痛评估采用常规癌痛的评估方法；自发性和诱发性的骨痛评估可借鉴暴发痛的评估方法。暴发性疼痛的评估主要依据量表，艾伯塔癌症暴发性疼痛评估工具具有一定的针对性。另外，英国和爱尔兰姑息医学协会癌症暴发性疼痛的评估流程对癌症患者是否存在暴发性疼痛也能进行准确有效的评估。

3. 疼痛治疗与管理

1）药物治疗

阿片类药物是治疗骨转移性癌痛的基本药物，因骨转移性癌痛常合并炎性痛和神经病理性疼痛，临床可联合应用非甾体类药物和抗惊厥药物、抗抑郁药物。为减少骨不良事件发生，需定期应用双膦酸盐药物，必要时应用地诺单抗、放射性核素等。对于自发性与诱发性骨痛的发生，需处方镇痛药物。

（1）羟考酮缓释片：羟考酮是一种阿片类镇痛药，为纯阿片受体激动剂，其主要治疗作用为镇痛。为使缓释制剂达到 12 小时持续释放作用患者必须吞服整片药物，不得掰开、咀嚼或研磨。常见不良反应：便秘、恶心、呕吐、头晕、瘙痒、头痛、口干、多汗、嗜睡和乏力。

（2）双氯芬酸钠：双氯芬酸钠属非甾体抗炎药，有明显的镇痛、抗炎及解热作用。通过抑制环氧化酶而阻断前列腺素的合成而产生镇痛、抗炎、解热作用。它是非甾体抗炎药中作用较强的一种，它对前列腺素合成的抑制作用强于阿司匹林和吲哚美辛等。常用于骨科各类轻中度急慢性疼痛的治疗，如骨关节炎，类风湿关节炎，强直性脊柱炎等。不良反应主要包括头痛及腹痛、便秘、腹泻、胃烧灼感、恶心、消化不良等胃肠道反应。

（3）唑来膦酸：是目前应用最广的第三代双膦酸盐类药物，该药于 2002 年获批用于实体瘤及骨髓瘤骨病的治疗。唑来膦酸可以阻止骨钙释放以及骨重吸收，用于治疗高钙血症、恶性肿瘤骨转移、多发性骨髓瘤等患者的骨损伤。主要不良反应包括骨痛、恶心、发热等不适症状。

（4）地诺单抗：是一种全人源化的结合、中和核因子 NFκB 受体活化因子配基（receptor activator of NFκB Ligand，RANKL）的单克隆抗体，高黏附性特异性结合 RANKL，通过中和 RANKL 抑制破骨细胞的形成、功能及存活，抑制破骨细胞介导的骨破坏。美国 FDA 于 2010 年 11 月批准其用于实体瘤骨转移的治疗。地诺单抗与唑来膦酸相比，使用更加方便，只需每月皮下注射，在预防骨相关事件方面，也较唑来膦酸更有优势，但相对其价格更贵。常见不良反应较多，如贫血、心绞痛、房颤、眩晕、胃肠道反应等。

2）微创介入治疗

（1）肋间神经毁损技术：适用于肋骨转移破坏引起的疼痛。该技术是通过将肋间神经加热到 70~75℃，使其中传导痛、温觉的 A_δ 纤维和无髓鞘的 C 纤维破坏而仍保存传导触觉的 A_α、A_β 纤维的功能，达到既能缓解疼痛又能保持触觉的目的。

肋间神经毁损术的适应证：①肋骨转移破坏；②恶性肿瘤椎体转移、椎旁转移、胸膜转移等侵犯肋间神经；③开胸术后疼痛综合征。

（2）经皮椎体成形术（percutaneous vertebroplasty，PVP）。

PVP 能有效缓解因脊柱转移瘤或者椎体压缩性骨折导致的疼痛、改善脊柱稳定性。为病理性骨折提供姑息性治疗或预防性治疗途径。

PVP 的适应证：①恶性肿瘤所致的椎体转移性疼痛；②存在骨折风险；③经核磁共振成像或核素成像证实的有症状的椎体微骨折和（或）CT 提示溶骨性病变且椎体高度无明显变小；④骨转移放疗后疼痛不能缓解的患者。

PVP 的禁忌证：①聚甲基丙烯酸甲酯或造影剂过敏者；②椎体压缩性骨折高度>70%；

③存在脊髓压迫；④成骨性骨转移。

PVP 的常见不良反应：由于骨转移造成骨皮质不完整，有骨水泥泄漏可能。如骨水泥泄漏到椎旁、椎间隙、骨周围软组织，可能造成疼痛；如骨水泥泄漏到椎管，可加重疼痛，严重者会造成脊髓压迫，需紧急行外科手术；如骨水泥泄漏到椎旁静脉，有导致肺栓塞可能，严重者危及生命。

3）放疗、外科手术等治疗

如椎体出现转移，根据骨破坏的不同程度以及是否伴脊柱不稳定、脊髓压迫等情况可以选择放疗或外科手术等治疗措施。

4. 护理措施

1）药物治疗的护理

（1）羟考酮缓释片：①心理护理，详细介绍药物知识，消除家属和患者对药物成瘾的顾虑。②本药应完整吞服，压碎、咀嚼或溶解后会破坏缓释功效，导致羟考酮迅速释放和吸收，有达致死剂量的风险。③已接受口服吗啡治疗的患者，改用羟考酮时，每日用药剂量应按比例换算，即口服羟考酮 10 mg 相当于口服吗啡 20 mg，由于存在个体差异，应根据患者的个体情况确定用药剂量。④羟考酮缓释片应严格按照麻醉药品管理，指导患者和家属将剩余的阿片类镇痛药物交回原医疗机构，按相关规定处理。⑤羟考酮缓释片的不良反应及处理同吗啡缓释片。

（2）双氯芬酸钠：①宜餐后半小时服用，以减少对胃肠道的刺激。密切观察患者有无出血征象、有无黑便或柏油样便、进行性乏力等。②与阿片类药物联合应用可减轻癌痛，可减少阿片类药物的剂量，联合用药时注意药物的不良反应有无变化。③该药物具有"封顶效应"，注意不要超剂量使用。④用药期间患者应定期检查肝肾功能、血常规。

（3）唑来膦酸：①了解患者是否有牙科疾病，近期是否有牙科手术史，这些可能导致颌骨坏死。②慎与影响肾功能的药物、氨基糖苷类药物、利尿药同时使用，可增加肾功能损害、降低血钙。③告知患者应用唑来膦酸时可能出现的不良反应，多数不良反应轻微，最常见的不良反应为发热，可给予解热镇痛药物。④服药期间应每日补充钙（1200～1500 mg/d）和维生素 D（400～800 IU/d）。

（4）地诺单抗：①使用前注意患者电解质水平，重点关注血肌酐、血清钙、磷酸盐、镁等指标。②用药前必须摄入足够的钙和维生素 D 以防止发生低钙血症，于给药前和首次给药 2 周后监测血钙水平。③正在接受地诺单抗治疗的患者，不应随意停药，若因各种原因需停药者，建议转换至其他抗骨吸收药物治疗（如双膦酸盐）。④告知患者如果治疗过程中遗漏一剂地诺单抗，应尽快补充注射，以后按末次注射之日起每 6 个月注射 1 次。

2）微创治疗的护理

（1）肋间神经毁损技术：①术前告知患者术中进针时避免呛咳、挣扎与不合作。②当患者出现胸痛、呼吸困难时警惕发生气胸，肺压缩 30% 以内可密切观察，严重时锁骨下第 2 肋间抽气，不能缓解时，应做胸腔闭式引流。③局麻药过量或误入血管时会出现局麻药中毒反应，应立即停止用药，严密监测患者生命体征，维持患者正常呼吸，严格遵医嘱给予相关药物治疗，严重惊厥者可静脉注射硫喷妥钠，较为兴奋者可肌注苯巴比妥钠，若患者反应比较强烈，需约束四肢以防坠床，若反应较严重应做好抢救准备。患者清醒后进行心理护理，稳定患者情绪。④患者使用神经破坏药出现神经炎时可以用局麻药、激素、维生素混合液局部阻滞治疗。

（2）经皮椎体成形术（PVP）：①术前心理护理，消除患者及家属的紧张恐惧心理，向其讲解手术的基本过程、手术优点，帮助其树立信心、消除顾虑，但同时也要介绍手术可能出现的并发症。②术前指导患者在床上练习大小便及轴线翻身。③术后6小时严密观察患者生命体征的变化，患者须绝对卧床休息2小时后才能翻身。④观察患者穿刺部位有无出血、渗液、肿胀情况。⑤术后一过性发热及疼痛加重是术后常见症状，局部疼痛加重最常见，经休息或服用止痛药后疼痛缓解或消失。⑥观察患者有无脊柱压痛症状，当骨水泥注入椎体后如发生渗漏，就会压迫脊柱或神经根，导致双下肢感觉运动乏力、活动障碍。如有神经受压等情况立即报告医生进行处理。⑦功能锻炼和健康宣教，术后第1天护士应指导患者进行直腿抬高运动，练习骨四头肌等长收缩。术后第2天护士协助患者佩戴好腰围下床活动，若无不适应，可以自由活动。术后第3~5天教会患者做5点式或3点式拱桥式或飞燕式腰背肌功能锻炼。肥胖者、脊柱后凸严重者及严重的肺心病患者不适合飞燕式腰背肌锻炼。腰围固定4~6周方可取下。患者应在起床之前先戴好腰围，躺下后再解下腰围。3个月内避免弯腰负重。患者可适当户外活动，以促进钙离子的吸收，多吃含钙丰富的食物，如奶类，豆类等，如病情允许可适当练习太极拳，增加平衡能力，降低骨折的危险，定期回院复查。

三、癌性神经病理性疼痛

1. 概述

癌性神经病理性疼痛是指原发肿瘤和肿瘤转移破坏或损伤外周或中枢神经系统引起的慢性疼痛。由于肿瘤生长、压迫、浸润引起的外周神经、神经根、脊髓或中枢神经系统损伤影响血液循环，导致的疼痛大多为持续性烧灼样或针刺样疼痛，而常伴有相应神经区域的感觉异常或运动障碍。部分患者还可发生痛觉过敏，表现为对疼痛刺激的敏感性增加。慢性神经病理性癌性疼痛的症状不同，疼痛通常与受累的神经分布范围有关，其神经病理性机制与癌性疼痛的不良预后相关。正确识别神经病理性疼痛的机制很重要，是应用辅助镇痛药物的依据。

2. 疾病的诊断与评估

临床上进行神经病理性疼痛筛查推荐使用ID疼痛量表（表3-1-3）或DN4问卷（表3-1-4），其诊断特异性较高，可用于进一步明确诊断。

IASP 2008年推荐的神经病理性疼痛诊断标准为：

①疼痛位于明确的神经解剖范围。

②病史提示周围或中枢感觉系统存在相关损害或疾病。

③至少1项辅助检查证实疼痛符合神经解剖范围。

④至少1项辅助检查证实存在相关的损害或疾病。

肯定的神经病理性疼痛符合上述1~4项标准；很可能的神经病理性疼痛符合上述第

1、2、3或4项标准；可能的神经病理性疼痛符合上述第1和第2项标准，但缺乏辅助检查的证据。

表 3-1-3 ID Pain 量表

自测题	得分/分	
	是	否
你是否出现针刺样疼痛	1	0
你是否出现烧灼样疼痛	1	0
你是否出现麻木感	1	0
你是否出现触电样疼痛	1	0
你的疼痛是否会因为衣服或床单的触碰而加剧	1	0
你的疼痛是否出现在关节部位	-1	0

总分：最高分为5分；最低分为-1分

结果评估						
总分/分	-1	0	1	2	3	4	5
分析	基本排除神经病理性疼痛		不完全排除神经病理性疼痛	考虑神经病理性疼痛		高度考虑神经病理性疼痛	

表 3-1-4 DN4 问卷

序号	问题	得分/分	
		是	否
1	疼痛是否呈烧灼样	1 □	0 □
2	疼痛是否为冷痛	1 □	0 □
3	疼痛是否为电击样	1 □	0 □
4	疼痛部位是否伴有麻刺感	1 □	0 □
5	疼痛部位是否伴有针刺样感觉	1 □	0 □
6	疼痛部位是否伴有麻木感	1 □	0 □
7	疼痛部位体检是否有触觉减退	1 □	0 □
8	疼痛部位体检是否有针刺觉减退	1 □	0 □
9	疼痛是否会因轻触加重	1 □	0 □
总分			

注：每回答1次"是"计1分，回答"否"计0分，最后将分值相加，总分应为0~9分，>4分则高度考虑神经病理性疼痛。

3. 疼痛治疗与管理

1）药物治疗

对于癌性神经病理性疼痛，单用阿片类药物疗效欠佳，往往需要辅以辅助镇痛药物治疗改善患者症状。抗抑郁药物包括阿米替林、文拉法辛、度洛西汀等；抗惊厥药物包括加巴喷丁和普瑞巴林。对于伴神经压迫症状的患者，应使用类固醇激素。神经病理性疼痛常合并炎性疼痛，可加用非甾体类药物。目前不推荐长期使用类固醇激素和 NSAIDs。

（1）度洛西汀：度洛西汀是 5-HT 和去甲肾上腺素再摄取抑制剂。5-HT 和去甲肾上腺素均属中枢神经递质，在调控情感和对疼痛的敏度方面起着重要作用。度洛西汀能够抑制神经元对 5-HT 和去甲肾上腺素的再摄取，由此提高这两种中枢神经递质在大脑和脊髓中的浓度，故可用于治疗某些心理疾病，如抑郁症、焦虑症，并可缓解中枢性疼痛如糖尿病外周神经病性疼痛和纤维肌痛等。不良反应主要有嗜睡、镇静、消化道不适、恶心、呕吐、头晕、头痛、性欲改变。

（2）普瑞巴林：普瑞巴林是一种抗癫痫药，为 γ-氨基丁酸（GABA）类似物，结构和作用与加巴喷丁相似，具有抗癫痫、镇痛和抗焦虑活性的作用，但普瑞巴林的活性为加巴喷丁的 3~10 倍。不良反应主要有头晕、嗜睡、共济失调、体重增加等。

（3）塞来昔布：塞来昔布属于 NSAIDs，通过抑制环氧化酶-2 来抑制前列腺素生成。具有镇痛解热和抗炎作用，引起的全胃肠严重不良反应较非选择性 NSAIDs 低，又称选择性 COX-2 抑制药。主要用于缓解骨关节炎症状和体征，缓解疼痛及原发性痛经。

2）微创介入治疗

（1）射频热凝治疗技术：是常用的物理毁损技术，其通过射频电流阻断或改变神经传导，达到缓解疼痛的目的。

射频热凝术的适应证：肿瘤浸润或治疗导致的神经病理性疼痛。

射频热凝术的禁忌证：①穿刺部位皮肤、软组织感染；②全身严重感染；③凝血功能异常，有严重出血倾向；④合并精神疾病或严重心理异常；⑤严重心肺功能异常；⑥穿刺路径存在肿瘤侵袭；⑦体位欠配合。

射频热凝术的不良反应：常见的不良反应为气胸、出血、感染等。射频热凝术推荐用于胸部节段的神经、颈部及腰骶部，涉及肢体运动功能应慎用，除非已经存在肢体运动功能障碍。

（2）奇神经节毁损术。①奇神经节毁损术的适应证：直肠癌或其他恶性肿瘤导致的肛门会阴区局限性疼痛。②奇神经节毁损术的禁忌证：同射频热凝术的禁忌证。③奇神经节毁损术的不良反应：直肠穿孔、感染、瘘管形成、出血等，罕见不良反应为毁损药物扩散至腰骶脊神经周围或进入硬膜外导致的截瘫。由于奇神经节存在解剖学变异，疗效不确切，药物治疗效果欠佳者可尝试使用。

（3）放射性粒子植入术。

放射性粒子植入术的适应证：①肿瘤浸润神经干/丛导致的疼痛或功能损伤；②溶骨性骨转移导致的疼痛；③肌肉、软组织或淋巴结转移导致的疼痛。

放射性粒子植入术的禁忌证：①空腔脏器；②邻近脊髓区域。

放射性粒子植入术的不良反应：局部高剂量照射可造成放射性骨坏死、放射性神经、脊髓炎以及放射性脏器或皮肤损伤等。放射性粒子因存在放射性，推荐有相关资质的医疗机构，并配备接受过相关培训的专业医务人员开展此项技术；对于存在恶病质、一般情况差、生存期<2个月的患者不推荐使用。

4.护理措施

1）药物治疗的护理

（1）度洛西汀：①用药前告知患者该药属于抗抑郁药，除了治疗抑郁症还有治疗慢性疼痛的作用，让患者放开思想包袱，接受用药。②告知患者初始用药后可能出现头晕、恶心、嗜睡等不良反应时不要过于担心，可先减少剂量，适应后这些不良反应会逐渐减轻。选择饭后半小时左右服药，能减少对肠胃所造成的刺激。③该药起效时间约3周内，鼓励患者坚持用药。④严格遵医嘱用药，不私自调整用法和用量，以免对身体造成影响。⑤停药应逐渐减量，突然停药可出现撤药综合征。

（2）普瑞巴林：①普瑞巴林主要经肾脏代谢，肾功能减退的患者应调整剂量。②起始剂量为75 mg，每天两次，可在1周内根据疗效及耐受性增加至150 mg，每天两次。③指导患者按时服药，如需停药，建议至少用1周时间逐渐减量后停药。④由于该药使用后会有头晕、嗜睡等不良反应，告知患者服药期间避免驾驶车辆，操作机械和高空作业。

（3）塞来昔布：①用药前评估患者相关病史，重点了解患者是否有药物过敏、冠心病、胃肠道溃疡等病史。②长期用药者应定期复查血常规、肝肾功能等。③服药时间不受进食时间的影响，当剂量达到400 mg，每天两次时，应于进食时服药以促进吸收。④告知患者如出现严重不良反应应立即停药，到医院就诊。

2）微创治疗的护理

（1）射频热凝术：①术前：对患者进行心理护理，消除其治疗恐惧心理；指导患者练习俯卧位，腹部垫枕头，逐步坚持练习30分钟；常规局麻手术者，术前禁食2小时。②术后：患者应卧床休息12小时；观察患者生命体征、肢体感觉、运动及血供情况；根据情况佩戴颈托、腰围。

（2）奇神经节毁损术：①奇神经节接受腰骶部的交感及副交感神经纤维及盆腔及生殖器官的交感神经支配，主要用于癌症患者手术后会阴部疼痛的治疗。②术前指导患者进行俯卧位练习。③由于奇神经节与肛门直肠的水平距离平均为4.25 mm，术中容易穿刺过度刺破直肠导致脓毒血症，因此术后应密切监测患者生命体征，注意患者有无发热等感染症状。④操作中注意麻醉药是否误入血管导致药物的毒性反应，一旦发现局麻药中毒反应，立即对症处理，做好抢救准备。

（3）放射性粒子植入术：①植入粒子的局部皮肤可放置冰袋，减少肿胀疼痛。②鼓励患者进水及流食，减少酸性及富含氨基酸食物摄入。③粒子射线大多在患者体内，治疗后1~2个月，孕妇、儿童应与患者保持15 cm以上距离。④患者粒子治疗后可口服抗生素1周，酌情使用镇痛剂及对症处理药物。⑤粒子持续作用最长18个月，植入后第1天，第4~6周随访，其后每3个月1次，随访2年。

第二节 慢性癌症治疗后疼痛

一、慢性癌症术后疼痛

1.定义

癌症患者在外科手术后发生发展或加剧的疼痛,并在伤口愈合后持续存在,即手术后持续存在至少 3 个月;疼痛部位常位于手术区域,或者投射到位于该区域神经的支配区域;需要排除感染、肿瘤复发等其他原因引起的疼痛以及既往已经存在并持续至今的疼痛。

大多数癌症患者的一线治疗方式是手术切除肿瘤或肿瘤转移灶。与手术相关的慢性疼痛都是相同的,慢性癌症患者术后疼痛与其他术后慢性疼痛相同。这类疼痛还包括活检或胸腹腔置管引流术后引起的慢性疼痛。

慢性癌症患者术后疼痛在肺癌术后(开胸后疼痛)或乳腺癌术后(乳房切除术后疼痛)尤为常见。肺癌开胸术后 3 年内有 33% 的患者会发生疼痛,其中中到重度疼痛占比 11%~18%。据报道在切除乳房的女性中,术后 9 个月出现持续性疼痛的患者占比为 63%,其中有 25% 为中到重度疼痛。术后疼痛的主要机制可能是手术导致的神经受损,但并不仅限于此。

2.发病机制

癌症患者会经历急性术后疼痛,但有时急性疼痛会进展为慢性疼痛,急性疼痛向慢性疼痛转化的分子机制十分复杂,尚未完全阐明。大部分慢性癌症患者术后疼痛与术中周围神经组织损伤有关,手术可能造成组织损伤、神经损伤和炎性反应,进而导致外周敏化和中枢敏化。术前疼痛和控制不良的急性术后疼痛是与慢性术后疼痛相关性最强的两个因素。慢性癌症患者术后疼痛同时还受到心理因素的影响,术前焦虑和严重的灾难化心理特质也是慢性癌症患者术后疼痛发生的相关危险因素。

3.疼痛的治疗和管理

1)药物治疗

按时镇痛:根据所给予的药物代谢半衰期按时给药,维持患者体内平稳能有效镇痛所需的血药浓度,减轻患者的疼痛。

按需镇痛:根据个体差异,依照 WHO 的三阶梯镇痛原则及患者需求,给予患者个性化的镇痛方案。多建议将按时镇痛与按需镇痛相结合,即持续给予小剂量药物镇痛,按患者需要追加镇痛药物。

预防性镇痛:手术产生的创伤和术后的炎症反应,会导致患者中枢及外周痛觉敏化,预防性镇痛是指从术前到术后一段时期内,采用持续的、多模式的镇痛方案进行预防性镇痛,实现长时间覆盖术前、术中和术后的有效镇痛,从而减少手术应激和痛觉敏化。减少术后急性疼痛的发生,避免其进展成慢性疼痛。推荐选择可以通过血脑屏障的药物用于预防性镇痛。

2）介入治疗

（1）神经阻滞治疗：指利用化学或物理的方法作用于外周神经干神经丛、交感神经及脊神经根等神经组织内或附近，以阻断神经传导功能的治疗方法。

（2）鞘内药物输注系统治疗：鞘内给药以及其他介入治疗被认为是 WHO 疼痛阶梯的第四步。经腰骶部蛛网膜下隙入颅脑桥前池置管治疗头面部癌痛可获得良好镇痛效果。

（3）射频治疗：属于微创治疗方法，是指利用特定穿刺针精确输出高频电波，使局部组织产生局部高温，或热凝固的作用。臭氧注射术具有抗炎镇痛及强氧化作用。

（4）神经电刺激：经皮肤、经外周、经脊髓、运动皮层电刺激的神经调节是慢性疼痛管理的重要组成部分，特别是针对手术失败综合征、复杂区域疼痛综合征和慢性神经病等情况。

3）心理治疗：认知行为疗法能纠正患者不良认知，通过放松训练及暗示疗法，来影响患者心理和行为缓解患者焦虑不安的情绪。

4. 护理措施

1）疼痛评估

疼痛是患者的主观感受，需要根据疼痛评估的目的选择评估工具，根据疼痛部位、性质、暴发痛的频次进行疼痛全面评估。疼痛全面评估应选择多维度疼痛评估工具，如简明疼痛评估量表（BPI）。同时可根据评估对象的人群特点进行合理选择疼痛评估工具，如数字疼痛强度评估量表、面容表情疼痛评估量表、行为疼痛量表、重症监护疼痛观察工具等。选择了合适的疼痛评估工具，在全程疼痛管理中应连续使用，以保证医、护、患疼痛评估结果的一致性。

2）观察药物不良反应

（1）镇静联合用药：阿片类或抗抑郁药与催眠镇静剂联合使用可增加药物镇静作用，患者使用后，需观察患者神志，及时调节药物治疗方案，避免患者出现嗜睡、昏睡、过度镇静等症状。

（2）呼吸抑制：阿片类药物与抗抑郁药物联合用药时可能加重呼吸抑制，需特别关注患者呼吸的变化，避免呼吸抑制。一旦发生呼吸抑制，应立即终止阿片类药，给予氧气吸入，及纳洛酮对抗。

（3）肝肾毒性：抗惊厥类药物或 NSAIDs 与对乙酰氨基酚联合使用，单次超量或长期大剂量使用时，可导致肝肾毒性增加，同时疗效降低。按需给药的同时，应注意药物的剂量及给药方案的调整。

（4）消化道反应：忌服两种或两种以上的非甾体抗炎药物，勤加观察患者有无消化道出血，若恶心、呕吐发生率高，可用昂丹司琼进行预防。

（5）排尿困难：阿片类药物与镇静剂及抗抑郁药物联合使用时，患者尿潴留风险增加，可进行局部按摩、针灸处理，必要时导尿，注意预防尿道感染。

（6）便秘：使用阿片类药物会导致患者便秘，患者可每日服用促进排泄的药物如番泻叶等，同时每日摄入一定量的膳食纤维，增加水分摄入，此外可适当活动，增强肠胃蠕动。

3）心理护理

评估患者疼痛时，护理人员要做到细心、耐心、用心，积极帮助患者缓解疼痛。通过健康教育，引导患者主动报告疼痛症状，消除患者的恐惧感。患者担心麻醉药物成瘾及不良反应，拒绝使用药物时，告知患者镇痛药物成瘾的相关知识；麻醉药物在患者中成瘾率只在1%左右，即便出现成瘾也可以治疗；三阶梯药物"无封顶效应"，无剂量极限性，同时不良反应也不增加。患者主动配合医护人员规范使用镇痛药物，有利于减轻疼痛，有利于医护人员及时有效地实施镇痛操作，减少患者暴发痛的次数，有效控制疼痛。

二、癌症药物治疗后慢性疼痛

1. 定义

癌症药物治疗后慢性疼痛（chronic postcancer medicine pain，CPCMP）是指由任何抗癌药物引起的慢性疼痛，包括全身化疗、生物治疗和激素治疗等使用的药物。最常见的抗癌药物为全身化疗药物，给药方式包括静脉注射或口服。然而，经常使用的激素药物，如抗雄激素（阿比特龙 abiraterone 和比卡鲁胺 bicalutamide），抗雌激素（他莫昔芬 tamoxifen），促黄体激素抑制剂（戈舍瑞林 goserelin）和芳香酶抑制剂（阿那曲唑 arimidex 和来曲唑 letrozole），与各种不同的慢性疼痛综合征有关。新的生物疗法（如单克隆抗体和蛋白激酶抑制剂等）作为靶向治疗的手段正越来越多地被应用癌症治疗。同时用于治疗癌症骨转移的双膦酸盐，也可能导致下颌骨坏死和疼痛，糖皮质激素可导致股骨头坏死和疼痛等。

癌症药物治疗中最常见的抗癌药物为全身化疗药物，可导致慢性痛性化疗后神经病变多发。由于治疗原发肿瘤或肿瘤转移多采用静脉或口服化疗，慢性周围性神经病理性疼痛。引起周围神经病变的常用化疗药物包括生物碱类、紫杉类、铂类、沙利度胺和蛋白酶体抑制剂。疼痛可以在第一次化疗后就出现，但通常剂量具有累积性，60%的患者在化疗或一些蛋白激酶抑制剂治疗3个月后出现，30%的患者在治疗6个月后甚至更长时间才出现。治疗前就存在的神经病变是慢性炎性化疗后神经病变发生的危险因素。可表现在手和脚部，有时影响面部，甚至从手脚延伸到手臂和小腿，病变区呈手套和袜套样分布。疼痛性质通常为刺痛或烧灼样痛，也可被描述为一种"放电样感觉"。

2. 发病机制

不同种类的化疗药物导致的神经病理性疼痛的机制略有不同，主要涉及对神经轴突微管的损伤、破坏线粒体的功能、干预炎性反应、调控离子通道活性与免疫调控过程等。化疗药物通过调控神经元的能量代谢、结构功能等，促进外周神经病理性疼痛的产生与发展。其发生机制复杂，且各种机制间相互影响，但一些共同的通路是多种化疗药均会影响的，可作为研发靶向药物的主要方向。

骨髓抑制、周围神经病变和肾毒性是3种常见的严重化疗不良反应，常导致化疗药物无法达到有效剂量。其中肾毒性与骨髓抑制均有较好的防范与保护措施，而化疗导致神经病变所继发的神经病理性疼痛目前仍不能得到很好的控制。长春新碱、紫杉醇、铂类化合物等化疗药物有神经毒性作用，用于肿瘤治疗时会产生神经痛症状，导致的痛觉过敏和感觉异常可持续数天或数周，甚至在停止治疗后仍会继续存在。

3. 疼痛治疗和管理

1）药物治疗

（1）度洛西汀：度洛西汀是目前临床唯一公认可改善化疗所致周围神经病理性疼痛的药物。其对 5-HT 和去甲肾上腺素再摄取具有很强的抑制作用，进而提升患者脊髓以及大脑中的 5-HT 以及去甲肾上腺浓度，可增强上述 2 种神经递质在痛觉敏感及情感调控中的作用，增强患者机体承受疼痛的能力。

（2）抗癫痫药：有研究发现抗癫痫药有阻断通道的作用，并能够改善各种原因引起的神经痛。卡马西平的衍生物奥卡西平可防治周围神经毒性，普瑞巴林可减轻紫杉醇和长春新碱的周围神经毒性，不产生依赖和积累，可能与其钙通道阻断有关。

（3）甲钴胺片：该药物能够有效促进机体神经系统中神经元髓鞘及卵磷脂的形成，从而对轴突再生、促进神经生长产生较强的刺激作用。

（4）单唾液酸四己糖神经节苷脂注射液：具有保护神经系统免受神经毒性物质损伤，并促进神经重塑的作用，多用于周围及中枢神经系统病变的治疗。

（5）复方曲肽注射液：含有治疗神经损伤及其引起的脑功能障碍后遗症的曲克芦丁、多种氨基酸、多种神经节苷脂、活性多肽等活性物质，能抑制血小板的聚集，有防止血栓形成的作用，并能调节和改善脑代谢，加速病变、损伤的神经组织再生修复，有恢复神经功能和清除神经病变症状的作用。

（6）还原型谷胱甘肽：是机体防御各类氧化反应的重要物质，其结构中含有巯基，能够将机体受侵害时生成的 H_2O_2 还原为 H_2O，从而保护神经细胞。

（7）中药治疗：温络通洗剂、阳和汤，可温经通络，活血化瘀。

2）微创介入治疗

（1）周围神经纤维减压术：周围神经纤维减压术是周围神经病理性疼痛的常用治疗方法，用于 Ⅱ 型复杂区域疼痛综合征、痛性糖尿病周围神经病变等。

（2）脉冲射频治疗：脉冲射频是一种治疗或改善周围神经病变的介入方法，其机制为脉冲射频激发疼痛信号传入通路的可塑性改变，产生疼痛的抑制作用。

（3）神经调控治疗：神经电刺激术是通过体内植入刺激电极和脉冲发生器，采用电刺激的形式对疼痛感觉的传导、递呈、形成等环节进行调制，达到减轻或消除疼痛的效果。

（4）周围神经电刺激：周围神经电刺激的镇痛机理与闸门控制机制激活有关，刺激周围神经纤维抑制了 C 纤维的活性，从而降低了脊髓后角神经元对伤害性刺激的反应。

4. 护理措施

1）疼痛的护理

评估患者疼痛时护理人员应遵循"常规、量化、全面、动态"的评估原则，做到按时发药，按需给药。掌握正确的用药剂量、时间和途径。观察患者用药后的反应。同时保持病房良好的环境，鼓励患者摄入高蛋白、高热量食物，建议患者少食多餐。做好睡眠指导，患者如入睡困难，可根据医嘱适当地给予助眠药物。通过松弛疗法、音乐疗法，放松患者的身心，以缓解患者疼痛。

2）不良反应护理措施

（1）药物外渗：在输注化疗药物过程中可能出现外渗，一旦外渗，应及时采取应急措施：立即停止药物的输注，保留针头，回抽药液后拔出针头。予0.4%普鲁卡因局部封闭，24小时局部持续冰敷，严重者用50%硫酸镁进行湿敷，加强观察，避免患者出现局部冻伤或压力性损伤。早期及时处理，减少因皮肤神经损伤导致的疼痛。

（2）恶心、呕吐：建议患者少量多餐，清淡饮食，发生呕吐后，及时嘱患者头偏向一侧，防止窒息、呛咳，予温水漱口，卧床休息。患者呕吐加重时，应暂时禁食，可使用止呕药物如昂丹司琼等。

（3）腹泻：建议患者以流质、半流质、低纤维素的清淡饮食为主，遵医嘱使用止泻剂如蒙脱石散等，记录患者大便的次数、颜色、形状及性质，协助患者做好肛周皮肤护理，并保护性用药。对于腹泻严重的患者，给予静脉补液，或肠外营养，补充水分及电解质。

（4）骨髓抑制：建议有出血倾向的患者摄入高蛋白、高热量食物，使用细毛牙刷，柔软衣物，减少抠鼻动作，避免出现口鼻及皮肤出血。各项护理操作应轻柔，有创操作后按压时间应在5分钟以上。同时注意严格执行无菌操作，由于患者白细胞计数低，需要进行保护性隔离。床单位应每天进行消毒，病室开窗通风，减少探视，避免交叉感染。做好个人预防，保持皮肤清洁干燥，床单位整洁，预防压疮。

（5）肝肾功能：患者在治疗过程中及治疗后应持续大量补液，促进尿液排出，以减少肝肾毒性。定期监测肝肾功能，予护肝治疗。如出现尿液排出减少，应使用利尿药物，加强尿量观察，及早发现尿量变化。

3）心理护理

任何负面的情绪都可能导致疼痛的加剧，尤其是慢性疼痛患者，长期的疼痛加癌症易引起恐惧、焦虑、抑郁等负面情绪。护理人员应及时给予患者帮助，帮其树立克服疼痛的信心，做好疼痛治疗护理的解释工作，鼓励患者家属尽可能地多陪伴患者，为其提供社会和家庭的支持。

三、慢性放射治疗后疼痛

1. 定义

慢性放射治疗后疼痛（chronic postradiotherapy pain）是指对原发肿瘤或肿瘤转移进行放射治疗时，照射颅内神经、骨骼或软组织的延迟性损害所致的慢性疼痛。慢性放疗后疼痛很少见，但随着癌症患者长期生存率的提高，人们对该疼痛有了更多的认识。这类疼痛的发生可始于放疗结束后几个月内或数年后，发生的危险因素包括总治疗剂量过大、每次放疗剂量大以及联合使用手术或化疗治疗。尽管总体发病率正在下降，但是依然有约2%的乳腺癌幸存者和高达15%的头颈部癌症幸存者经历过这种疼痛，诊断时须先排除癌症复发引起的疼痛。慢性放疗后疼痛最常见的形式是辐射引起的慢性神经病变，ICD-11诊断分类中对此单独进行了描述。这类疼痛的其他形式包括慢性骨盆疼痛和慢性头颈疼痛。慢性骨盆疼痛和腰部疼痛也可能是由不全骨折引起的。

辐射引起的慢性痛性神经病变（chronic painful radiation-induced neuropathy，CPRIN）是指对原发肿瘤或肿瘤转移进行放射治疗时，照射颅内神经系统的延迟性损害所致的慢性疼痛。它可能是辐射引起的纤维化导致的神经压迫引起的，但也可能是微血管缺血后的神经和血管直接损伤引起的。通常在放疗数年后发生，并通常是进行性且不可逆的。最常见的辐射引起的神经病变是臂丛神经病变，可能在乳腺癌或肺尖部癌的放射治疗之后发生。然而，盆腔放疗后的腰神经丛病变和颈椎放疗后的脊髓轴向神经病变也有报道。慢性痛性多发神经病变分类也包含了该类诊断。

2. 疼痛的治疗与管理

1）药物治疗

（1）NSAIDs：分为非选择性 NSAIDs 和选择性 NSAIDs，此类药物具有解热、镇痛、抗炎、抗风湿作用。非选择性 NSAIDs 代表药物包括氟比洛芬酯等，氟比洛芬酯可以透过血脑屏障，作用于中枢，可用于预防性镇痛。主要毒性作用是胃肠道不良反应，但其在节省阿片类药物用量、降低阿片类药物相关不良反应方面更具优势，更适合多模式镇痛。选择性 NSAIDs 包括帕瑞昔布、塞来昔布等。其优势是可以降低胃肠道不良反应的发生，但存在增加患者心血管不良事件的风险。因此临床应用时需权衡治疗获益和风险。

（2）对乙酰氨基酚：具有解热镇痛的作用，相比非甾体抗炎药物不良反应更少，对胃黏膜无明显刺激。单独应用对轻至中度疼痛有效，与阿片类或曲马多或非甾体抗炎药物联合应用，可发挥镇痛相加或协同效应。限制剂量可减少因疏忽而造成的对乙酰氨基酚过量引发的肝脏衰竭甚至死亡的风险。

（3）阿片类药物：通过结合中枢神经系统和外周的阿片受体发挥止痛镇静作用。根据镇痛强度可分为弱阿片类和强阿片类药物。弱阿片类主要用于轻、中度急性疼痛的口服镇痛，主要包括可待因、曲马多等。而强阿片类主要用于重度疼痛的镇痛，主要包括芬太尼、舒芬太尼、吗啡、哌替啶、羟考酮等。地佐辛镇痛作用与吗啡相似，呼吸抑制轻，有研究表明不论是镇痛作用还是其不良反应都具有封顶效应，故联合使用其他类别镇痛药有一定的协同作用。盐酸羟考酮对于内脏痛、癌性痛和术后疼痛治疗有显著的效果，且起效快、不良反应少，呼吸抑制作用轻微。

（4）局部镇痛药物：目前广泛用于胸外科术后镇痛的局部镇痛药物主要包括利多卡因、罗哌卡因、布比卡因、氯普鲁卡因。

（5）抗抑郁药物：主要包括三环类抗抑郁药和新型的抗抑郁药，如盐酸阿米替林、度洛西汀、文拉法辛等。

（6）其他镇痛药物：术前静脉注射小剂量氯胺酮或口服普瑞巴林、加巴喷丁对术后镇痛和抑制中枢敏化有重要作用，同时还可减少阿片类药物的使用。右美托咪定联合阿片类药物及其他镇痛药物用于术后静脉自控镇痛能显著降低阿片类药物和其他镇痛药的用量，同时可降低疼痛评分。镇痛药的多样化，使联合用药更普遍，也是目前术后镇痛的常规措施，但联合用药的药物如何选择仍是目前临床医生的一大难题及研究热点。

2）非药物治疗

（1）介入治疗：对于慢性放射治疗后疼痛，可运用射频、臭氧注射术、神经电刺激、超声引导下的神经阻滞等治疗方法。神经电刺激中经外周神经电刺激，可用于治疗放疗引起的慢性痛性神经病变，通过刺激外周或脊髓的低阈值神经纤维，激活脊髓水平的抑制系统，抑制外周神经电刺激疼痛信号，中枢神经系统更高中心的传输来降低其疼痛水平，达到疼痛缓解的目的。

（2）针灸止痛：通过刺激穴位、达到疏通经络、活血行气的镇痛作用。针灸局部治疗及经络腧穴可达到益气补血、调节阴阳的目的。常见的镇痛穴位包括郄穴、募穴、下合穴、谷配太冲穴。

（3）心理干预：通过认知行为疗法可改变患者思维或者行为方式，纠正其不良认知，消除其不良情绪和心理行为。同时通过音乐疗法中声波传递，作用于患者大脑及脑干结构，来调节大脑皮质，达到调节机体功能，改善患者情绪状态，缓解患者焦虑情绪，减轻患者疼痛的目的。

3. 护理措施

（1）疼痛护理：患者放射治疗前、中、后期全程都可能伴有疼痛。应及早、有效、充分、持续地予以镇痛，以避免慢性疼痛的出现，提高治疗依从性、提高患者生活质量。对于放疗引起的局部损害，周围神经损伤纤维化，患者疼痛予以准确记录，了解疼痛控制障碍及护理可干预的环节，如对于吞咽困难的患者，无法口服给药时，可通过静脉、皮下、经皮给药等。给药后建立护理疼痛评估记录单，进行疼痛的复评，及时处理患者疼痛，加强对患者及家属的宣教，使其正确认识疼痛，最终有效地控制疼痛。

（2）全身反应的护理：放疗会引起一系列功能紊乱及失调，如低热、食欲降低、乏力、恶心呕吐等，一般情况下患者可适当休息，加强营养，多饮水，饮水量达到 3000 mL/d，严重情况下需对症支持治疗。患者口腔黏膜出现充血、血肿、斑点、溃疡时，需加强口腔清洁，使用软毛牙刷，采用康复新等药物保护口腔黏膜。对于吞咽困难疼痛明显者，可在进食 15~30 分钟后使用 2% 利多卡因含漱镇痛。患者出现进食困难时，观察患者有无呛咳，及时发现是否穿孔，一旦发现立即禁饮禁食，停止放疗，并补液支持治疗。

（3）血液系统的护理：患者放疗后 2 周可能出现全身反应，主要表现为白细胞降低，若第 3 周出现血小板计数下降，需要对患者进行保护性隔离。应减少探视，保持病室清洁，严格执行无菌操作。加强患者口腔及皮肤的护理，遵医嘱使用抗生素及升血小板药物。

（4）皮肤的护理：患者照射后会出现不同程度的皮肤反应，Ⅰ、Ⅱ度皮肤反应称为干性皮炎，一般不停止放疗。患者切忌抓挠皮肤，可在局部涂比亚芬 2~3 次，以保护放疗区域皮肤，再针对出现的皮肤症状采取相应的处理。如患者出现瘙痒可使用滑石粉、痱子粉等止痒。Ⅲ度皮肤反应称为湿性皮炎，此时应停止放疗，并进行对症处理。对于大水疱，需立即消毒并用无菌注射器抽出渗液，敷无菌凡士林纱布，保护受损皮肤。留取渗液做细菌培养及药敏试验，并使用抗生素控制感染。Ⅳ度皮肤反应是在Ⅲ度反应不能及时控制时形成的溃疡，需对症处理伤口愈合后方可继续治疗。

（5）饮食护理：注意营养的补充，保证摄入足够的蛋白质及热能。忌食辛辣、刺激性食物，忌烟酒。

参考文献

[1] 李小梅，袁文茜，曹伯旭，等.慢性癌症相关性疼痛[J].中国疼痛医学杂志，2021，27(3)：161-165.

[2] 徐波，陆箴琦.癌症疼痛护理指导[M].北京：人民卫生出版社，2017.

[3] 中国抗癌协会癌症康复与姑息治疗专业委员会(CRPC)，难治性癌痛学组.难治性癌痛专家共识(2017年版)[J].中国肿瘤临床，2017，44(16)：787-793.

[4] 中国医师协会疼痛科医师分会癌痛与安宁疗护专家组，中华医学会疼痛学分会癌痛学组，樊碧发.癌痛患者静脉自控镇痛中国专家共识[J].中华医学杂志，2023，103(11)：793-796

[5] 韦海楼，陈芳芳.山莨菪碱治疗尿石症患者不良反应观察及护理[J].临床合理用药，2014，7(2A)：80-81.

[6] 北京护理学会肿瘤专业委员会，北京市疼痛治疗质量控制和改进中心.北京市癌症疼痛护理专家共识(2018版)[J].中国疼痛医学杂志，2018，24(9)：641-648.

[7] 周建芳，姚明，雷龙.CT引导下腹腔神经丛毁损术治疗晚期胰腺癌痛的护理[J].护理学报，2010，17(2B)：65-66.

[8] 廖立青，贺善礼，李义凯，等.奇神经节的临床解剖学观测及临床意义[J].中国疼痛医学杂志，2016，22(11)：868-870.

[9] SUGIYAMA Y, IIDA H, AMAYA F, et al. Prevalence of chronic postsurgical pain after thoracotomy and total knee arthroplasty：a retrospective multicenter study in Japan(Japanese Study Group of Subacute Postoperative Pain)[J]. J Anesth, 2018, 32(3)：434-438.

[10] 朱云柯，林琳，廖虎，等.中国胸外科围术期疼痛管理专家共识(2018版)[J].中国胸心血管外科临床杂志，2018，25(11)：921-928.

[11] 巴茜远，郝悦，肖礼祖，等.化疗所致神经病理性疼痛机制的研究进展[J].中国疼痛医学杂志，2021，27(5)：367-371.

[12] 樊碧发.化疗所致周围神经病理性疼痛中西医诊治专家共识[J].中华肿瘤防治杂志，2021，28(23)：1761-1767，1779.

[13] 钱自亮.癌症疼痛的临床治疗[M].北京：人民卫生出版社，2019.

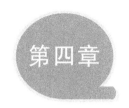

第四章

慢性术后或创伤后疼痛的护理管理

第一节 慢性术后疼痛

一、截肢后慢性疼痛

1.定义

截肢后慢性疼痛(chronic pain after amputation)是指在肢体截肢手术后,患者在术后较长的时间内(通常超过 3 个月),经历持续性、持久性或间歇性的疼痛感觉。这种疼痛通常出现在截肢部位或相关的肢体区域,而且常规疼痛处理方法难以有效缓解。截肢后慢性疼痛可以对患者的生活质量造成严重影响,包括功能障碍、情感困扰以及社交和心理方面的问题。

2.诊断标准

根据疼痛医学协会(IASP)的建议,截肢后慢性疼痛的诊断需要患者同时满足以下条件。①截肢史:患者需要有已知的肢体截肢史,通常是在截肢手术后的时间内(通常超过 3 个月)出现疼痛;②持续性疼痛:疼痛是持续性或持久性的,持续时间至少 3 个月;③疼痛部位:疼痛通常应位于截肢部位或与之相关的肢体区域;④疼痛特征:疼痛应具有特定的特征,可以描述为钝痛、刺痛、灼热感、抽搐或其他不适感觉;⑤疼痛强度:疼痛的强度可以在不同的时间内有所变化,但通常应达到足以影响患者日常生活和功能的程度;⑥疼痛影响:疼痛对患者的生活质量、日常功能、情感状态和社交互动造成了明显的不利影响;⑦排除其他原因:应排除其他可能导致类似疼痛症状的原因,如感染、神经病变、瘢痕组织形成或肿瘤等。

3.病因与发病机制

截肢后慢性疼痛的病因和发病机制是一个复杂的问题,目前尚无确切的单一解释,但涉及多个因素,包括神经学、炎症性、心理社会和遗传学等方面,研究表明可能与以下机制有关。①神经元重塑和异常信号传导:截肢后,周围神经系统和中枢神经系统会发生结构和功能性的改变，导致神经元重塑和异常的神经信号传导。这可能包括对感觉神经元的异常兴奋和疼痛信号传递增加。②神经炎症和炎症介质：炎症反应和炎症介质在截肢后慢性疼痛的发病机制中也可能发挥作用，炎症过程可以导致疼痛感觉的增强和神经元的兴奋。③神经内分泌系统：神经内分泌系统的变化也可能与截肢后慢性疼痛相关。例如，肾上腺皮质激素和甲状腺激素的改变可能与疼痛的发生和维持有关。④心理社会因素：心理社会因素，如焦虑、抑郁、术后创伤和社会支持水平，也可能在截肢后慢性疼痛中扮演重要角色。

4. 风险因素

(1) 术后并发症：截肢手术后的并发症，如感染、创伤、神经损伤或缺血，可能会增加截肢后疼痛的风险。

(2) 神经病变：术后神经损伤或神经病变，包括坏死和再生过程，可能导致异常的神经信号传导，增加疼痛发生的可能性。

(3) 术后疼痛护理不充分：不充分或不恰当的术后疼痛护理可能会加重疼痛，影响康复进程，增加截肢后慢性疼痛的风险。

(4) 精神健康因素：焦虑、抑郁、术后创伤和其他精神健康问题可能会增加患者截肢后疼痛的感知和持续性。

(5) 炎症和免疫反应：炎症性和免疫反应的变化可能与截肢后疼痛的发病机制有关，特别是在创伤后的早期阶段。

(6) 切断水平：截肢部位的切断水平可能与疼痛的类型和强度有关，较高水平的切断可能与更高的疼痛风险相关。

5. 临床表现

(1) 残肢疼痛：通常是指位于截肢部位的疼痛，可以表现为刺痛、钝痛、烧灼感或抽搐等不同的疼痛特征。

(2) 幻肢疼痛：患者感觉到疼痛来自被截肢的肢体，通常以虚拟的肢体部位为中心，疼痛可以是持续性的、间歇性的或触发性的。

(3) 残肢感觉异常：包括对触摸、温度、压力或振动等感觉的异常，如过度敏感。

(4) 感觉运动失调：可能包括感觉与运动之间的不协调，患者感觉到疼痛与肢体运动或肌肉紧张度之间存在关联。

(5) 幻觉：患者可能会感觉到幻肢的存在，如幻觉的触感、振动或肌肉收缩。

(6) 运动功能受损：一些患者可能会在截肢部位经历运动功能的受损，表现为肢体无法自由移动或执行特定动作。

(7) 幻觉性肢体畸形：这包括患者感觉到幻肢存在于不正常的姿势或位置，或者出现肢体扭曲的感觉。

(8) 神经系统体征：可能出现与疼痛有关的神经系统体征，如肌肉痉挛、病理性反射或触发点敏感。

6. 疼痛治疗与管理

1) 药物治疗

药物选择应针对最困扰患者的症状，同时考虑任何可能发生的不良反应。从低剂量开始并逐渐增加药量，以提高耐受性。

（1）NSAIDs：NSAIDs 如布洛芬是用于减轻与炎症相关的疼痛和不适感的药物。NSAIDs 通过抑制炎症反应中的炎性介质合成，来减轻疼痛和不适感。通常口服剂量会因患者的需要和具体药物而异。例如，布洛芬的常见剂量为每次 200~400 mg，每日 2~4 次。不良反应包括胃肠道不适、胃溃疡、出血风险增加等。因此应在餐后服用以减少胃肠道的不适，长期使用可能导致胃溃疡和出血，应定期监测。

（2）阿片类药物：阿片类药物是一类强效镇痛药物，通过与中枢神经系统的阿片受体相互作用来缓解疼痛。阿片类药物可以用于缓解中度到重度的截肢后疼痛。常见的阿片类药物包括吗啡、哌替啶、羟考酮等。用法应遵循医生的处方，通常需要根据患者的疼痛程度进行调整。阿片类药物可能引起便秘、恶心、呕吐、头晕、嗜睡、药物依赖和耐受性等不良反应。长期使用可能导致药物滥用和成瘾。

（3）局部麻醉药物：局部麻醉药物通过阻止神经传导来缓解疼痛，通常以局部注射或贴敷的方式使用。局部麻醉药物如利多卡因，可以通过贴敷或注射到截肢部位来减轻截肢后疼痛。不良反应包括局部过敏反应、局部刺激、瘙痒或皮肤变色等。

（4）肌松药物：肌松药物通过减轻肌肉紧张度来缓解与截肢后疼痛相关的不适感。剂量和用法会因具体药物而异，通常需要医生的指导。例如，环甲氧酮的剂量为每次 5~10 mg，每日 3 次。这些药物可能引起嗜睡，因此应避免在驾驶和操作机械前服药。

（5）抗抑郁药物：抗抑郁药物在低剂量下可用于治疗神经性疼痛和精神问题，在治疗神经性疼痛时，抗抑郁药物的作用机制可能与其影响中枢神经系统的神经递质水平有关。

（6）钙通道拮抗剂：钙通道拮抗剂通过抑制细胞膜上的钙通道，减少钙离子进入神经细胞，来减轻神经细胞的兴奋性，阻止神经冲动的传播，从而减轻幻肢疼痛。剂量和用法通常由医生根据患者的需要来确定。这些药物可能会引起头晕和心律失常，需要密切监测。

2）非药物治疗

截肢后疼痛的非药物治疗方法可以针对患者的具体情况和需要进行个性化选择。以下是一些适用于截肢后疼痛的非药物治疗方法。

（1）物理疗法：主要包括康复训练、冷热疗法、针刺治疗。①康复训练：康复训练通常被视为非药物治疗中的核心元素。它有助于提高患者的体能、适应性、平衡和移动能力。物理治疗师可以根据患者的特定情况制订个性化的康复计划。②热疗和冷疗：热敷和冷敷可用于减轻截肢后疼痛、肌肉紧张度和炎症。③针刺治疗：作为标准治疗的辅助治疗，针刺治疗可以缓解疼痛，提高患者生活质量，电针也可以改善患者疼痛和疲乏症状，在减轻截肢后疼痛的远期疗效方面也有一定帮助。

（2）生物反馈：生物反馈是一种利用特殊设备监测和反馈身体某些生理过程的技术，旨在帮助个体通过意识控制来调节这些生理过程。在治疗时，患者会被连接到用于监测生理过程的生物反馈设备，例如，心率变异性（HRV）反馈会监测心率的变化，肌电图（EMG）反馈会监测肌肉活动。治疗过程中，设备会实时显示生理数据，如图形或声音形式。这使患者能够直观地看到自己的生理状态。治疗师会教授患者如何通过放松技巧、深呼吸或其他方法影响这些生理过程。患者通过应用这些技巧并观察设备上的反馈，了解自己的努力如何影响生理状态。例如，学会放松特定肌肉群以减轻疼痛。通过练习，患者在日常生活中可无须设备应用这些技能。

（3）心理疗法：心理疗法主要包括认知行为疗法、镜子疗法、冥想和放松技巧、催眠疗法、音乐/艺术疗法、群体支持和心理咨询等。①认知行为疗法（CBT）：CBT可帮助患者识别和改变负面思维和行为模式。患者应配合心理治疗师，识别和挑战关于疼痛的负面思维；学习应对策略，如放松技巧、情绪管理，疼痛处理，比如如何应对疼痛触发的情境。②镜子疗法：截肢患者面对一面镜子，将健康的肢体放在镜子一侧，幻肢对称放在另一侧，观察镜中的健康肢体的动作，产生幻肢在做相同动作的错觉，进行一系列动作练习，如握拳、伸手等。③冥想和放松技巧：练习深呼吸，专注于呼吸节奏，达到放松状态；进行冥想，专注于某个特定对象或声音，以分散对疼痛的注意；进行渐进性肌肉放松，从一组肌肉开始，逐渐放松全身肌肉。④催眠疗法：催眠疗法需在专业催眠治疗师的指导下进行，催眠治疗师通过言语引导患者进入放松状态，然后在催眠状态下对疼痛进行重塑和改变患者感知。⑤音乐/艺术疗法：患者在安静舒适的环境中聆听音乐或进行绘画、雕塑或其他艺术创作，可以分散注意力，通过艺术表达内心情感，可减少疼痛感知。⑥群体支持和心理咨询：加入截肢者支持小组，与经历相似的人交流；或者参加面对面会议、在线论坛或一对一心理咨询。

7. 护理措施

（1）疼痛评估：护理人员耐心倾听患者的主诉，采用疼痛程度数字评分法进行评估，准确记录疼痛的部位、性质、程度、持续时间及有无伴随症状等。

（2）药物管理：根据医嘱使用止痛药，包括 NSAIDs 和/或阿片类药物。定期评估药物效果和不良反应，必要时调整剂量。告知患者有关药物的正确使用方法和潜在不良反应。

（3）物理治疗：为患者安排定期的物理治疗，如按摩、热疗、冷疗，以减轻疼痛症状和改善血液循环。供肌肉强化和伸展练习，可以提高肢体功能。

（4）心理支持：护士应该倾听患者的心声，尊重他们的感受和情绪。可安排心理咨询或进行心理治疗，帮助患者处理截肢带来的不良情绪和心理问题。提供压力管理和放松技巧的培训，如冥想、深呼吸。

（5）教育和自我管理：进行疼痛教育，包括疼痛的原因、处理策略和自我护理技巧。鼓励患者记录疼痛日志，以跟踪疼痛模式和管理策略的有效性。

（6）营养和运动：提供定制的营养建议，帮助患者保持健康的饮食习惯。设计个性化的运动计划，包括有氧运动和力量训练，以提高患者整体健康状况。

（7）皮肤护理：指导患者如何正确清洁和护理残肢，避免感染和压疮。定期检查皮肤状况，特别是对于使用假肢的患者，确保没有擦伤或其他问题。

8. 健康教育

（1）疼痛教育：向患者解释截肢后慢性疼痛的原因，包括幻肢疼痛和残端疼痛；鼓励患者记录疼痛日志，包括疼痛的时间、程度、持续时间和缓解措施，以便于医疗团队评估和调整治疗方案。

（2）药物指导：详细说明药物使用方法、剂量、频率及其可能的不良反应；指导患者定期复查，根据疼痛情况调整药物治疗方案。

（3）康复指导：指导患者学习如何适应和维护假肢，告之定期调整的重要性。指导患者掌握辅助工具如拐杖、轮椅等使用方法，学习如何正确护理假肢和残肢，防止感染和皮肤损伤；提醒患者定期进行健康检查，包括残肢的情况和假肢的适配。

（4）日常生活指导：指导患者保持健康饮食，均衡营养，保持健康体重，减轻对残肢的负担；指导患者定期进行功能锻炼及适度运动，如散步、游泳，以增强肌肉力量和促进血液循环。

（5）心理指导：鼓励患者寻求心理支持，帮助患者建立支持系统，包括家庭、朋友和支持小组。对家庭成员和照护者进行教育，帮助他们了解患者的需求和如何提供支持。

二、开胸术后慢性疼痛

1.定义

根据国际疼痛研究协会（IASP）最新定义，开胸术后慢性疼痛（post-thoracotomy pain syndrome，PTPS）是指胸部手术后 1 周仍然残留并持续 2 个月以上的疼痛，疼痛的感觉广泛遍及伤口周围，病因主要为手术中直接或间接的肋间神经肌肉组织损伤及损伤后修复不良所致的神经源性疼痛，常为痛觉过敏。

2.诊断标准

开胸术后慢性疼痛根据不同的临床指南和研究，其诊断标准通常包括以下几个要素：①有开胸手术史或胸部外伤史。②有肋间神经损伤的临床表现和体征。③排除其他原因，X 线、CT 骨扫描等诸多检查排除器质性病变者，并排除导致疼痛的原因，如术后并发症、感染或其他疾病。

3.病因与发病机制

开胸手术后慢性疼痛的发病机制是多因素的，涉及多种生物学、心理学和社会学因素。以下是一些关键的发病机制：①神经损伤，在开胸手术中，胸部神经可能会受到损伤，包括切断、牵拉或压迫。这种神经损伤可以引起神经病性疼痛，表现为烧灼感、刺痛或电击样疼痛。②炎症反应，手术过程中的组织损伤会引起炎症反应，导致疼痛信号的放大和持续。③中枢敏感化，长期疼痛刺激可导致脊髓水平和大脑水平的中枢神经系统敏感化，使疼痛更加容易被感知和放大。④肌肉和骨骼问题，术后患者可能会因为疼痛而限制活动，导致肌肉僵硬和功能障碍，加剧了疼痛。⑤心理社会因素，患者的心理状态（如焦虑、抑郁）和社会环境（如支持系统的缺乏）也可能影响疼痛的感知和持续。⑥药物相关因素，术后使用的某些药物，如麻醉剂和镇痛药，可能也会影响疼痛的感知和发展。⑦组织纤维化和粘连，手术后组织愈合过程中可能发生纤维化和粘连，可能导致慢性疼痛。

4.风险因素

（1）手术因素：手术类型如某些类型的开胸手术（如肋骨切除术）可能增加慢性疼痛的风险。手术中的神经损伤是 PTSP 的一个主要风险因素。此外，较长的手术时间可能与更高的慢性疼痛风险相关。

（2）患者因素：研究表明，年轻患者、女性患者更易患 PTSP。术前存在高疼痛敏感性的患者可能更容易发展为慢性疼痛。研究也发现年龄每增加 1 岁，PTSP 发生率降低 5%，这可能与年轻患者常存在肿瘤分化不良，对放化疗不敏感，胸膜切除率高，手术范围大及社会压力大等有关，也可能与老年人群的炎症反应相对较轻、对疼痛忍耐度高有关。

（3）术前身心状况：长期处于压力状态的个体，皮质醇缺乏，术后更易发生慢性疼痛。既往病史者如糖尿病史或高血压患者 PTSP 发生率更高。

（4）术后疼痛护理：术后疼痛控制不良可能增加慢性疼痛的风险，某些麻醉方法和镇痛药物可能导致慢性疼痛的发展。

（5）麻醉镇痛方式：围术期麻醉镇痛方式与药物的选择可能影响 PTSP 发生。七氟醚麻醉较丙泊酚复合瑞芬太尼引起 PTSP 的发生率高。术中胸腔硬膜外镇痛在降低术后急性疼痛方面有效，但对降低 PTSP 是否有效尚无定论。

（6）生活方式和社会因素：研究表明，吸烟可能与更高的 PTSP 风险相关；缺乏社会支持和某些职业背景可能增大慢性疼痛的风险。

（7）引流管留置时间：超过 4 天的术后引流管放置可增加 PTSP 发生率及 PTSP 中神经病理性疼痛比例。

5. 临床表现

开胸术后慢性疼痛的诊断通常基于患者的症状描述和疼痛特点，可能需要通过身体检查、影像学检查和神经生理检测来排除其他原因。患者可能会有以下几种临床表现。

（1）疼痛性质：疼痛可能是钝痛、刺痛、灼痛或撕裂感痛，有时也可能表现为电击样痛或烧灼感。

（2）疼痛位置：疼痛通常发生在手术切口区域，但也可能辐射到胸壁、腋下、肩部。

（3）疼痛持续时间：疼痛可能是持续性的，也可能是间歇性的，有些患者可能在特定动作（如深呼吸、咳嗽、打喷嚏或体位改变）时疼痛加剧。

（4）疼痛强度：疼痛强度可能从轻微到严重不等，有时可能会影响患者的日常活动和生活质量。

（5）神经症状：部分患者存在局部麻木、刺痛或瘙痒症状，可能是神经损伤或神经病变引起的。

（6）感觉异常：在手术区域可能会有感觉丧失或过度敏感，触摸或压迫可能会引起不适或疼痛。

（7）肌肉功能障碍：患者可能会有肌肉僵硬、运动受限或肌肉萎缩表现。

6. 疼痛治疗与管理

1）药物治疗

（1）NSAIDs：如布洛芬、萘普生、双氯芬酸、塞来昔布等，可用于减轻炎症和轻至中度疼痛。长期或大剂量使用 NSAIDs 可能导致胃肠道不良反应如胃痛、胃溃疡和消化道出血。有心血管疾病、肾功能不全或有胃肠道疾病史的患者应慎用，并在医生指导下使用。特别是选择性 COX-2 抑制剂（如塞来昔布），虽然可以减少对胃肠道的毒性作用，但可能增加心血管风险，使用时需权衡利弊。使用 NSAIDs 治疗时，应定期监测患者的肾功能、肝功能、血常规以及胃肠道症状。若患者出现不良反应或疼痛未能得到有效控制，应及时调整治疗方案。

（2）阿片类药物：阿片类药物通过与中枢神经系统的阿片受体结合，模拟内源性阿片肽的作用，从而减轻疼痛感。常见的阿片类药物包括吗啡、芬太尼、羟考酮等。阿片类药物可以通过多种途径给药，包括口服、皮下注射、肌肉注射、静脉注射或经皮给药（贴片）。应从小剂量开始，根据疼痛控制情况逐步调整剂量。对于持续性疼痛，应采用定时给药方式，以维持血药浓度的稳定。阿片类药物可能引起依赖性和耐受性，长期使用需特别注意。

（3）麻醉药：普瑞巴林对降低 PTSP 有效，而加巴喷丁、氯胺酮无效。其他如可乐定、右美托咪定、地塞米松、非甾体类抗炎药及环氧化酶 2 抑制剂均能降低术后急性疼痛，但能否降低 PTSP 发生率，尚无研究报道。

（4）抗惊厥药物：抗惊厥药物通过减少神经元的异常放电活动，降低疼痛信号的传递。如加巴喷丁和普瑞巴林，常用于神经性疼痛的治疗。抗惊厥药物通常通过口服给药。开始治疗时通常从低剂量开始，然后根据患者的反应逐渐增加剂量，直到达到有效的疼痛控制水平。加巴喷丁的起始剂量通常为每日 300 mg，逐渐增加至每日最多 3600 mg；普瑞巴林的起始剂量通常是每日 75～150 mg，逐渐增加至每日最多 600 mg。常见的不良反应包括嗜睡、头晕、视物模糊、体重增加和水肿等。患者在使用这些药物期间，需要监测这些不良反应。长期使用后，如果需要停药，应逐渐减少剂量以避免戒断反应。

（5）抗抑郁药：三环类抗抑郁药（如阿米替林）和选择性 5－HT 再摄取抑制剂（SSRIs）等，可用于调节疼痛感知和改善伴随的情绪症状。使用抗抑郁药物时需要注意可能出现的不良反应，如头晕、恶心、失眠等。药物的剂量需要根据患者的身体状况和具体情况进行调整。通常从较低的剂量开始，逐渐调整至有效的剂量。

（6）局部麻醉药：常见局部麻醉药如利多卡因贴片，可用于局部疼痛控制。在使用利多卡因贴片前，需要清洁贴片涂布的皮肤区域。常用的贴片区域包括胸部手术切口周围的皮肤。利多卡因贴片的使用时长通常由医生根据患者的疼痛程度和需要确定。一般情况下，贴片可以每天更换一次或根据医嘱调整。在使用利多卡因贴片期间，患者需要避免贴片涂布区域潮湿或受到强烈摩擦。注意观察贴片涂布区域是否出现过敏或不适反应，如红肿、瘙痒等。如果出现严重不适或过敏反应，应及时停止使用并就医咨询。

（7）肋间神经阻滞联合芬太尼透皮贴的多模式镇痛方法：研究发现，用 0.5% 的罗哌卡因 20 mL＋糖皮质激素地塞米松 5 mg，阻滞部位为术口及其上下两个肋间，每个肋间阻滞两个点，使芬太尼透皮贴贴于躯干部或上臂区域，可有效缓解 PTSP 症状。

2）非药物治疗

开胸手术后慢性疼痛是一种常见的并发症，可能会对患者的生活质量产生长期影响。非药物治疗可以作为药物治疗的补充或替代，帮助管理慢性疼痛。以下是一些常见的非药物治疗方法。

（1）康复运动和活动疗法：轻度的肩部、胸部和背部伸展运动可以增强肌肉灵活性和关节活动范围。逐渐增加的耐力和力量训练可以加强核心肌群和周围肌肉力量，支持胸腔和脊柱。步行和有氧运动，可以提高心肺功能和整体健康状况。平衡和协调训练，可以增强姿势控制和防止跌倒。这些运动可以帮助患者增强肌肉力量、改善关节灵活性，减轻胸部疼痛并提高身体功能。

（2）呼吸训练和肺功能康复：由于开胸手术可能影响患者的呼吸功能，物理治疗师会设计呼吸训练计划，包括腹式呼吸和深呼吸练习，以提高肺部容量和效率。可借助呼吸器具进行肺功能康复，如呼吸器、肺功能仪器等。采用有效的呼吸模式，如控制呼气和吸气的技巧，可以减轻胸部疼痛和增加舒适度。逐步增加运动强度和范围。

(3)神经刺激疗法：经皮电神经刺激指通过皮肤表面的电极传递电流，以减轻疼痛。脊髓刺激：需要植入装置，通过电极直接刺激脊髓附近的神经纤维减轻疼痛。

(4)热疗和冷疗：这是一种通过改变组织温度来缓解疼痛和促进康复的常用方法。热疗(如热敷、热水疗法)可以放松肌肉、促进血液循环和减轻疼痛；冷疗(如冰敷、冷水疗法)可以减轻炎症、麻痹疼痛感受器和减少肿胀。

(5)生物反馈：通过生物反馈设备，患者可以学习如何控制身体的某些功能，如心率和肌肉紧张，从而有助于疼痛管理。

7. 护理措施

(1)疼痛评估与管理：使用标准化的疼痛评估工具如视觉模拟评分或数字评分量表定期评估患者的疼痛强度、性质和位置。记录疼痛的性质(如刺痛、烧灼感)、持续时间、发作频率和触发因素。

(2)伤口护理：指导患者进行适当的伤口护理，以预防感染和促进愈合。观察伤口愈合情况和可能的并发症。

(3)睡眠和营养：提出有助于改善睡眠的建议和营养建议，确保患者摄取足够的营养以支持身体恢复。

(4)活动和姿势指导：指导患者正确进行日常活动和保持良好姿势，以减轻疼痛和避免受伤。提供适当的疼痛缓解策略，如使用冷热敷等。

(5)药物管理：协助患者管理处方药物，包括镇痛药。监测药物的不良反应和有效性。

(6)定期跟踪和评估：定期跟踪患者的恢复进展。与医疗团队合作，根据患者的恢复情况调整护理计划。

8. 健康教育

(1)呼吸功能锻炼：指导患者进行深呼吸练习，以预防肺部并发症；教授患者正确的咳嗽方法，以帮助患者清除气道分泌物。

(2)身体活动和康复：提供关于术后活动的指导，提出有针对性的运动方案；讲解正确的体位变换方法，以减轻疼痛和预防压疮。

(3)饮食和营养：提供术后恢复期内合适的饮食建议，强调均衡营养的重要性；强调适量水分摄入的重要性，指导患者如何根据身体需求调整。

(4)个人卫生和伤口护理：教授患者和家属如何观察伤口的恢复情况，以及如何识别感染的迹象；提供具体的伤口护理指导，包括清洁和更换敷料的正确方法。

(5)心理和社会支持：讨论术后可能出现的情绪变化，提供应对策略和寻求帮助的途径；介绍可用的社区资源和支持服务，如患者支持小组和康复服务。

(6)家属参与和患者自我管理：强调家属在术后护理中的作用，并提出如何支持患者的建议；指导患者制订个性化的自我管理计划，包括疼痛管理、活动安排和药物管理。

三、乳房术后慢性疼痛

1.定义

乳房术后慢性疼痛(post-mastectomy chronic pain，PMCP)指的是在乳房手术后持续发生的、超过手术愈合期正常时间范围的疼痛。这种疼痛是指临床上在排除其他原因引起的疼痛前提下(如恶性肿瘤复发、慢性感染等)，通常发生在术后，持续时间至少3个月的一种疼痛综合征。

2.诊断标准

PMCP 的诊断通常基于以下几个标准：①发生于任何乳腺癌手术方式后的一种综合症状；②表现为轻中度疼痛；③具备神经病理性质；④定位于手术同侧的乳腺或胸壁、腋窝以及前臂内侧等部位；⑤持续时间至少3个月；⑥症状发作至少占据50%的日常时间(每周至少4天，每天至少12小时)；⑦疼痛有肩胛带恶性牵涉或转移的可能。

此外，目前有研究者推荐通过神经病理性疼痛诊断量表来评估患者的疼痛性质、疼痛部位及持续时间，用以筛查、评价 PMCP，常用的诊断量表包括利兹神经病理性疼痛症状与体征评价量表、ID 疼痛量表及神经病理性疼痛量表(NPS)等。

3.病因与发病机制

PMCP 的具体病因尚未明了，目前的研究认为是多因素共同造成的，其中包括社会心理，外科手术操作，术后急性疼痛，术后后续治疗等，发病机制复杂，涉及多种因素和生物学过程，以下是一些被广泛接受的病因及其相关的发病机制：①神经损伤，手术中可能会直接损伤胸壁和上肢的神经，包括割断、压迫或牵拉神经，或者手术后炎症、组织肿胀或瘢痕组织的形成可能导致周围神经受压；②炎症反应，手术引起的局部炎症反应可导致疼痛敏感化，使神经末梢更易于传递疼痛信号；③中枢敏感化，持续的疼痛输入可能导致脊髓和大脑中疼痛处理区域敏感化，使得非疼痛刺激也被感知为疼痛；④手术类型和范围，广泛的手术、淋巴结清扫或其他复杂手术可能增加慢性疼痛的风险。⑤遗传易感性，个体对疼痛的敏感性和处理疼痛的能力可能受遗传因素的影响。

4.风险因素

(1)手术类型和范围：广泛的手术、乳房全切除术、乳腺癌手术，特别是伴有淋巴结清扫的手术，研究显示腋窝淋巴结清扫是乳腺癌术后慢性疼痛的独立危险因素。

(2)放射治疗：保乳手术和有复发转移风险的乳腺癌患者一般需要行术后放疗。放疗可能会引起神经病变和神经病理性疼痛。乳腺癌患者在化疗后，会时常出现臂丛神经病变，表现为上肢疼痛、乏力、感觉减退与麻痹等症状。乳腺癌的放疗可导致神经周围组织纤维化及神经受压与缺血，也会加剧术后慢性疼痛。

(3)化学治疗：某些化疗药物如紫杉醇、顺铂、长春仙碱等，都有一定的神经毒性，当药物使用累积到一定剂量后，会引起糖尿病、骨关节炎、神经末梢病变，从而导致患者出现神经病理性疼痛。

(4)年龄：低龄患者可能更容易发生术后慢性疼痛，研究发现，35岁以下的女性是重要的危险因素，乳腺癌患者年龄每增加1岁，术后慢性疼痛发生的可能性降低5%。

(5)身体质量指数因素：BMI过高的患者发生PMCP的风险更高。BMI升高，会增加辨别术区周围神经的难度及术中神经损伤的发生率，进而增加PMCP发生率。

(6)术前慢性疼痛病史：先前有慢性疼痛经历的患者可能更易发展PMCP。

5.临床表现

(1)疼痛特点：疼痛可能表现为持续性或间歇性；疼痛性质可为麻木、烧灼痛、电击痛、针刺痛，并可出现与幻肢痛类似的乳房幻觉痛；疼痛可能在特定动作、姿势或触摸时加剧。

(2)疼痛部位：疼痛通常出现在手术区域，如术侧腋窝、上肢及肩部受损神经所支配的区域，主要为前胸，其次是腋窝、手臂。感觉改变多发生在手术区域或手术同侧肢体，影响患者穿衣、抓物、行走等日常活动。

(3)感觉异常：可能伴有麻木、刺痛、瘙痒或爬行感等异常感觉。

(4)功能障碍：疼痛可能限制手臂和肩部的运动范围，影响日常生活活动。

(5)触觉过敏：某些患者可能对触摸过敏，即使是轻微的触摸也可能引起疼痛。

(6)疼痛的波动性：疼痛强度可能随时间波动，有时可能加剧或减轻。

乳房手术后慢性疼痛的类型及临床表现见表4-4-1。

表4-1-1　乳房手术后慢性疼痛的类型及临床表现

疼痛类型	临床表现
乳房幻觉疼痛*	切除乳房后仍感乳房存在，且伴有针刺、烧灼或牵拉等痛觉体验
肋间臂神经痛	乳腺癌术后在ICBN分布区域（患侧上臂内侧、腋窝及前胸壁）出现的疼痛感觉异常变化
神经瘤性疼痛	在术后患侧乳腺、胸壁或手臂局部叩诊时引起或加剧的疼痛（包括瘢痕痛）
其他神经损伤性疼痛	在乳腺癌术中与其他神经损伤性质一致，且在ICBN分布区域之外的疼痛（如胸内外侧神经、胸长神经、胸背神经和其他肋间神经损伤导致的疼痛）

＊：区别于非疼痛的乳房幻觉。

6.疼痛治疗与管理

1）药物治疗

(1)神经病性疼痛治疗药物：神经病性疼痛治疗药物包括抗抑郁药及抗惊厥药，抗抑郁药如三环类抗抑郁药或SSRIs，用于调节疼痛传递的神经途径。抗惊厥药如加巴喷丁和普瑞巴林，这些药物通过影响特定的神经途径来减轻神经病性疼痛。

(2)阿片类药物：阿片类镇痛药在治疗PMCP中也取得了显著疗效。在某些情况下，如果疼痛特别严重，可能会短期内使用阿片类药物，如吗啡或羟考酮，但需要在严格监控下使用，以避免产生依赖和其他毒性作用。

(3)NSAIDs：对于伴有炎症的疼痛，NSAIDs可以起到一定的缓解作用。日本的一项研究证实，非甾体类抗炎药对减轻术后急性期的疼痛程度具有一定的疗效，但对慢性疼痛的治疗率却低至47.7%。

(4)其他药物：在某些情况下，可能会考虑其他药物，如肌肉松弛剂，尤其是如果疼痛伴有肌肉紧张的情况。

2)非药物治疗

(1)康复锻炼：康复锻炼包括渐进性肌肉加强练习、肌肉功能恢复抗阻力训练计划、伸展和柔韧性练习、淋巴引流体操。渐进性肌肉加强练习从轻微的肌肉加强动作开始，逐渐增加难度。重点是增强胸部、背部和肩膀周围的肌肉力量，以改善姿势和减轻疼痛。肌肉功能恢复抗阻力训练计划是在患者手术结束24小时后进行的屈腕、握拳、伸腕等关节顺时针活动，能有效减少PMCP发生率。伸展和柔韧性练习是指进行定期的伸展练习，以增加胸部、肩膀和手臂的柔韧性。这有助于减轻僵硬和疼痛症状。

(2)物理治疗：目前针对PMCP患者常用的物理治疗方法包括水疗、冷热疗法、穴位按摩和针灸镇痛、足部按摩等。水疗在32℃暖水池中进行，每周3次、持续8周。包括热身训练、低强度有氧耐力训练、核心稳定性训练、伸展放松训练。热疗和冷疗是使用热敷或冷敷来缓解疼痛和减轻炎症的方法，其中脉冲高强度激光外照射作为一种有效的物理治疗方式可为PMCP患者提供更好的转归。研究表明，穴位按摩如耳穴贴压和针灸镇痛能有效缓解PMCP的症状，足部按摩也被认为是一种有效缓解疼痛的治疗方法。

(3)淋巴引流按摩：淋巴引流体操是对于有淋巴水肿倾向的患者专门进行的淋巴引流按摩，以促进液体循环和减轻肿胀。淋巴引流按摩从淋巴上肢水肿的远端肢体开始，以手指和掌心与患者外表皮肤呈紧密贴合状态的方式进行抚触按摩，再对患侧肢体进行力度较轻的按摩，先远心端再近心端。

7. 护理措施

(1)疼痛评估和监测：定期评估患者疼痛的性质、位置、强度和持续时间，使用疼痛评分量表记录疼痛变化。

(2)心理和情绪支持：对于经历乳房切除术的患者，提供心理支持非常重要，包括对手术后身体形象变化的适应和处理与慢性疼痛相关的情绪问题。

(3)姿势和活动指导：指导患者进行适当的身体活动和运动，以增强肌肉力量和扩大关节活动范围，但要避免过度劳累，保持正确的姿势，以减轻肌肉紧张和疼痛症状。

(4)伤口护理：指导患者进行正确的伤口护理，预防感染，并监测手术部位的愈合情况。

(5)淋巴引流和水肿管理：对于伴有淋巴水肿的患者，进行淋巴引流按摩和教授有关水肿管理的方法。

(6)自我放松和压力管理：教授患者自我放松技巧，如深呼吸、冥想和放松训练，以帮助患者缓解疼痛和减轻压力。

8. 健康教育

(1)合理用药：指导患者正确使用疼痛药物，包括剂量、用药时间和可能的不良反应。

(2)非药物疼痛管理方法：介绍非药物治疗疼痛的方法，如适当的运动、物理疗法、冷热敷、按摩、针灸等。

(3)身体活动和康复锻炼：强调适度的身体活动对恢复和疼痛管理的重要性，并提供安全有效的锻炼指导。

(4)日常生活技巧：指导患者如何在日常生活中减轻和管理疼痛，包括正确的姿势、提物技巧和避免过度劳累。

(5)定期复查和自我监测：强调定期随访的重要性，并告知患者在疼痛加剧或出现新症状时及时就医。

四、疝切开修补术后慢性疼痛

1.定义

疝切开修补术后慢性疼痛是指在进行疝气修补手术(如腹股沟疝、脐疝或其他类型的疝气修补)后所经历的持续性疼痛，疼痛通常在术后持续 3 个月或更长时间。但在实际的疝外科中，因补片等异物的植入，其慢性炎症反应持续的时间往往超过 3 个月，因此有研究人员将持续 6 个月或更长时间的疼痛症状作为术后慢性疼痛的标准。

2.诊断标准

疝切开修补术后慢性疼痛的诊断主要取决于患者的症状描述、临床检查以及排除其他疼痛原因。以下是一些主要的诊断标准。①疼痛持续时间：疼痛持续时间超过手术后的正常愈合期，通常被定义为手术后 3 个月以上。②疼痛性质和位置：疼痛可能是刺痛、烧灼感、钝痛或紧绷感。③疼痛通常位于手术区域，但可能放射到周围区域。④排除其他病因：通过详细的病史询问和体格检查排除其他可能导致疼痛的原因，首先要排除泌尿系统疾病、妇科疾病等其他疾病引起的腹股沟区疼痛。其次要排除疝的复发、未发现的隐匿疝、切口血肿积液等原因引起的慢性疼痛。⑤影像学和其他辅助检查：超声、CT 或 MRI 检查排除其他结构问题或并发症。

3.病因与发病机制

疝切开修补术后慢性疼痛的病因和发病机制是多因素的，涉及手术本身、患者的生理特征以及可能的并发症。但目前认为在手术过程中造成的神经损伤是腹股沟疝术后慢性疼痛最常见最主要的原因，其中主要是由髂腹股沟神经损伤引起的，其次是生殖股神经、髂腹下神经，而股骨外侧皮神经或股神经损伤引起的疼痛并不多见。以下是一些关键的病因和发病机制。①神经损伤：手术过程中可能损伤腹壁的神经，如髂腹下神经或肋间神经，导致神经病性疼痛。神经可能被切断、压迫或缝入手术材料中，如网片。②瘢痕和粘连：手术切口愈合过程中形成的瘢痕组织可能引起疼痛。粘连可能导致腹壁拉扯感或活动受限。③网片相关问题：使用的网片可能引起炎症反应、刺激或与周围组织的不良反应，导致慢性疼痛，网片过度收缩或移位也可能导致疼痛。④术后炎症反应：手术引起的局部炎症可能导致疼痛敏感化，使得正常不会引起疼痛的刺激也变得痛苦。⑤中枢敏化：长期的疼痛刺激可能导致大脑和脊髓中疼痛处理区域的敏感化，使得疼痛感觉加剧。

4.风险因素

(1)手术技术：某些手术技术，特别是开放手术和使用大量网片的手术，可能增加慢性疼痛的风险。以前腹股沟疝手术造成的瘢痕粘连和解剖层次紊乱使复发疝手术困难加大，更加容易造成手术中的神经损伤。手术过程中神经的意外损伤是一个重要的风险因素。

（2）术中不同材质补片及腔钉与生物胶的使用：生物补片为人工高分子修补材料，传统补片为重型不可吸收型，这些补片柔韧性差，患者术后存在明显的异物感，其导致的慢性疼痛发生率可达到30%。

（3）术后切口感染：疝切开修补术后切口感染往往伴随组织损伤，导致患者对于疼痛感的感知阈值降低，术后疼痛感加剧，增加了患者术后慢性疼痛的发生风险。

（4）慢性疼痛史：患者如果有慢性疼痛的历史，尤其是在相同或相邻区域，其慢性疼痛的风险可能增加。

（5）年龄：年龄<40岁是疝切开修补术后慢性疼痛发生的高危因素。原因可能是年轻人的神经敏感度高于老年人，而且年轻人的日常生活的运动强度也高于老年人。

（6）其他：体重指数>25 kg/m^2，门诊手术时间超过3小时等。研究显示，体重指数>25 kg/m^2、门诊手术是重要的危险因素，患者很容易出现术后慢性疼痛。

5. 临床表现

（1）疼痛的性质和类型：疼痛可能表现为持续性或间歇性。疼痛的性质可能包括刺痛、烧灼感、钝痛或紧绷感。

（2）疼痛的位置：疼痛通常位于手术区域，如腹股沟、脐部或其他疝修补部位，也可能放射到周围区域，如腹部、大腿或背部。

（3）感觉异常：患者可能经历触觉过敏或异常感觉（如麻木或刺痛感）。

（4）功能障碍：疼痛可能影响日常活动，如走路、坐立、提举物品。

6. 疼痛治疗与管理

1）药物治疗

（1）NSAIDs：治疗术后慢性疼痛临床上常选非甾体抗炎药，以抑制前列腺素的合成，使局部痛觉感受器对缓激肽等致痛物质的敏感性降低，用于缓解轻至中度疼痛。使用非甾体抗炎药可以有效减少阿片类药的用药量，双氯芬酸和氯诺昔康、塞来昔布已广泛应用于临床，有助于减轻炎症和疼痛。部分NSAIDs可以局部使用，如双氯芬酸乳胶剂，有一定的治疗效果。

（2）阿片类药物：对于重度疼痛，可能需要短期使用阿片类药物，如吗啡、羟考酮或特拉唑嗪。使用这类药物需谨慎，会引起镇静、呼吸抑制、减少肠道蠕动、影响血流动力学等不良反应。

（3）抗抑郁药：特别是三环类抗抑郁药（如阿米替林）和选择性5-HT再摄取抑制剂，可以用于管理慢性疼痛，特别是神经病理性疼痛。

2）非药物治疗

（1）物理治疗：国内最常用的方法是针灸，它是通过促进机体释放内源性阿片类物质发挥疗效的。此外，高频脉冲疗法也是常见的物理治疗方法，通过在神经周围建立了一个电磁场，用来调节神经信号的传导，从而减轻慢性疼痛。研究表明，穴位贴敷联合耳穴压豆法也可有效缓解疝切开修补术后慢性疼痛的症状。

（2）康复锻炼：康复锻炼包括专门为疝气手术后的患者设计的运动和体操，目的是加强腹壁肌肉力量，改善核心肌群的稳定性。

（3）神经阻滞：对于神经病性疼痛患者，可以考虑神经阻滞治疗，常通过注射长效局麻药或神经破坏药来阻滞神经。临床常用0.5%利多卡因注射至神经处(髂腹股沟神经、髂腹下神经、生殖股神经),也可在局麻药中加入糖皮质激素,促进炎性反应的消退。

(4)射频消融:射频消融是一种介入性治疗方法,通过向疼痛区域传递高频电流,产生热量,破坏疼痛神经的传导功能,从而减轻或缓解疼痛症状。射频消融常用于治疗神经性疼痛,对于疝切开修补术后慢性疼痛,尤其是与神经损伤相关的疼痛,可以考虑采用射频消融治疗。射频消融术将射频消融导丝精确置入疼痛区域的神经周围。将射频电极放置在导丝的末端,通过电极传递高频电流进行消融治疗。在治疗过程中,医生会监控疼痛区域的温度和神经传导情况,确保治疗效果和安全性。射频消融是一种安全有效的治疗方法,但也存在一定的风险和注意事项,如可能引起局部感染、出血、神经损伤等。

(5)腹部和腹壁按摩:专业的按摩有助于缓解腹壁的紧张和疼痛,促进血液循环。在进行按摩之前,应确保患者处于舒适的姿势,按摩身体时可以选择一些适合按摩的油或乳液,以减少皮肤摩擦,增加按摩的舒适度。避免选择过于刺激性或过于油腻的产品。按摩手法应柔和而有力,避免过于剧烈的按摩,以免引起不适或损伤。常用的按摩手法包括揉捏法、推拿法、轻拍法、摩擦法,常见的按摩区域包括腹部、腹壁、手术切口周围和疼痛区域。按摩的时间可以根据患者的舒适程度和耐受度确定,通常每次按摩约15~30分钟。按摩过程中避免按摩手法过于强烈,以免加重疼痛或损伤组织。避免按摩手法过于粗暴或快速,应温和而有节奏。如果患者感到不适或疼痛加剧,应立即停止按摩。

(6)手术治疗:对非手术治疗无效、顽固性疼痛、患者不能忍受及持续6个月以上者,才考虑手术治疗。手术包括取出缝线和补片、局部瘢痕切除、腹股沟神经切除、排除隐匿疝等。

7.健康教育

(1)伤口护理:教导患者正确清洁和护理手术伤口,以及如何识别感染的迹象(如红肿、渗液或发热)。

(2)活动和运动指导:指导患者在手术后逐渐恢复活动,提供关于何时开始轻度至中等强度活动的建议,强调避免在手术恢复期间进行剧烈运动或提举重物。

(3)疼痛管理:提供关于如何使用处方药物和非处方药物的方法(如冷热敷、放松技巧)来管理疼痛的方案。

(4)饮食建议:建议患者健康、均衡饮食,特别是应多摄入富含纤维的食物,以预防便秘,减少对手术区域的压力。

(5)生活方式调整:提倡戒烟和限酒,因为这些因素可能影响伤口愈合。

(6)避免便秘:提供关于如何预防便秘的建议,用力排便可能对疝修补区域产生压力。

(7)复查和随访:强调按时进行术后复查的重要性,以评估恢复情况和及时识别任何问题,预防再次疝出;提供关于如何减少再次疝出风险的建议,如避免过度劳累和适当的体重管理。

(8)警示症状:告知患者识别需要立即就医的症状,如严重疼痛、伤口分泌物增多或一般病情恶化。

五、子宫切除术后慢性疼痛

1. 定义

子宫切除术后慢性疼痛(chronic post-hysterectomy pain,CPHP)通常被定义为在子宫切除术后持续出现的疼痛,这种疼痛超出了术后正常恢复期的预期时间范围,一般超过3个月,并排除恶性肿瘤、慢性感染所致疼痛,且疼痛性质与术前原有疼痛不一致。

2. 诊断标准

CPHP的诊断主要基于患者的症状描述、病史、体格检查以及必要的辅助检查。以下是一些关键的诊断标准。①疼痛的持续时间:手术后持续或间歇性疼痛时间超过3个月。②疼痛的性质和特点:疼痛可能表现为钝痛、刺痛、烧灼感或紧绷感;疼痛可能局限于手术区域,如下腹部、盆腔或阴道顶部,也可能放射到周围区域,如腰背部。③排除其他病因:必须排除其他可能引起疼痛的原因,如手术并发症(如感染或粘连)、其他盆腔疾病或泌尿系统问题。④影像学和实验室检查:如超声波、CT扫描或MRI,以及必要的实验室检查,以帮助排除其他器质性病变。⑤患者病史和体格检查:详细了解患者的手术病史、疼痛病史以及进行全面的体格检查。

3. 病因与发病机制

CPHP的发病机制可能涉及多个因素,包括手术本身、生理反应以及心理社会因素。具体的发病机制如下。①神经损伤:子宫切除手术临床有多种手术路径,包括经腹、经腹腔镜及阴式。与手术方式相关的神经损伤在许多手术中被认为是发生CPHP的危险因素。手术过程中可能会损伤盆腔或腹壁的神经,包括切断、压迫或炎症,导致神经病理性疼痛。②组织粘连和瘢痕形成:手术后可能形成粘连和瘢痕组织,这些组织可能对周围神经施加压力或牵拉,导致疼痛。组织粘连、附件残留和子宫内膜异位是慢性疼痛发生的主要原因。③炎症反应:手术引发的局部炎症可能导致疼痛敏感化,使正常不会引起疼痛的刺激也成为痛苦的来源。④盆腔器官功能变化:子宫切除可能影响其他盆腔器官的位置和功能,可能导致慢性疼痛。⑤激素变化:尤其是在切除卵巢的情况下,激素水平的变化可能对疼痛有影响。⑥中枢敏感化:长期的疼痛信号输入可能导致大脑和脊髓中疼痛处理区域的敏感化。

4. 风险因素

(1)手术技术和范围:开放式子宫切除术相比于腹腔镜手术可能有更高的慢性疼痛风险,手术中对周围神经的潜在损伤,特别是当手术包括广泛的解剖或组织切除时。

(2)术前疼痛和疼痛阈值:术前存在盆腔疼痛或其他类型的慢性疼痛可能增加术后慢性疼痛的风险,个体对疼痛的感受和处理能力不同,研究认为疼痛敏感和CPHP风险是复杂的多基因遗传性状。

(3)激素变化:尤其是在卵巢一并切除的情况下,激素水平的变化可能影响疼痛感知。

(4)年龄:研究认为年龄<51岁是CPHP发病的危险因素。

(5)术前因素:术前存在慢性盆腔疼痛或其他部位疼痛、腹部手术史、剖宫产史、吸烟史也可能是CPHP发生的高危因素。

5. 临床表现

(1)疼痛性质：疼痛可能表现为持续性或间歇性，常见的疼痛类型包括刺痛、烧灼感、钝痛或紧绷感。

(2)疼痛位置：疼痛通常位于手术区域，如下腹部或盆腔区域，也可能出现在手术切口或瘢痕周围。

(3)活动相关疼痛：特定动作或姿势可能加剧疼痛，例如长时间站立、坐着或进行某些体力活动。

(4)放射性疼痛：疼痛可能放射到腰背部、大腿或会阴部。

(5)伴随症状：可能伴有腹部膨胀感、性交疼痛、排尿困难或排便问题。

6. 疼痛治疗与管理

1）药物治疗

(1)NSAIDs：如阿司匹林、布洛芬、萘普生、塞来昔布等，可用于缓解轻至中度的疼痛和炎症。为了避免胃肠道不适，建议患者在饭后或与食物一起服用NSAIDs。NSAIDs可能引起胃肠道不适、消化道溃疡、肾功能损害等不良反应，应谨慎使用。应避免长期或过量使用NSAIDs，以免对身体造成不良影响。如果患者同时正在服用其他药物，请告知医生，避免药物相互作用。

(2)阿片类药物：对于更严重的疼痛，可能需要短期使用阿片类药物，如吗啡、羟考酮或特拉唑嗪。这类药物应谨慎使用，因为存在依赖和不良反应的风险。

(3)抗抑郁药：特别是三环类抗抑郁药(如阿米替林)和选择性5-HT再摄取抑制剂(SSRIs)，有助于调节疼痛传递的神经途径，尤其适用于神经病理性疼痛。

(4)抗惊厥药：如加巴喷丁和普瑞巴林，常用于治疗神经病理性疼痛。研究表明，术前使用加巴喷丁、普瑞巴林能减轻子宫切除术后急性疼痛程度，预防慢性疼痛的发生，但这类药物引起的嗜睡或头晕等不良反应有可能会限制患者术后活动和功能恢复。

(5)局部麻醉药：如利多卡因贴片，用于局部疼痛控制。将利多卡因贴片贴敷在疼痛区域的皮肤表面，通常是在术后疼痛局部或疼痛部位最集中的位置。一般情况下，利多卡因贴片的使用剂量为每天1~2块，每块贴片使用12~24小时。注意对利多卡因过敏的患者禁止使用。可能出现皮肤过敏、局部麻木、瘙痒等不良反应，如有不适应立即停用。

(6)肌肉松弛剂：在疼痛伴有肌肉紧张的情况下，可能会使用肌肉松弛剂。常用的肌肉松弛剂包括法尼林、氯唑沙宗、罗库溴铵、甲氧巴马汀、氯桂利嗪等。大多数肌肉松弛剂可口服服用，遵医嘱按时服用。法尼林每日口服剂量通常为300~400 mg，分次服用。氯唑沙宗每次口服剂量为5~10 mg，每日3次。罗库溴铵每次口服剂量为500~750 mg，每日3~4次。可能出现头晕、嗜睡、恶心、肌肉无力等不良反应，如有不适应及时就医。

(7)荷尔蒙替代治疗：如果慢性疼痛与激素变化有关，尤其是在同时切除卵巢的情况下，荷尔蒙替代治疗可能是一个选项。

(8)多模式镇痛：NSAIDs治疗与管理应针对多种危险因素的干预措施联合应用，其中围术期镇痛受到更多的重视，多模式镇痛被认为是降低慢性疼痛发生的标准模式。多模式镇痛是术后镇痛，尤其是中等以上手术后镇痛的基础，常采用的方法包括超声引导下的外周神经阻滞与伤口局麻药浸润复合；外周神经阻滞和(或)伤口局麻药浸润+对乙酰氨基酚；外周神经阻滞和(或)伤口局麻药浸润+NSAIDs 药物或阿片类药物或其他药物；全身使用(静脉或口服)对乙酰氨基酚和(或)NSAIDs 药物、阿片类药物及其他类药物的组合。应联合应用作用机制不同的药物，包括阿片类、曲马多、NSAIDs 等。术前使用普瑞巴林或加巴喷丁、特异性 COX-2 抑制剂、α_2-肾上腺素能受体激动药及氯胺酮等，也可能减轻术后疼痛并有阿片类药物节俭和抑制中枢或外周疼痛敏化作用。

2)非药物治疗

(1)物理治疗：定制的运动和康复体操，旨在加强盆底肌肉功能，改善核心稳定性，并减轻疼痛。

(2)神经阻滞和注射治疗：对于特定类型的疼痛，神经阻滞或类固醇注射可缓解疼痛。其中腹横肌平面阻滞是一种新型腹部手术术后镇痛方法，能降低子宫切除术后急性疼痛的严重程度，从而减少 CPHP 的发生。

(3)针灸：针灸被认为对某些慢性疼痛症状有效，尤其是与神经病理性疼痛相关的疼痛。

(4)温水坐浴：子宫切除术后慢性疼痛患者可以尝试坐浴来缓解疼痛，患者坐在浴盆中，让盆中水覆盖盆底部位，保持坐浴时间 15~20 分钟。坐浴水温不宜过热，以免刺激和灼伤皮肤。患者应避免在过冷的水中坐浴，以免引起寒冷感和加重疼痛。每次使用前应确保浴盆干净卫生，避免细菌感染。坐浴的频率不宜过于频繁，一般每天 1~2 次即可。

(5)盆底理疗：对于盆底功能障碍引起的疼痛，可进行盆底理疗，指导患者进行盆底肌锻炼，包括收缩和放松盆底肌肉。盆底按摩及其他放松训练，可以增强盆底肌肉力量和灵活性。如果患者存在尿失禁等问题，盆底理疗也会包括膀胱训练，帮助患者控制尿液排泄。盆底肌锻炼需要长期坚持并定期复诊，及时调整治疗方案。

7. 护理措施

(1)疼痛评估和监测：定期评估患者疼痛的强度、性质和影响，使用标准化的疼痛评分量表。

(2)伤口护理：指导患者正确护理手术伤口，预防感染并监测愈合过程。指导患者观察伤口周围是否有红肿、渗液或异常情况。提醒患者避免穿过紧的衣物或使用过紧的绷带，以免拉扯伤口，影响愈合。进行饮食指导，如多摄入富含蛋白质、维生素和矿物质的食物，如鱼类、肉类、蔬菜、水果等。

(3)活动和运动的指导：提出关于术后活动和锻炼的建议，以促进身体恢复并减轻疼痛。术后第一周建议卧床休息，避免剧烈活动和过度运动，保持伤口干燥清洁。鼓励进行深呼吸、腹式呼吸和轻柔的下肢活动，有助于预防血栓形成。术后第二周至第四周逐渐增加轻度活动，如站立、行走，但仍需避免承重和剧烈运动。可进行一些简单的下肢锻炼，如踏步运动或轻柔的伸展运动。术后一个月根据术后康复情况，逐渐增加活动量和运动强度。可以开始进行适度的有氧运动，如快走、游泳、瑜伽等，有助于促进血液循环和身体康复。

(4)心理和情绪支持：提供情绪支持，帮助患者应对术后可能出现的情绪变化和压力。尽可能满足患者需求，通过安慰、指导、解释、倾听等支持性心理护理，有效解除患者对手术的顾虑和紧张情绪，耐心为患者讲解子宫切除术专业知识，缓解其焦虑情绪。

8. 健康教育

（1）身体活动指导：提出关于术后活动限制的建议，包括如何逐渐恢复日常活动，何时可以重返工作和进行体育锻炼。

（2）性健康教育：提供关于术后性生活的指导，包括可能的变化，何时可以恢复性活动，以及如何应对任何性功能问题等。

（3）激素变化和围绝经期管理：如果患者同时切除了卵巢，需提供关于围绝经期症状和可能的荷尔蒙替代治疗的信息。

（4）定期医学随访和检查：强调定期医学随访的重要性，以及进行必要的癌症筛查和其他健康检查。

六、关节置换术后慢性疼痛

1. 定义

根据美国疼痛学会（APS）的定义，关节置换术后慢性疼痛（TACP）是指在初次人工关节置换术后 3 个月或更长时间内持续存在的疼痛。这种疼痛可能是术后的组织愈合不良、神经受损、关节炎或其他并发症引起的。

2. 诊断标准

目前并没有找到明确的 TACP 的统一诊断标准，但是有一些文献提出了相关的诊断要点或标准：①术后持续性疼痛时间超过 3 个月，被认为是慢性疼痛。②疼痛与手术有明确的时间关系。③排除其他原因导致的疼痛，如感染、肿瘤、再次手术等。④疼痛主要位于手术部位或相应神经支配区域。⑤疼痛对日常生活和工作能力有负面影响。⑥物理检查支持手术相关的神经损伤。⑥可能有异常的痛觉过敏现象。⑦可能有神经影像学检查异常。

3. 病因与发病机制

根据文献，关节置换术后慢性疼痛的病因和发病机制较为复杂，主要与以下几个方面有关：①手术操作损伤。如软组织损伤、神经损伤等，可导致术后疼痛慢性化。②炎症反应。手术创伤引起的局部和全身炎症反应与引起疼痛有关。炎症介质可以直接激活和敏化疼痛传导通路。③中枢敏化。手术创伤导致的中枢敏化也是术后疼痛慢性化的一个重要机制，这与中枢神经系统的可塑性改变有关。

4. 风险因素

TACP 的风险因素包括多种生物学、心理学和社会学因素。以下是一些已知的风险因素。

（1）手术因素：手术时间、手术创伤的大小、植入物的类型和放置等因素可能增加术后疼痛的风险。

（2）遗传因素：遗传因素能影响个体对疼痛的感受和处理，增加慢性疼痛发生风险。

（3）年龄和性别：有研究表明，年龄是关节置换术后慢性疼痛发生的保护因素之一，关节置换术后慢性疼痛随着年龄的增加而下降。女性患者术后慢性疼痛的发生率均高于男性。年龄较小和女性患者可能有更高的术后慢性疼痛风险。

（4）肥胖：肥胖可能与术后疼痛有关，因为它可能增加手术难度和关节负担。

5. 临床表现

TACP 的临床表现可能会因人而异，但通常包括以下几种。

（1）持续性疼痛：在关节置换手术后，患者可能会经历持续的疼痛，这种持续性疼痛可能不会随着时间的推移而明显改善。

（2）活动相关疼痛：患者可能会在活动时感到疼痛加剧，尤其是在走路、爬楼梯或其他需使用人工关节的活动中。

（3）夜间疼痛：患者可能在夜间或休息时遭受疼痛，这可能影响睡眠质量。

（4）关节僵硬和功能受限：疼痛可能伴随着关节僵硬和活动范围受限，影响患者日常活动和生活质量。

（5）患肢肿胀：术后慢性疼痛可能伴随有患肢的肿胀和炎症反应。

（6）神经症状：某些患者可能会经历神经性疼痛，表现为刺痛、烧灼感或麻木感。

（7）假体周围疼痛：疼痛可能集中在假体周围，这可能是由于假体松动、磨损或感染等。

6. 疼痛治疗与管理

1）药物治疗

（1）NSAIDs：常用的有布洛芬、氨氯地平、萘普生等，可用于减轻炎症反应和疼痛。NSAIDs 通过抑制环氧化酶，减少前列腺素的生成，从而减轻炎症，缓解疼痛和肿胀。长期使用 NSAIDs 可能导致胃肠道不良反应（如溃疡和出血）、肾脏问题和心脏问题。

（2）阿片类药物：用于治疗中重度疼痛。这些药物通过模拟天然阿片肽的作用，与中枢神经系统的阿片受体结合，从而减轻疼痛症状。阿片类药物具有成瘾性且容易滥用，长期使用可能导致依赖性和耐受性。

（3）三环类抗抑郁药：如阿米替林，有镇痛作用，可用于治疗神经性疼痛。通过提高神经递质的水平，如血清素和去甲肾上腺素，来达到镇痛效果。可能需要几周时间才能看到疼痛缓解的效果。这类药物可能有多种不良反应，如口干、便秘和体重增加。

（4）抗癫痫药：如加巴喷丁、普瑞巴林等，用于治疗神经性疼痛。加巴喷丁和普瑞巴林等药物通过减少神经元的兴奋性，来减轻神经性疼痛。毒性作用可能包括嗜睡、眩晕和体重增加。医生通常在开始时使用较低剂量，后逐渐增加到有效剂量。

（5）局部麻醉药：如利多卡因贴片，局部使用，可以阻断神经信号传导，从而减轻局部疼痛。注意只可局部使用，通常用于特定区域的疼痛治疗。

（6）糖皮质激素：如泼尼松，短期使用，可减轻炎症反应。具有强大的抗炎和免疫抑制作用，可以减轻炎症引起的疼痛。注意长期使用可能导致骨质疏松、高血糖、高血压等不良反应。通常仅在短期内或在非甾体抗炎药无效时使用。

（7）肌肉松弛剂：如环丙沙星，可减轻肌肉痉挛。通过作用于中枢神经系统，减少肌肉紧张和痉挛症状。注意可能会出现嗜睡或其他中枢神经系统不良反应。通常短期使用，尤其是在肌肉痉挛导致疼痛时。

2）非药物治疗

（1）物理治疗：通过按摩、热敷、冷敷、超声波、电刺激等物理手段来减轻疼痛，改善关节活动度，需要定期进行。

（2）中医疗法：如针灸、推拿、拔罐、刮痧等可以活血化瘀，疏经通络，减轻疼痛。

7. 护理措施

（1）伤口护理：保持伤口清洁干燥，避免感染。术后 24~48 小时可以拆除敷料，必要时换药。观察伤口有无红肿、渗液等异常。

（2）功能锻炼：患者术后第二天可开始进行被动功能锻炼，一般从小范围活动开始，逐渐增加活动度。同时进行主动练习，防止关节僵硬。

（3）营养支持：补充充足蛋白质、维生素等营养物质，有助骨骼修复和创面愈合。

（4）预防并发症：包括肺部感染、深静脉血栓、关节畸形等。采取有效预防措施。

8. 健康教育

（1）疼痛管理：让患者了解术后疼痛的原因，比如组织粘连、肌肉劳损等。正确的认识有助于患者积极配合治疗。

（2）合理用药：使用医生开具的药物，熟知正确的剂量和方法。同时应避免药物依赖和预防胃肠道反应。

（3）复健运动：指导患者进行正确、适量的功能锻炼，以改善关节活动度，增强肌力。运动要循序渐进。

（4）生活方式调整：指导患者保持合适体重及正确体位，避免重复性劳损，使用辅助器具等。减少对关节的损伤。

（5）心理调整：通过正念减压等方式消除不良情绪，增强抗压能力。减轻疼痛感受。

（6）定期复诊：患者应定期回院评估疗效，必要时调整治疗方案，对患者的疼痛情况进行全面评估，包括疼痛的性质、强度、持续时间等方面。借助影像学检查如 X 射线、MRI 等影像检查，以评估关节结构的愈合情况和可能存在的并发症，防止疼痛加重成为慢性疼痛。

第二节　慢性创伤后疼痛

一、烧伤后慢性疼痛

1. 定义

烧伤后慢性疼痛（chronic pain after burns injury，CPABI）通常是由热、冷、电、化学物质、摩擦或辐射引起，在伤口愈合后疼痛至少持续 3 个月，并排除感染、恶性肿瘤等原因引起的疼痛以及既往已经存在并延续至今的疼痛。

2. 病因与发病机制

CPABI 可能由多种因素引起，烧伤后慢性疼痛的发病机制通常涉及多个方面，包括组织损伤后的炎症反应、神经损伤和再生、中枢和外周神经系统的改变、心理社会因素等，以下是一些常见的病因及其发病机制。①神经损伤：烧伤可以直接损伤皮肤内的神经末梢，导致神经病变和慢性神经痛。当神经组织受损时，可能会发生异常的神经再生，这可能导致神经痛和痛觉过敏。②瘢痕组织形成：烧伤愈合过程中瘢痕组织可能限制了组织的伸展性和柔韧性，导致持续的牵拉感和疼痛。瘢痕组织还可能导致周围神经受压，造成慢性疼痛。③炎症反应：烧伤引起的炎症反应可能会持续存在，导致组织水肿和疼痛。慢性炎症可以刺激痛觉感受器，引起持续的疼痛感。④感染：烧伤伤口容易发生感染，如果感染未能得到有效控制，可能导致慢性疼痛。⑤循环障碍：烧伤可能影响局部血液循环，导致组织缺血和慢性疼痛。⑥心理因素：烧伤患者可能会经历创伤后应激障碍（PTSD）、焦虑和抑郁等心理问题，这些因素也可以加剧或引起慢性疼痛。⑦中枢敏化：烧伤可能导致中枢神经系统的改变，使得疼痛阈值降低，对疼痛的感受增强，这称为中枢敏化。⑧复合性局部疼痛综合征（CRPS）：某些烧伤患者的疼痛可能会发展成为 CRPS，这是一种以剧烈疼痛、皮肤变化和自主神经功能障碍为特征的慢性疼痛症状。

3. 影响因素

CPABI 的影响因素通常可以分为几个主要类别：心理社会因素、烧伤特征、生理因素以及治疗相关因素，以下是这些类别中的具体影响因素。

1）心理社会因素

（1）年龄：年龄是 CPABI 的独立影响因素，年龄越大，CPABI 发生率越高。这可能与年龄有关的伤害性感受系统的结构和功能变化相关。

（2）性别：女性在烧伤后经历更大的慢性疼痛负担；这可能与女性循环血浆中雌二醇浓度有关，雌二醇浓度越低，疼痛越剧烈。

2）烧伤特征

（1）烧伤的严重程度（深度和面积）：烧伤的深度和覆盖的身体表面积越大，慢性疼痛的可能性越高。

（2）烧伤原因及类型：电烧伤患者 CPABI 发生率较高。吸入性损伤与烧伤持续性中度至重度疼痛相关。

（3）烧伤部位：某些身体部位的烧伤可能会导致更持久的疼痛。

（4）感染：烧伤部位感染可能加剧疼痛。

（5）瘢痕和瘢痕挛缩：烧伤愈合过程中形成的瘢痕挛缩可能导致持续的疼痛和功能障碍。

3）生理因素

（1）神经损伤：烧伤过程中，高温会直接破坏皮肤和神经组织，导致神经末梢受损或神经损伤。神经损伤会干扰神经信号的传导，导致疼痛感觉异常增强或失调，出现烧伤后慢性疼痛的症状。

（2）炎症反应：烧伤引起的组织损伤会激活炎症反应，释放炎性介质如细胞因子等。这些炎性介质会刺激神经末梢敏感性增加，导致疼痛感觉传导异常，进而引发热伤后慢性疼痛。

（3）血液循环和淋巴循环受损：烧伤后，组织损伤和炎症反应可能导致局部血管受损、血液循环障碍、淋巴管受损、淋巴循环受阻。血液循环受损会导致组织缺血缺氧，增加疼痛感受器的敏感性，促进疼痛信号的传导，从而产生烧伤后慢性疼痛。烧伤可引起局部淋巴液潴留和淋巴回流障碍。淋巴循环受损会导致局部水肿、炎症反应加重，刺激神经末梢，增加疼痛感受，进而引发热伤后慢性疼痛。

4）治疗相关因素

（1）疼痛管理：烧伤后患者可能会出现剧痛、神经性疼痛等各种类型的疼痛，如果不及时有效地进行疼痛管理，疼痛可能会持续加重，进而发展成慢性疼痛。疼痛信号的持续传导会导致中枢神经系统形成疼痛记忆，使疼痛感觉更为持久和难以控制，从而导致烧伤后慢性疼痛的产生。

（2）康复治疗：烧伤后患者需要进行康复治疗，包括物理治疗、康复训练等，以促进伤口愈合、功能恢复和减轻疼痛。如果康复治疗不及时或不充分，可能导致伤口愈合不良、肌肉萎缩、关节僵硬等问题，进而引发热伤后慢性疼痛。

（3）手术干预：在某些情况下，烧伤后患者可能需要进行手术干预，如植皮手术、神经修复手术等。如果手术操作不当或术后护理不到位，可能导致术后感染、神经再损伤等并发症，加重疼痛感受，最终导致慢性疼痛的产生。

4. 烧伤的分度

烧伤的分度是根据烧伤的深度和所涉及的组织层次来分类的。以下是常用的烧伤分度标准。

（1）一度烧伤（浅表性烧伤）：只涉及表皮层。患者皮肤通常呈现红色，可能有轻微肿胀和疼痛，通常不会留下瘢痕。一度烧伤自愈能力强，一般可在几天内愈合。

（2）二度烧伤：分为浅二度和深二度烧伤。浅二度烧伤涉及表皮层和部分真皮层，皮肤可能出现红色、肿胀，并形成水疱，疼痛通常较为明显，愈合时间可能为几周，可能留下色素沉着或短暂瘢痕。深二度烧伤涉及真皮层的较深部分，皮肤可能呈现苍白或有水疱，疼痛可能较浅二度烧伤轻，因为神经末梢可能受损，愈合时间较长，可能需要植皮手术，常常留下明显瘢痕。

（3）三度烧伤：涉及整个真皮层，可能伤及皮下组织，皮肤可能呈现白色、棕色或黑色，质地可能坚硬或焦炭化，疼痛可能较少或没有，因为神经末梢已被破坏，不能自愈，需要进行植皮手术，恢复过程中可能需要重建手术，留下永久性瘢痕。

（4）四度烧伤：伤及皮肤以下的肌肉、骨骼和其他结构，常见于电击伤或严重的热源接触，需要进行紧急医疗干预和可能的截肢手术，伤害严重，可能危及生命。

5. 烧伤疼痛的分类

烧伤疼痛是一种特殊类型的疼痛，其强度被认为在所有疼痛中是最为剧烈的。按烧伤患者疼痛发生原因、时间和强度的不同，可将其分为烧伤急性疼痛（acute pain after burn）、烧伤背景性疼痛（background pain in burns，又称静息痛）、烧伤操作性疼痛（operation pain in burns）、烧伤术后疼痛（postoperation pain in burns）、烧伤爆发性疼痛（breakthrough pain in burns）共5类，以下是具体详细的介绍。

（1）烧伤急性疼痛：烧伤急性疼痛是指自烧伤即刻至伤后2~3天内出现的急性剧烈疼痛。烧伤急性疼痛的主要原因包括瘢痕组织的形成和挛缩，创面局部的充血和炎症反应，以及神经末梢的受损和过度兴奋。这些因素导致创面局部对外部刺激和压力敏感，引起疼痛感觉。

（2）烧伤背景性疼痛：烧伤背景性疼痛是指在烧伤创面愈合过程中，或在创面愈合后瘢痕增生、挛缩过程中，烧伤患者在静息状态下出现的不愉快感觉或主观感受，往往在休息时及夜间表现更为突出，从而影响患者的情绪与睡眠。按背景性疼痛的性质与发生时期不同，可将其分为创面修复期背景性疼痛、创面愈合后瘢痕增生及挛缩期背景性疼痛。创面修复期背景性疼痛指是指创面修复过程中创面局部干燥、皮肤神经末梢暴露等物理因素导致的创面疼痛；也指烧伤创面局部的炎症反应、受压、感染、肿胀等引起的疼痛。瘢痕增生及挛缩期背景性疼痛指创面愈合后，瘢痕组织充血、增生、挛缩而在创面局部或邻近部位引起疼痛等不愉快的感觉。

（3）烧伤操作性疼痛：烧伤操作性疼痛是指在烧伤病程中的各种诊疗操作如换药、功能锻炼等所引发的不愉快感觉或主观感受。常见的烧伤操作性疼痛是换药痛，指在医护人员进行创面换药操作中引起的疼痛。这类疼痛往往极为剧烈，其强度与患者耐受情况、创面情况、操作方式、医护人员的熟练程度等有关。

（4）烧伤术后疼痛：烧伤术后疼痛是指烧伤患者在接受手术治疗后出现的疼痛感受。烧伤手术可能包括创面清创、皮肤移植、创面修复等。这些手术会对患者的身体造成一定程度的创伤和引起炎症反应，导致术后出现疼痛。

（5）烧伤爆发性疼痛：烧伤爆发性疼痛是指突然发生的剧烈、短暂的疼痛，在对创面进行处理过程中和患者休息时均可发生，给患者带来急剧的不适感。

6. 烧伤疼痛的评估

疼痛评估包括对疼痛强度、性状、部位、持续时间、变化规律等的评估，其中最难评估的是疼痛强度与性状。疼痛性状评估主要依赖于患者的主观描述。疼痛评估研究最多的是疼痛强度评估，结合烧伤患者的实际情况，推荐在烧伤疼痛管理中应用数字评分法，结合使用面部表情分级评分法、视觉模拟评分法和主诉疼痛强度分级法等进行疼痛强度评价。在烧伤患者的疼痛评估中，常用非自我评估性的行为评估法，其中最常用的是疼痛行为评分量表（BPS），主要应用于无交流能力的重症插管患者。此外，护士需要进行定时或不定时病房巡视，及时观察及评估烧伤患者疼痛强度及性状等的变化。

7. 疼痛治疗与管理

慢性疼痛的管理是一个复杂的过程，需要综合多种治疗方法和多学科团队合作来进行疼痛管理，以提高患者的生活质量。

1）药物治疗

镇痛药物分为中枢神经和外周神经两类，包括阿片类、NSAIDs 类、辅助类和其他类。阿片类通过作用于阿片受体发挥镇痛作用，常用于中重度疼痛治疗；NSAIDs 类可抑制 COX 活性，减少致痛致炎因子合成，主要用于轻中度疼痛治疗；辅助类通过与阿片类或 NSAIDs 类联合使用来增强镇痛效果；其他类包括非阿片类中枢镇痛药物。这些药物需注意其镇痛和镇静作用，中深度镇静需建立管理制度以降低风险。

（1）烧伤急性疼痛的药物治疗：主要包括静脉镇痛治疗、N_2O 吸入性镇痛和应用镇痛泵镇痛治疗。静脉镇痛治疗可使用曲马多、氟比洛芬酯等药物，也可联合使用不同药物以增强疗效。N_2O 吸入性镇痛治疗指通过吸入混合气体发挥药理作用，使患者处于昏睡状态，避免疼痛刺激。应用镇痛泵镇痛可使用舒芬太尼、托烷司琼等药物，并连续使用约

2 天。

（2）烧伤背景性疼痛的药物治疗：药物使用方法及剂量如下。①盐酸曲马多缓释片每次 100~200 mg，每天 2 次口服；塞来昔布每天口服 200 mg。②盐酸曲马多缓释片 100~200 mg，每天 2 次口服；双氯芬酸 50 mg，每天 2 次口服。③吗啡每次 10~20 mg，每天 2 次口服（或者羟考酮每次 15~20 mg，每天 2 次口服）。④对于中重度疼痛患者，可以使用氟比洛芬酯注射液 100 mg 静脉滴注（或者帕瑞昔布 40 mg，或者舒芬太尼 0.75 μg/kg），每 12 小时使用 1 次。⑤丁丙诺啡透皮贴剂（5~10 mg），可以维持 7 天。

（3）烧伤操作性疼痛的治疗：烧伤操作性疼痛的治疗包括口服药物镇痛和注射药物镇痛两种方法。口服药物包括曲马多、吗啡、羟考酮和塞来昔布等。注射药物包括曲马多、氟比洛芬酯和帕瑞昔布等。对于大面积创面换药疼痛的管理，术前准备和药物镇痛是关键步骤。药物包括右美托咪啶、帕瑞昔布、舒芬太尼和丙泊酚等。

（4）烧伤暴发性疼痛的治疗：在排除可能引起疼痛性质和强度改变的原因后，如果患者疼痛仍然剧烈，可以考虑静脉或肌内注射之前提到的药物来缓解疼痛，或者请求疼痛科医师进行会诊，协助处理疼痛问题。

2）非药物治疗

烧伤患者慢性疼痛的非药物治疗方法包括非药物干预、冷疗、换药技术、音乐及模拟视频治疗、按摩及其他治疗、疼痛知识的宣讲及心理治疗等，这些方法可以帮助患者更好地控制疼痛，减少烧伤后的不适感。研究表明，非药物性疼痛管理方法在烧伤治疗中具有重要作用。冷疗能有效缓解急性疼痛，换药技术和现代敷料的应用有助于减少换药时的疼痛。音乐治疗通过调节大脑功能和内啡肽分泌缓解疼痛，而模拟视频治疗则通过分散患者注意力达到镇痛效果。按摩和催眠术可作为辅助治疗手段缓解患者疼痛。此外，疼痛知识的宣讲和心理治疗对于减轻患者的焦虑和疼痛也非常关键。

8. 并发症的预防及处理

（1）做好烧伤患者个体化疼痛管理：个体化疼痛管理对烧伤患者至关重要。需要根据不同患者的特点选择合适的疼痛管理方案和措施，应加强监测，并根据患者反应调整药物配方和剂量，以减少并发症的发生。

（2）及时监测、处理各种并发症：在患者疼痛管理中，需要定期巡视患者，监测和记录其疼痛强度和生命体征变化，对治疗措施后的治疗反应进行监测，及时发现并处理各种并发症。

（3）消化系统并发症的预防与治疗：烧伤患者在治疗过程中可能会出现消化系统并发症，包括消化道出血、肠梗阻、胃肠道瘘、消化道溃疡等，其中以恶心呕吐和便秘最为常见。在疼痛管理过程中应避免患者长时间禁食、容量不足、消化道缺血缺氧等。

（4）呼吸系统并发症的预防与治疗：使用阿片类药物镇痛可能导致严重的呼吸系统并发症，包括呼吸减慢甚至停止、氧饱和度下降等。在烧伤镇痛过程中应加强监护与巡视，及时发现并处理患者呼吸系统并发症。对于有吸入性损伤、肺部感染与炎症的患者，更需要加强监护与巡视。一旦明确严重呼吸抑制与镇痛措施有关，应立即停用镇痛泵，提高氧流量，静脉注射纳洛酮并在必要时应用呼吸机辅助以控制呼吸。

（5）神经系统并发症的预防与治疗：在烧伤疼痛管理期间，使用镇痛药物氯胺酮、氟哌利多、右美托咪啶、咪达唑仑、阿片类药物等可能导致患者认知障碍、烦躁、谵妄或过度镇静等神经系统并发症。如果明确这些兴奋症状是由镇痛药物引起的，应立即停止使用药物并进行相应的治疗。可以考虑肌内或静脉注射小剂量的咪达唑仑以实现镇静，同时使用中枢抗胆碱药物如苯海索来对抗椎体外系反应。此外，需要加强监护，以防止误吸和反流现象的发生。

（6）心血管系统并发症的预防与治疗：在烧伤患者疼痛管理中，患者出现低血压时，应及时查明原因并排除其他引起低血压的因素，对症使用升压血管活性药物，如多巴胺、多巴酚丁胺，必要时暂停镇痛泵的使用。

（7）泌尿系统并发症的预防与治疗：在疼痛管理中，泌尿系统并发症主要是尿潴留，特别是在使用阿片类药物后更容易发生。留置导尿管可以有效预防尿潴留。对于严重尿潴留，可以静脉注射纳洛酮 $0.1 \sim 0.2$ mg，并及时导尿及留置尿管，但需注意纳洛酮会减弱镇痛作用。

（8）镇痛过程中瘙痒的防治：烧伤疼痛患者如果出现瘙痒或瘙痒加重，在排除其他原因后，可给予抗组胺药物，并在必要时静脉注射或滴注小剂量纳洛酮。

二、周围神经损伤后慢性疼痛

1.定义
周围神经损伤后慢性疼痛(chronic pain after peripheral nerve injury)是指周围神经系统受损而引起的持续性疼痛。它常常是神经切割、挤压、牵拉以及化学物质损伤等因素引起神经损伤所导致的。患者通常会出现疼痛、烧灼感、针刺感、麻木感、过敏反应等症状。

2.诊断标准
根据国际疼痛协会(IASP)制定的标准，诊断周围神经损伤后慢性疼痛通常需要满足以下条件：疼痛的开始与外伤或疾病相关联；感觉异常与受损神经的分布相符合；疼痛经过恰当治疗后并没有完全缓解；症状持续存在超过3个月。

3.病因与发病机制
周围神经损伤后慢性疼痛的发病机制是一个复杂的过程，涉及多种生理和病理学机制。以下是一些可能的发病机制。①神经再生异常：在神经损伤后，神经再生可能会出现异常，导致神经元重新连接不正确，从而产生异常的神经冲动，引起疼痛感。②神经炎症：周围神经损伤后，可能会引起神经炎症反应，导致炎性介质的释放，刺激神经末梢产生疼痛。③神经元异常兴奋性：神经元异常兴奋性的改变可能会导致疼痛信号的异常传导和处理，产生慢性疼痛。④神经萎缩和再生障碍：周围神经损伤后，神经元可能会出现萎缩和再生障碍，导致神经冲动传导异常，产生疼痛感。⑤神经胶质细胞活化：周围神经损伤后，神经胶质细胞可能会活化，释放炎性介质和神经递质，导致神经元异常兴奋和疼痛感。⑥中枢神经系统改变：周围神经损伤后，中枢神经系统可能会出现改变，包括大脑皮层、脑干和脊髓的异常兴奋性增加，导致疼痛信号异常加强和处理异常。

4.风险因素
（1）严重的神经损伤：神经损伤的程度越严重，患者出现慢性疼痛的风险就越高。

（2）年龄：年龄是一个重要的风险因素，年龄越大，患者出现慢性疼痛的可能性越高。

（3）性别：女性患者比男性患者更容易出现慢性疼痛，这可能与女性的神经系统对疼痛刺激更敏感有关。

（4）其他疾病：患有其他疾病，如糖尿病、自身免疫性疾病、感染等，会增加患者出现慢性疼痛的风险。

（5）长期使用镇痛药物：长期使用镇痛药物可能会导致患者对药物的耐受性增加，从而使慢性疼痛加重。

5.临床表现

（1）持续性疼痛：患者可能会出现持续性的疼痛感，通常是刺痛或灼热感。

（2）运动障碍：周围神经损伤后，患者可能会出现肌肉无力、肌肉萎缩、运动障碍等症状。

（3）感觉异常：患者可能会出现感觉异常，如触觉、温度感觉、疼痛感觉的异常。

（4）皮肤变化：受损神经区域的皮肤可能会出现色素沉着、干燥、脱屑等变化。

6.疼痛治疗与管理

1）药物治疗

药物治疗目前是周围神经损伤后慢性疼痛主要的治疗手段，应建立在保证患者睡眠、情绪稳定的基础上，并认真评估患者疼痛性质、治疗前后的症状体征和治疗反应。药物治疗的目的不仅要缓解疼痛，同时也要治疗抑郁、焦虑、睡眠障碍等共患病。周围神经损伤后慢性疼痛的治疗药物通常包括多种药物，旨在减轻疼痛、提高患者的生活质量，同时也需要密切关注药物的毒性作用和相互作用，遵循医嘱使用药物。

（1）NSAIDs：如布洛芬和阿司匹林可以减轻轻至中度的疼痛和炎症。然而，对于慢性疼痛，长期使用NSAIDs可能会引起胃肠道出血等不良反应，因此需要谨慎使用。

（2）阿片类镇痛药：例如吗啡、哌替啶等，对于严重的疼痛患者可使用。然而，阿片类药物有成瘾性和耐受性，需要严格控制使用剂量和时间。

（3）抗抑郁药物：三环抗抑郁药如阿米替林、选择性5-HT再摄取抑制剂如帕罗西汀等抗抑郁药物也常用于治疗神经病理性疼痛，因为它们可以抑制疼痛的传导和缓解不良情绪。

（4）抗癫痫药物：例如卡马西平、盐酸普瑞巴林等，这些药物对神经病理性疼痛有较好的疗效，可以减轻疼痛和消除神经传导异常。

2）非药物治疗

非药物治疗方法在周围神经损伤后慢性疼痛管理中具有重要的作用，可以综合提高患者的治疗效果和生活质量。

（1）物理治疗：物理治疗师可以为神经损伤患者的设计合理的物理治疗方案，包括光疗法、电疗法、磁场疗法、超声波疗法、冷热疗法等。光疗法包括激光疗法及红外线疗法，激光种类有He-Ne激光、CO_2半导体激光，患者照射后有利于神经再生。红外线疗法主要应用红外线的热效应，来改善受损神经局部的血液循环状况，加快组织代谢，促进炎症水肿吸收。电疗法有高、中、低频电疗法，可扩张血管，改善神经和周围组织的血液循环及组织营养，促进局部组织代谢和神经系统功能恢复，达到抗炎消肿的目的，因此可用于周围神经损伤早期治疗。磁场疗法能够产生感生微电流，通过对体液和生物膜产生影响，可达到镇痛、消肿、抗炎、镇静、降压、促进骨痂生长的目的。超声波疗法用于周围神经损伤后疼痛的治疗时，多采用小剂量脉冲式超声，因而热效应小，可以促进肌肉神经再支配，起到加强代谢、改善组织营养状况的作用。热疗法可加快局部血液循环、缓解疼痛、松解粘连、促进水肿吸收，但要注意温度适宜，尤其是伴有感觉障碍患者要注意避免烫伤。水疗法具有缓解肌肉紧张，加快血液循环和淋巴回流的作用，应用于周围神经损伤后疼痛的康复锻炼时，可将肢体置于水中，借助水的浮力帮助瘫痪肌肉运动。

（2）生物反馈法：生物反馈法用于控制身体的某些机能，例如心率、呼吸模式和肌肉反应。在生物反馈治疗中，连接到身体的电极片可获取有关身体的信息。生物反馈疗法利用现代生理科学仪器，通过人体内生理或病理信息的自身反馈，帮助患者进行有意识的"意念"控制和心理训练，这种方法可以指导患者在早期神经供应阶段如何使用肌肉。

（3）康复训练：康复治疗师可以为患者设计个性化的锻炼计划，帮助患者增强肌肉力量、提高平衡能力和日常生活技能，从而减轻疼痛的影响。通过引导患者进行一些主被动功能锻炼，提高患者手部肌力运动能力，加速损伤部位的静脉与淋巴回流，促进运动与感觉功能的恢复。

7. 护理措施

（1）疼痛评估：定期对患者进行疼痛评估，包括疼痛的性质、强度、持续时间和影响程度。这有助于医护人员了解疼痛的情况，以便为患者制订个性化的治疗方案。

（2）药物治疗：根据医生的处方规范使用镇痛药物，如非甾体抗炎药、阿片类药物、抗抑郁药等。此外，还可以考虑使用抗癫痫药物等。需要特别注意避免药物成瘾和滥用。

（3）物理疗法：物理治疗可以帮助患者恢复受损的神经功能，减轻疼痛并恢复肌肉功能。物理治疗师可以为患者制订个性化的康复计划，包括运动、按摩、热敷、冷敷等。

（4）营养和运动：保持均衡的饮食，适量的运动有助于患者维持健康的体重和身体状态，促进神经再生和康复。

（5）睡眠管理：患者应养成良好的睡眠习惯，保证充足的睡眠时间，有助于减轻疼痛和改善身体状态。

（6）心理支持：患者应积极寻求心理咨询或心理治疗，与家人和朋友交流，寻求社会支持，有助于改善情绪状态和应对疼痛。

8. 健康教育

（1）疼痛的认识：护理人员应向患者和家属介绍慢性疼痛的特点、产生的原因，以及周围神经损伤造成的疼痛机制。通过了解疼痛的生理和心理机制，患者和家属可以更好地应对疼痛。

（2）药物治疗：护理人员应详细介绍医生开具的药物治疗方案，包括药物的名称、用法、剂量、可能的毒性作用和注意事项。强调须遵循医嘱使用药物，避免滥用和成瘾。

（3）物理疗法：解释物理治疗对于康复和疼痛管理的重要性，介绍物理治疗的种类、效果和注意事项。鼓励患者积极配合物理治疗师的指导进行治疗。

（4）应激管理：提供应对压力和焦虑的方法，如放松训练、深呼吸、冥想等，帮助患者学会缓解情绪压力，减轻疼痛。

（5）营养和运动：强调健康饮食和适量运动对于康复和神经再生的重要性，鼓励患者保持良好的饮食习惯和适量的运动。

（6）睡眠管理：介绍保持良好的睡眠习惯对疼痛管理和康复的重要性，提供改善睡眠的建议和方法。

（7）应对并发症：介绍周围神经损伤可能伴随的并发症，如感染、肌肉萎缩等，提供预防和处理这些并发症的方法。

（8）心理支持：强调寻求心理咨询或心理治疗的重要性，鼓励患者与家人和朋友多交流，寻求社会支持，学会缓解不良情绪和应对疼痛。

三、脊髓损伤后慢性疼痛

1.定义

脊髓损伤后慢性疼痛（chronic pain after spinal cord injury，CPSC）是指在脊髓损伤后持续存在的疼痛感觉。这种疼痛可能是由于神经系统损伤导致神经信号异常传递，或是由于损伤区域的炎症反应。慢性疼痛可能会影响患者的生活质量，包括睡眠、情绪和日常活动。

2.诊断标准

在诊断 CPSC 时，医生通常会综合考虑以上多个方面的信息，以确定患者是否符合慢性疼痛的诊断标准。同时，还需要排除其他可能导致疼痛的病因，如感染、肿瘤等。CPSC 的诊断标准通常包括以下方面。①病史：有明确的脊髓损伤，多于脊髓损伤后几个月或几年后发生，也有少数在损伤后立即发生。②疼痛的特征：疼痛的性质、程度、发作频率变化多端，且多为自发痛，对常规止痛措施无反应或收效甚微，且易耐受、成瘾、复发等。③疼痛的部位：疼痛部位不确定，呈弥漫性，在感觉平面以下的麻痹部位范围内经常变化。④其他症状：患者可能伴有其他神经系统的功能障碍，如感觉异常、肌肉痉挛、运动障碍等。⑤影像学检查：通过 MRI 等影像学检查可以观察到脊髓损伤的情况，排除其他可能导致疼痛的病因。⑥神经系统评估：对患者进行神经系统的全面评估，包括神经系统功能、感觉、肌力等方面的检查。

3.分类

根据脊髓损伤疼痛分级系统，CPSC 可分为 4 类：①伤害感受性疼痛，包括肌肉骨骼疼痛、内脏痛及其他伤害感受性疼痛；②神经病理性疼痛，包括脊髓损伤平面疼痛、脊髓损伤平面以下疼痛及其他神经病理性疼痛；③其他类疼痛，也称为功能性疼痛，如肠激惹综合征、纤维肌痛、间质性膀胱炎疼痛等；④未知类型疼痛，指不能归类于上述任何类的疼痛类型。

4.病因与发病机制

脊髓损伤后慢性疼痛的发病机制复杂，可能涉及多种因素的相互作用，包括神经可塑性、炎症反应、神经元激活、神经再生障碍等。对于慢性疼痛的治疗需要综合考虑这些因素，制订个体化的治疗方案。以下是一些关键的病因与发病机制。①神经病理性疼痛：脊髓损伤后，神经元和神经传导通路可能发生异常，导致对疼痛刺激异常敏感，以及疼痛信号传导异常，这种神经可塑性的改变可能导致慢性疼痛发生。②炎症反应：脊髓损伤后，组织可能发生炎症反应，炎症介质的释放可能导致疼痛感觉的产生，这种炎症性疼痛可能是慢性疼痛的一个重要机制。③神经元激活：脊髓损伤后，损伤部位的神经元可能异常兴奋，导致疼痛信号异常放大和传导，从而产生慢性疼痛。④神经再生障碍：脊髓损伤后，神经再生可能受到障碍，导致神经元的异常连接和再生，这可能与慢性疼痛的形成有关。⑤神经萎缩：脊髓损伤后，周围神经可能发生萎缩，这种神经结构的改变可能与慢性疼痛的发生有关。

5. 风险因素

目前认为，脊髓损伤后疼痛发生的影响因素很多。其中，脊髓损伤的性质（原因）、脊髓损伤的程度与平面以及患者的心理状况都对疼痛的发生有较大影响。其他如吸烟、膀胱或肠道并发症、压疮、痉挛、久坐或不活动、疲劳、冷湿气候、季节改变等各种有害刺激均可诱发或加重脊髓损伤后疼痛，以下是具体的风险因素。

（1）损伤部位：脊髓损伤的部位不同可能对慢性疼痛产生不同影响，例如颈部和胸部脊髓损伤可能与慢性疼痛的发生有关。

（2）年龄：年龄可能是影响慢性疼痛发生的重要因素，一般来说，年龄越大，患者发生慢性疼痛的风险越高。

（3）神经可塑性：个体的神经可塑性差异可能影响慢性疼痛的发生，一些人可能对神经损伤后的异常信号传导更为敏感。

（4）伴随损伤：脊髓损伤可能伴随其他组织的损伤，如骨折、软组织损伤等，这些伴随损伤可能增加患者发生慢性疼痛的风险。

（5）炎症反应：炎症反应可能与慢性疼痛的发生有关，因此炎症性疼痛的患者可能更容易发生慢性疼痛。

6. 临床表现

CPSC症状复杂、持久且难以控制，大多表现为受伤节段神经支配区及以下部位痛觉过敏、痛觉超敏、持续性疼痛或感觉异常。

（1）持续性疼痛：患者可能会出现长期的疼痛感，疼痛多为烧灼样疼痛、刺痛、挤压痛、电击样痛和射击痛，烧灼痛是最常见的疼痛描述，通常是在脊髓损伤的部位或者其以下的身体部位。

（2）运动和感觉异常：患者可能会出现运动功能障碍或感觉异常，如出现肌肉无力、麻木、刺痛等症状。

（3）神经系统症状：患者可能在脊髓损伤部位以下出现神经系统症状，包括感觉减退、运动功能障碍、痉挛、病理反射等。

（4）自主神经功能异常：患者可能出现自主神经功能异常，如尿失禁、便秘、性功能障碍等。

（5）情绪和心理问题：慢性疼痛可能会导致患者出现情绪和心理问题，如焦虑、抑郁、睡眠障碍等。

（6）其他并发症：脊髓损伤后慢性疼痛还可能伴随其他并发症，如压疮、骨质疏松、肌肉萎缩等。

7. 疼痛治疗与管理

1）药物治疗

（1）NSAIDs：在脊髓损伤后慢性疼痛的药物治疗中，NSAIDs可以作为一种常规的药物选择。如布洛芬、扑热息痛等，可用于减轻轻至中度的疼痛和炎症。一般需要在饭后服用，以减少胃肠道不良反应的发生。需要注意的是，药物在长期使用过程中可能会导致胃肠道不良反应（如溃疡、出血）、肾脏损害等，因此在使用过程中应密切关注患者的反应，必要时及时调整用药方案。另外，患者在使用NSAIDs期间应忌饮酒，避免增加胃肠道不良反应。

（2）阿片类药物：用药遵循"最大限度地提高疗效和尽量减少药物不良影响"的原则，推荐多种药物联合治疗，首选阿片类药物如吗啡、氯胺酮等，可用于缓解严重的疼痛，但需注意潜在的成瘾和药物滥用风险。阿片类药物可能引起呼吸抑制，因此在使用时需要监测患者的呼吸情况，并避免与其他呼吸抑制药物同时使用。长期使用阿片类药物可能导致药物耐受性增加、药物滥用和其他不良反应，因此需要定期评估疗效并调整治疗方案。

（3）抗抑郁药物：抗抑郁药在脊髓损伤后慢性疼痛的治疗中可以发挥多重作用，包括缓解疼痛、改善情绪和睡眠状况。一些抗抑郁药，特别是三环类抗抑郁药和部分选择性5-HT再摄取抑制剂，可以减轻慢性疼痛症状，包括神经痛和炎症性疼痛。抗抑郁药通常需要持续使用一段时间才能发挥最佳效果，患者需要按医生的建议规律服药。初始剂量一般较低，之后逐渐递增至有效剂量，患者在用药期间应密切关注药物的效果和可能的毒性作用。

（4）肌松剂：肌松剂在脊髓损伤后慢性疼痛的治疗中常用于缓解肌肉痉挛和紧张，从而减轻疼痛。常见的肌松剂包括甘露醇、环曲松、前列地尔等。这些药物通过不同的机制作用于中枢神经系统，减轻肌肉痉挛和紧张。在使用肌松剂期间，患者应避免乙醇和其他可能增加嗜睡或中枢神经系统抑制效果的药物。肌松剂在脊髓损伤后慢性疼痛的治疗中通常作为辅助药物使用，配合其他治疗方法（如物理疗法、药物治疗等）可以获得最佳效果。在使用肌松剂时，患者应密切关注药物的效果和可能的毒性作用。

（5）抗癫痫药物：抗癫痫药物如卡马西平、加巴喷丁等在脊髓损伤后慢性疼痛的治疗中常用于控制神经痛和神经性疼痛，在使用抗癫痫药物期间，患者应遵循医生的建议，按时服药，不随意更改剂量或停止用药。部分抗癫痫药物可能与其他药物相互作用，应避免这些药物相互影响。抗癫痫药物可能会引起一些不良反应，如头晕、嗜睡、肌肉无力等，应密切观察。

（6）局部麻醉药物：利多卡因是一种局部麻醉药，常用于缓解疼痛和减轻神经性疼痛。利多卡因通常采用局部应用的形式，包括局部喷雾、局部凝胶或局部贴剂等。在使用利多卡因期间，患者应密切关注药物的效果和可能的不良反应，如出现过敏反应（如皮疹、呼吸困难等）应立即停止使用并就医。长期或过量使用利多卡因可能导致局部麻醉药中毒，出现包括头晕、恶心、呕吐、心悸等症状，如出现上述症状应及时就医。患者在使用利多卡因期间应避免接触眼睛、口腔和黏膜等敏感部位，以免引起不适或不良反应。

（7）中药治疗：脊髓损伤后慢性疼痛可采用中药内服和外用等治疗方式。中药内服治疗脊髓损伤后慢性疼痛的常用方剂包括活血化瘀、祛风镇痛的药物组合。具体的中药方剂根据患者的症状和体质特点进行调配，常用的药材包括川芎、当归、红花、延胡索等。中药外用治疗可以采用药膏、药酒、药浴等方式，直接作用于患处，起到舒筋活络、祛风镇痛的作用。常用的外用药物包括活血化瘀、温经散寒的药物组合，如透骨膏、跌打活络油等。患者在服用中药期间应按照医生的建议规律服药，避免过敏反应，注意药物的剂量和用法。

2）非药物治疗

非药物治疗通常是慢性疼痛综合治疗方法的重要组成部分，可以帮助患者减轻疼痛、恢复功能和提高生活质量。根据患者的具体情况和疼痛类型，医生会制订个性化的治疗方案，主要包括以下几种方法。

（1）物理治疗：包括热疗、冷疗、电疗、超声波疗法等，可以帮助患者减轻疼痛、促进血液循环和肌肉松弛。

（2）康复训练：康复训练包括肌肉力量训练、平衡训练等，可以帮助患者提高肌肉功能和运动能力，减轻疼痛并提高生活质量。研究报道，运动训练可能对 CPSC 患者的疼痛产生积极影响。这可能与运动引起垂体-肾上腺激素反应有关，包括增加 β-内啡肽、促肾上腺皮质激素和皮质醇血浆浓度，这些物质与镇痛反应有关。长期运动计划可全面缓解疼痛，尤其对伴有肩痛的 CPSC 患者。

（3）神经阻滞：通过局部注射麻醉药物或类固醇激素，阻断疼痛神经的传导，达到缓解疼痛的目的。

（4）职业治疗：通过帮助患者学习日常生活技能和使用辅助设备，提高其生活自理能力。

（5）心理治疗：包括认知行为治疗、支持性心理治疗等，帮助患者调整心理状态，减轻焦虑、抑郁等情绪问题。

（6）心理意象：心理意象可有效促进脊髓损伤后运动功能的恢复并可缓解慢性疼痛，方法简便、安全且可重复性高。常用方法包括催眠、镜像疗法、引导想象、视觉错觉及分级运动想象等。

（7）脊髓电刺激：脊髓电刺激是一种硬膜外刺激，其作用原理是在与疼痛部位相对应的脊髓硬膜外间隙植入一枚刺激电极，通过激发出一种舒适的异常感觉（通常为酥麻感）从而取代感觉神经传入的痛觉，达到阻断痛觉传到大脑中枢的目的，起到缓解疼痛的效果。它不破坏人体组织的结构，还可以通过灵活多变的调节模式，随患者病情的变化在体外不断调节，使疼痛能获得长期有效控制。

（8）脊神经阻滞：通过植入药物输送系统，将镇痛药物直接输送到脊髓附近，以减轻疼痛。

（9）中医针灸：针灸可以通过调节气血、活络经络来缓解疼痛和改善神经功能。研究显示，单针透刺法（应用于背部、腹部的经脉）和四针协刺法（直刺在筋的旁边）对脊髓损伤疼痛、肌肉关节挛缩疼痛有较好的疗效。

（10）神经修复治疗：神经修复治疗旨在促进神经结构和功能的恢复，强调神经修复与神经康复的紧密结合，包括神经保护、神经调控、神经重塑、神经修补、神经替代、神经再生、免疫调控等机制。这些技术能有效控制脊髓损伤病情，缓解脊髓损伤后神经性疼痛。

8. 护理措施

(1)皮肤护理：对于长期卧床的患者，每隔 2 小时左右翻身 1 次，以减少皮肤受压的时间；保持皮肤清洁和干燥，定期清洁皮肤，避免长时间潮湿，预防皮肤溃疡的发生；使用合适的床垫和护理垫，选择适合患者体型和需要的床垫，减少长时间压迫皮肤的机会。

(2)饮食护理：提供高蛋白、高维生素的饮食，保证患者充足的蛋白质、维生素和矿物质摄入，有助于伤口愈合和身体康复；食物应易于消化：避免油腻食物，多食用蔬菜水果，预防便秘。

(3)呼吸护理：患者应定期进行呼吸道清洁，通过物理治疗和呼吸训练，保持呼吸道通畅，预防呼吸道感染和肺部并发症；使用辅助呼吸设备，对于需要辅助呼吸的患者，使用呼吸机和其他辅助呼吸设备。

(4)疼痛管理：定期评估患者疼痛程度和性质，了解患者的疼痛情况，制定个性化的疼痛管理方案；使用药物疗法，根据医生的建议，合理使用镇痛药物，如非甾体抗炎药、阿片类药物等；应用物理疗法，如热敷、冷敷、按摩等，缓解疼痛和肌肉紧张。

(5)活动护理：根据患者的情况，制订康复训练计划，包括肌肉训练、关节活动和平衡训练等；提供轮椅、助行器等辅助设备，帮助患者进行日常活动和康复训练。

(6)心理护理：与患者进行心理沟通，了解其情绪和心理状态，提供心理支持和安慰；如有需要，安排心理治疗师进行心理干预，帮助患者应对情绪问题和心理压力。

(7)安全护理：为患者提供安全的生活环境，预防意外伤害，如滑倒、摔倒等；提供辅助工具，如扶手、防滑垫等，帮助患者提高生活自理能力。

9. 健康教育

(1)脊髓损伤后慢性疼痛宣教：向患者解释脊髓损伤后慢性疼痛的发生原因和机制，包括神经病理性疼痛、神经元可塑性和感觉传导通路的改变等；介绍慢性疼痛的特点，如持续性、烧灼感、刺痛感等，以及可能的影响，如睡眠障碍、情绪问题等。

(2)疼痛管理的重要性：强调有效管理慢性疼痛对于提高生活质量的重要性，包括提高睡眠质量、减轻情绪压力、提高社交参与度等；介绍未经治疗的慢性疼痛可能导致的并发症，如抑郁、焦虑、社交隔离等。

(3)多学科团队的重要性：强调脊髓损伤后慢性疼痛治疗多学科团队协作的重要性，需要医生、护士、康复师、心理医生等人员参与，以制订个性化的治疗方案；介绍多学科团队成员的作用和职责，以及如何与他们合作进行疼痛管理。

(4)自我管理技能：教授患者自我管理技能，如放松训练、疼痛分级、热敷和冷敷等物理疗法的使用，以及合理使用镇痛药物等；提供相关资源和信息，如慢性疼痛管理计划、疼痛日记等，帮助患者监测和管理疼痛。

(5)心理健康支持：强调心理健康对于慢性疼痛管理的重要性，鼓励患者积极寻求心理支持和心理治疗；提供心理健康资源和信息，如心理治疗师、支持团体等，帮助患者处理情绪问题和心理压力。

(6)身体活动和康复训练：介绍适当的身体活动和康复训练对于慢性疼痛管理的重要性，包括肌肉锻炼、柔韧性训练等；提供相关资源和信息，如康复训练计划、运动指导等，帮助患者积极参与康复训练。

四、"挥鞭伤"后慢性疼痛

1.定义

"挥鞭伤"后慢性疼痛(chronic pain after whiplash injury)是一种常见的运动伤害，通常发生在进行挥动动作时，比如网球、高尔夫球或者棒球等运动中。这种伤害会导致肩部、手臂或者腰部出现慢性疼痛。患者可能会感到肌肉酸痛、关节僵硬或者肌肉疲劳，这些症状可能会持续数周或数月。挥鞭伤后慢性疼痛的定义就是在受伤后持续出现的疼痛感，这可能会影响患者的日常生活和运动表现。

2.诊断标准

"挥鞭伤"后慢性疼痛的诊断标准通常包括以下几个方面。①症状：患者主要的症状是肩部、手臂或者腰部的慢性疼痛，可能伴有肌肉酸痛、关节僵硬或者肌肉疲劳等感觉。②体格检查：进行肩部、手臂或者腰部的体格检查，以确定是否有肌肉萎缩、关节活动度减少、肌肉力量下降等症状。③影像学检查：进行 X 射线、MRI 或者 CT 扫描等影像学检查，以排除其他潜在的疾病或损伤，比如肌腱撕裂、骨折或者关节炎等。"挥鞭伤"后慢性疼痛 X 线片缺乏特异征象，常见征象包括已发生的颈椎退行性变和正常的前凸曲度稍变直。④运动检查：进行一些特定的运动检查，以评估患者在特定动作下的疼痛反应和肌肉活动度。⑤疼痛评估：使用疼痛评估工具，来评估患者的疼痛程度和影响程度。

3.分类

"挥鞭伤后"慢性疼痛参照"挥鞭伤"的致病机制分为 4 类：①颈椎关节突关节损伤型；②颈部韧带损伤型；③颈部肌肉损伤型；④颞下颌关节紊乱型。

4.病因与发病机制

"挥鞭伤"后慢性疼痛的发病机制是一个复杂的过程，涉及多个方面的损伤和炎症反应。具体的发病机制如下。①车祸外伤：挥鞭伤最常见的病因是车祸，追尾碰撞是"挥鞭伤"的主要原因。主要是汽车静止时受到来自后方的撞击致使车内的乘员受伤。以往推测在追尾撞击时，头颈被强迫拉至过伸位，惯性作用造成头部落后，头颈发生水平位移，对颈椎小关节和软组织造成相当大的轴向压力和水平拉力，这种异常运动在挥鞭伤中起重要作用。②肌肉和韧带损伤：在进行挥动动作时，肌肉和韧带可能会受到过度拉伸或者扭曲，导致微小的损伤和炎症反应。这些损伤可能会逐渐积累，导致长期的慢性疼痛。③关节磨损：频繁的挥动动作可能会导致关节表面磨损，特别是肩关节、肘关节或者腰椎关节等部位，这可能会引起慢性关节炎和疼痛。④神经压迫：挥鞭动作可能会导致神经受压或者损伤，比如在肩部或者颈部区域，这可能会引起神经痛或者神经炎，导致慢性疼痛。⑤肌肉失衡：频繁的挥动动作可能会导致肌肉失衡，比如某些肌肉群过度紧张，而其他肌肉群则过度松弛，这可能会导致慢性疼痛和不适。⑥运动损伤后的不当康复：如果在挥鞭伤后没有得到充分的康复和治疗，可能会导致慢性疼痛的发生。

5.风险因素

(1)严重的初期挥鞭伤：初期挥鞭伤的严重程度是影响慢性疼痛发展的一个重要因素。如果初期挥鞭伤造成了较大的肌肉、韧带或者神经损伤，可能会增加慢性疼痛的风险。

（2）未能得到及时和有效的治疗：如果挥鞭伤后未能得到及时有效的治疗，比如物理治疗、康复训练或者药物治疗，可能会导致炎症反应持续存在，从而促进慢性疼痛的发展。

（3）长期不适当的运动或活动：长期从事需要频繁挥动动作的活动，比如某些体育运动或者职业上的特定工作，可能会增加慢性疼痛的风险。

（4）肌肉失衡和姿势问题：如果挥鞭伤后没有得到适当的康复训练，可能会导致肌肉失衡和不良的姿势习惯，这可能会增加慢性疼痛的风险。

（5）心理社会因素：比如焦虑、抑郁、工作压力、社会支持等，也可能会影响慢性疼痛的发展和持续。

（6）年龄和性别：研究表明，女性和年龄较大的患者更容易出现挥鞭伤后的慢性疼痛。

6. 临床表现

挥鞭伤的体征和症状多在伤后 6 小时内出现，少数人伤后初期症状轻微，几日后逐渐加重。常见症状主要有颈部疼痛、头痛、颈肩痛、腰背痛、上肢放射痛、前胸痛等，可伴有颞下颌关节功能障碍、头晕、斜颈、吞咽困难、视物障碍、认知及心理异常等。具体包括以下临床表现。

（1）颈部疼痛：持续的颈部疼痛是挥鞭伤后慢性疼痛的主要症状。疼痛可能是持续性疼痛、钝痛、刺痛或者局部放射至肩部和上背部。

（2）肩部和上背部疼痛：挥鞭伤后慢性疼痛也可能伴随肩部和上背部的疼痛，手臂有麻刺感或麻木感，这些疼痛可能是颈部肌肉和韧带受损所致。

（3）头痛：患者可能会出现头痛，头痛通常从颅底开始，包括紧张性头痛、偏头痛或者颅内损伤导致的头痛。

（4）颈部僵硬和运动受限：挥鞭伤后患者可能会出现颈部僵硬感，颈部活动范围受限，颈部活动范围变小，甚至可能出现颈部肌肉痉挛。

（5）神经系统症状：一些患者可能会出现神经系统症状，比如头晕、视物模糊、眩晕、视觉障碍、耳鸣、听觉异常，甚至可能出现手臂和手部的感觉异常或运动障碍。

（6）其他症状：患者还可能出现其他症状，比如记忆力减退、注意力不集中、疲劳、情绪波动等。

7. 疼痛治疗与管理

1）药物治疗

（1）镇痛药：常用的镇痛药包括 NSAIDs 和镇痛药。NSAIDs 包括布洛芬、阿司匹林、对乙酰氨基酚等，具有减轻疼痛、抗炎和退热的作用。镇痛药如阿片类药物等，可以有效缓解中度到重度的疼痛。在使用这些药物时，应该注意剂量和用药时间，避免出现药物依赖和滥用。

（2）肌松药：肌松药可以减轻肌肉痉挛和紧张，常用的肌松药包括甲基硫唑酮（泰诺异丁腈）、环丙沙星等。这些药物可以帮助患者减轻颈部肌肉紧张和疼痛，但也需要注意剂量和用药时间，避免出现药物依赖和不良反应。

（3）抗抑郁药：对于伴有焦虑、抑郁等心理问题的患者，抗抑郁药可能是必要的。常用的抗抑郁药包括三环类抗抑郁药（如阿米替林、丙咪嗪）和选择性 5-HT 再摄取抑制剂

（如帕罗西汀、舍曲林）。这些药物有助于改善情绪、睡眠状况和减轻疼痛的感知。

2）非药物治疗

挥鞭伤后慢性疼痛的非药物治疗包括物理疗法、康复训练、心理治疗、手术治疗等多种方法。以下是这些治疗方法的详细介绍。

（1）物理疗法：包括热疗、冷疗、电疗、超声波治疗、按摩、针灸等。这些物理疗法可以帮助患者减轻颈部肌肉的紧张和疼痛，促进血液循环，缓解炎症，促进组织修复。

（2）康复训练：包括颈部肌肉的强化训练、姿势训练、平衡训练等。这些训练可以帮助患者改善颈部的力量和稳定性，缓解颈部疼痛和不适。

（3）心理治疗：对于伴有焦虑、抑郁等心理问题的患者，心理治疗可能是必要的。心理治疗可以帮助患者应对疼痛带来的负面情绪，改善心理状态，提高对疼痛的应对能力。

（4）手术治疗：在极少数情况下，对于严重的挥鞭伤后慢性疼痛，患者可能需要考虑手术治疗，如椎间盘切除术、椎管扩大术等。

（5）其他：患者还应该避免长时间保持同一姿势，避免使用过硬的枕头，可使用颈托，改善工作和生活环境等，以减轻颈部疼痛和预防复发。

8. 护理措施

（1）保持正确姿势：患者应避免长时间保持同一姿势，尤其是长时间低头或者仰头。建议每隔一段时间就站起来活动一下，避免颈部肌肉长时间处于紧张状态；在工作和生活中保持良好的姿势，尤其是在使用电脑、手机等设备时，应保持正确的坐姿和用眼姿势。

（2）使用正确的枕头：选择合适的枕头，以保持颈部的自然曲线。一般来说，枕头的高度应该与肩膀的宽度相适应，避免使用过硬或者过软的枕头。

（3）避免颈部受伤：避免进行剧烈的颈部运动或者扭转，特别是在康复期间应该避免剧烈的运动。避免颈部受到额外的外力作用，如撞击、摔倒等。

（4）适当运动：进行适当的颈部伸展、放松运动，有助于缓解颈部肌肉的紧张和疼痛。常见的颈部运动包括颈部左右转动、上下运动、左右倾斜等。但要避免过度运动或者剧烈运动，避免疼痛加重。

（5）应对压力和焦虑：挥鞭伤后慢性疼痛可能会给患者带来心理压力和焦虑，建议患者进行一些放松的活动，如深呼吸、冥想、瑜伽等，有助于缓解情绪压力。

（6）应对疼痛：在医生的指导下，患者可以适当使用热敷或者冷敷方法来缓解颈部疼痛。热敷有助于放松肌肉，冷敷有助于减轻炎症和肿胀，也可以尝试一些轻度的按摩或者针灸来缓解疼痛，但需要在专业人士的指导下进行。

（7）规律作息：保持规律的作息时间、充足的睡眠有助于减轻疼痛和促进康复。避免长时间保持同一姿势，尤其是长时间低头或者仰头。

9. 健康教育

"挥鞭伤"是一种颈部软组织的损伤，可能会导致慢性疼痛。护理人员在进行健康教育时，需要向患者传达以下内容。

（1）病因和症状：详细介绍挥鞭伤的病因，如交通事故、运动伤害等，以及可能出现的症状，如颈部疼痛、僵硬、头痛、肩背部不适等。让患者了解挥鞭伤的常见原因和可能的表现。

（2）诊断和治疗：解释挥鞭伤的诊断方法，如通过临床症状、影像学检查（如 X 射线、CT、MRI 等）来确诊。同时介绍可能的治疗方法，包括药物治疗、物理疗法、康复训练等。

（3）自我护理：介绍一些自我护理的方法，如正确的姿势、合适的枕头选择、适当的颈部运动等，帮助患者缓解疼痛和不适。

（4）康复训练：强调康复训练的重要性，介绍一些适合挥鞭伤患者的康复训练方法，如颈部伸展、放松运动、肌肉加强训练等，帮助患者恢复颈部功能。

（5）应对压力和焦虑：提供一些缓解不良情绪的建议，如深呼吸、放松技巧、心理疏导等，帮助患者应对疼痛带来的压力和焦虑。

（6）饮食和生活方式：提供一些关于饮食和生活方式方面的建议，如保持规律的作息时间、合理的饮食结构、适当的运动等，以促进身体康复和减轻疼痛。

（7）就医建议：强调在疼痛持续或加重时及时就医，遵循医生的建议进行治疗，不要延误病情。

五、肌肉骨骼损伤后慢性疼痛

1. 定义

肌肉骨骼损伤后慢性疼痛（chronic pain after musculoskeletal injury）是指在肌肉、骨骼或相关结构受到损伤后，疼痛持续较长时间，通常超过 3 个月，并且可能会引起持续的不适和功能障碍。这种类型的疼痛可以持续数月甚至数年，对患者的生活和日常活动产生负面影响。慢性疼痛持续时间通常超出了损伤本身应有的疼痛时间，并且可能与神经系统的异常兴奋性有关。

2. 诊断标准

肌肉骨骼损伤后慢性疼痛的诊断需要综合考虑患者的临床症状、病史以及相关检查结果。一般来说，慢性疼痛的诊断标准包括以下几个方面。①疼痛持续时间：慢性疼痛通常被定义为持续时间超过 3 个月的疼痛，该时间段内疼痛持续存在而且没有明显改善。②疼痛特点：疼痛可能呈现为钝痛、刺痛、酸痛、烧灼感等，可能伴随着局部的肿胀、僵硬、活动受限等症状。③病史：患者需提供相关的病史，包括损伤的时间、损伤的类型、治疗过程、疼痛发生的时间和程度等。④体格检查：医生会进行相关的体格检查，包括检查受伤部位的触痛、肿胀、活动受限等情况。⑤影像学检查：如 X 射线、CT、MRI 等影像学检查可以帮助医生了解受伤部位的具体情况，排除骨折、软组织损伤等情况。⑥神经系统检查：针对可能的神经受损情况，医生可能进行神经系统检查，包括神经系统的感觉、运动功能等方面的评估。⑦实验室检查：根据具体情况，可能需要进行血液、尿液等实验室检查，排除其他疾病对疼痛的影响。⑧另外，需要排除其他可能引起慢性疼痛的疾病，如类风湿关节炎、骨关节炎、神经根痛等。

3. 分类

根据 WHO 2018 年公布的国际疾病分类第 11 次修订本（ICD-11），肌肉骨骼慢性疼痛包括以下 3 种类型。①慢性原发性肌肉骨骼疼痛：发生在肌肉、骨骼、关节或肌腱的慢性疼痛，伴有明显的情感障碍（焦虑、愤怒/沮丧、抑郁情绪）或功能障碍（干扰日常活动和社交）。②慢性继发性肌肉骨骼疼痛：骨骼（包括脊柱与关节）、肌肉、肌腱或相关软组织的慢性疼痛。③慢性术后或创伤后疼痛：手术或组织损伤（包括烧伤在内的各种创伤）产生或加剧的疼痛，其持续时间超出组织愈合时间，即在手术或组织创伤后至少持续3个月。

4.病因与发病机制

肌肉骨骼损伤后慢性疼痛的病因和发病机制是一个复杂的过程，可能受到多种因素的影响，包括生物学、心理社会和环境因素。针对不同的患者，可能会有不同的病因和发病机制，因此需要进行综合评估和制订个体化的治疗方案。下面是认可的病因和发病机制。①炎症反应：肌肉骨骼损伤后，机体会出现炎症反应。虽然炎症反应是身体愈合过程的自然反应，但过度或长期的炎症反应可能导致组织的慢性炎症，从而引起疼痛。②神经源性疼痛：肌肉骨骼损伤后，神经可能受到损伤或压迫，导致神经源性疼痛。这种疼痛可能是神经的异常兴奋或异常传导产生的。③组织损伤和修复：肌肉骨骼损伤后，组织在损伤和修复过程可能形成瘢痕组织，导致肌肉和韧带僵硬和收缩，从而引起疼痛。④神经可塑性改变：慢性疼痛可能与中枢神经系统的可塑性改变有关。长期的疼痛刺激可能导致中枢神经系统改变，包括疼痛传导通路的增强和神经递质的改变，从而导致疼痛信号的异常传导。⑤肌肉功能失调：肌肉骨骼损伤后，肌肉可能出现功能失调，如肌肉萎缩、肌肉不平衡等，这可能导致关节不稳定和异常受力分布，进而引起慢性疼痛。⑥心理社会因素：心理社会因素可能会影响慢性疼痛的发生和持续，如情绪障碍、焦虑、抑郁等可能会加剧疼痛的感知和持续。

5.风险因素

（1）严重的初始损伤：初始的肌肉骨骼损伤的严重程度可能与慢性疼痛的发生有关。较严重的损伤可能导致更严重的组织炎症和神经损伤，增加慢性疼痛的风险。

（2）年龄：年龄是一个重要的风险因素，老年人更容易出现慢性疼痛，可能与与年龄相关的生物学变化和慢性疾病的累积有关。

（3）性别：女性相对于男性更容易出现慢性疼痛，这可能与性别激素、神经生物学差异以及不同的疼痛敏感性有关。

（4）炎症反应和免疫系统异常：个体的炎症反应和免疫系统异常可能增加慢性疼痛的风险，例如自身免疫性疾病、慢性炎症性疾病等。

6.临床表现

肌肉骨骼损伤后可能出现慢性疼痛，临床表现因个体差异而有所不同，但通常包括以下特征。

（1）持续性疼痛：慢性疼痛通常是指持续时间超过3个月的疼痛，可能是肌肉骨骼组织的持续性炎症、神经损伤或组织修复不良所致。

（2）疼痛部位：疼痛可能出现在受伤部位附近，也可能向周围扩散。有些患者可能会出现痛觉过敏，即轻微的刺激也会引起剧烈的疼痛。

（3）运动受限：患者可能因为疼痛而避免进行某些运动或活动，导致肌肉萎缩和关节僵硬，进一步加重疼痛。

（4）情绪和认知问题：慢性疼痛可能导致焦虑、抑郁、睡眠障碍和注意力不集中等问题。

(5)疼痛的特征：疼痛可能表现为刺痛、钝痛、酸痛、胀痛等不同的特征，也可能伴随着其他感觉异常，如麻木、刺痛等。

(6)神经系统症状：慢性疼痛可能导致神经系统的改变，如感觉异常、神经病变、肌肉无力等。

(7)对药物的反应：患者可能对常规镇痛药物的反应减弱，需要更高剂量的药物才能缓解疼痛。

7. 疼痛治疗与管理

1)药物治疗

(1)NSAIDs：如布洛芬、阿司匹林等可以减轻炎症引起的疼痛，但长期使用可能导致胃肠道不良反应。口服 NSAIDs 是肌肉骨骼慢性疼痛治疗的一线用药。应按最低有效剂量、短疗程的原则使用，长期使用有增加胃肠道症状、肾功能损害、血小板功能受损和心血管不良事件发生的风险。对胃肠道症状发生风险较高的患者，加用 H2 受体拮抗剂、质子泵抑制剂或米索前列醇等胃黏膜保护剂。但急性损伤期炎症过程的异常减弱可能会不利于损伤的预后，甚至会阻碍肌肉功能的正常恢复，诱导肌肉出现萎缩，抑制肌纤维的修复进程。急性闭合性软组织损伤临床指南提出了"peace and love"原则，呼吁在骨骼肌急性损伤后应尽量减少 NSAIDs 等抗炎药物的滥用。

(2)阿片类药物：常见药物包括强阿片类药物吗啡、羟考酮、芬太尼等；弱阿片类药物可待因、双氢可待因等。曲马多是具有弱阿片受体激动活性以及去甲肾上腺素再摄取抑制双重作用的镇痛药，成瘾及呼吸抑制风险较低。应从最低的有效剂量开始应用，当剂量增至 50 mg 吗啡时，应仔细权衡利弊，反复评估。避免同时使用阿片类药物和苯二氮䓬类药物。不良反应包括恶心、呕吐、嗜睡、呼吸抑制、便秘等，长期使用可能导致成瘾。

(3)抗抑郁药物：如三环类抗抑郁药和选择性 5-HT 再摄取抑制剂，被用于治疗慢性疼痛，因其具有调节神经递质的作用，可以减轻疼痛和缓解不良情绪。抗抑郁药的不良反应主要有口干、便秘、视物模糊及心血管反应等，为减少不良反应，一般推荐从小剂量开始，逐渐增加到有效剂量并维持。

(4)抗癫痫药物：一些抗癫痫药物，如卡马西平、加巴喷丁等，对神经性疼痛有一定的疗效，可以通过调节神经传导来减轻疼痛。

(5)肌肉松弛剂：包括外周性肌肉松弛剂和中枢性肌肉松弛剂，外周肌肉松弛剂多用于麻醉，中枢性肌肉松弛剂多用于治疗颈肩腰腿痛。中枢性肌肉松弛剂种类较多，包括苯二氮䓬类药物和非苯二氮䓬类药物，如地西泮、乙哌立松。

(6)局部用药：局部用药如局部止痛贴、局部麻醉药膏等可以直接作用于疼痛部位，减轻疼痛。

(7)抗骨质疏松药：骨质疏松症慢性疼痛的基础治疗药物包括钙剂和维生素 D，根据患者骨密度及骨质疏松骨折情况，可联用骨吸收抑制剂(如双膦酸盐、降钙素、选择性雌激素受体调节剂或 RANKL 抑制剂等)或骨形成促进剂(如甲状旁腺激素、四烯甲奈醌等)。

(8)改善循环药物：改善循环药物可以改善微循环、减轻炎性水肿，从而缓解慢性疼痛。目前常用药物有甘露醇、地奥司明、草木犀流浸液片。

2）非药物治疗

肌肉骨骼损伤后慢性疼痛的非药物治疗包括多种方法（图4-2-1），这些方法通常可以与药物治疗结合使用，以进行更全面的疼痛管理。以下是一些常见的非药物治疗方法。

（1）物理治疗：物理治疗包括运动疗法、按摩、理疗、热敷和冷敷等。运动疗法有助于加强肌肉力量和关节活动能力，改善身体机能，减轻疼痛。按摩和理疗可以促进血液循环，缓解肌肉紧张和疼痛症状。热敷和冷敷则有助于减轻疼痛和炎症。

（2）康复治疗：康复治疗师可以为患者制订个性化的康复计划，包括针对特定肌肉群的锻炼、姿势训练、功能性活动等运动计划，以帮助患者逐渐康复，并减轻疼痛。

（3）神经阻滞：对于药物治疗效果不佳的患者，当手术指征不明确或患者手术意愿不强时，可以考虑注射治疗。神经系统和影像学检查无明显阳性发现的肌肉骨骼慢性疼痛患者，可以行周围神经阻滞或硬膜外类固醇注射术。对于痛点局限的慢性疼痛患者可以行封闭治疗。对于关节疼痛的患者，可以行关节腔内药物注射或臭氧注射。

（4）针灸：对于骨骼肌急、慢性损伤后的疼痛症状，针灸可以增强受累肌肉收缩力量和耐力，改善肌肉微循环，促进中枢和外周释放阿片类物质，并激活中枢痛觉下行抑制系统，发挥镇痛作用。

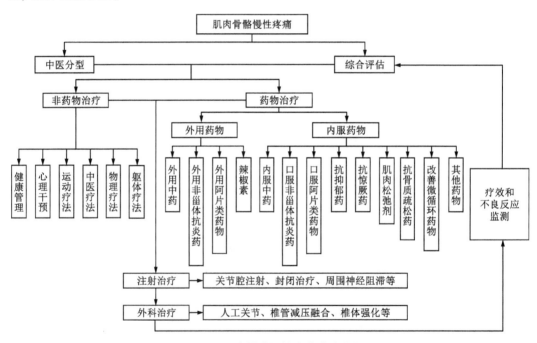

图4-2-1 肌肉骨骼慢性疼痛诊治流程图

8. 护理措施

（1）疼痛评估：对患者的疼痛进行定期评估，包括疼痛的程度、性质、持续时间等，以便制订个性化的治疗方案。

（2）体位转换：长期卧床或久坐的患者，要定期进行体位转换，避免长时间压迫某一部位，预防压疮的发生。

（3）皮肤护理：长期卧床的患者要保持皮肤的清洁和干燥，避免患处皮肤受到摩擦和损伤。

（4）营养支持：保证患者膳食均衡和营养充足，特别是要保证蛋白质和维生素的摄入，以促进伤口愈合和肌肉的修复。

（5）康复锻炼：根据患者的具体情况，制订个性化的康复锻炼计划，帮助患者逐步恢复肌肉功能和关节活动度。

（6）安全防护：为患者提供安全的生活环境，防止摔倒、滑倒等意外事件的发生，同时提供必要的辅助器具，如拐杖、助行器等。

（7）心理支持：对于肌肉骨骼损伤后慢性疼痛患者，予以心理支持和关怀，帮助他们应对疼痛带来的负面情绪，促进心理健康。

（8）定期复诊：患者需定期复诊，以便医护人员对患者的病情进行监测和评估，及时调整治疗方案。

9. 健康教育

肌肉骨骼损伤后慢性疼痛的健康教育可以帮助患者更好地理解和管理疼痛，根据患者的需求和实际情况，采用易懂、生动的方式进行宣教，鼓励患者参与其中，提高他们对疼痛管理的积极性和主动性。

（1）疼痛的认知：向患者介绍疼痛的生理机制，包括疼痛的产生和传导过程，以及长期疼痛对身体和心理健康的影响。

（2）自我管理技能：教会患者一些自我管理技能，包括放松训练、疼痛缓解技巧、正确认知和应对疼痛的策略等，帮助他们更好地应对疼痛。

（3）合理用药：指导患者正确使用镇痛药物，包括药物的种类、用法、剂量、药物相互作用、不良反应等，避免药物滥用和依赖。

（4）活动和锻炼：指导患者进行适当的体育锻炼和康复运动，帮助患者保持肌肉力量和关节活动度，减轻疼痛，促进康复。

（5）饮食和营养：指导患者养成健康的饮食习惯，保证足够的蛋白质、维生素和矿物质摄入，以促进伤口愈合和肌肉修复。

（6）康复和康复设备：介绍康复的重要性，指导患者正确使用康复设备，如拐杖、助行器等，帮助患者更好地进行康复训练。

（7）情绪管理：指导患者如何应对疼痛带来的负面情绪，包括焦虑、抑郁等，提供心理支持和康复建议。

（8）定期复诊：强调患者定期复诊的重要性，以便及时调整治疗方案，监测病情变化。

参考文献

[1] NIKOLAJSEN L, ILKJAER S, KRØNER K, et al. Jensen TS. The influence of preamputation pain on postamputation stump and phantom pain[J]. Pain. 1997, 72(3): 393-405.

[2] SOMMER C, KRESS M. Recent findings on how proinflammatory cytokines cause pain: peripheral mechanisms in inflammatory and neuropathic hyperalgesia[J]. Neurosci Lett. 2004, 361(1-3): 184

-187.

[3] WILLOCH F, ROSEN G, TÖLLE T R, et al. Phantom limb pain in the human brain: unraveling neural circuitries of phantom limb sensations using positron emission tomography[J]. Ann Neurol. 2000, 48(6): 842-849.

[4] SUBEDI B, GROSSBERG G T. Phantom limb pain: mechanisms and treatment approaches[J]. Pain Res Treat. 2011, 2011: 864605.

[5] RAMACHANDRAN V S, ROGERS-RAMACHANDRAN D. Synaesthesia in phantom limbs induced with mirrors[J]. Proc Biol Sci. 1996, 263(1369): 377-386.

[6] MOSELEY L G. Using visual illusion to reduce at-level neuropathic pain in paraplegia[J]. Pain. 2007, 130(3): 294-298.

[7] 李皓桓. 2021美国骨科医师学会临床实践指南: 保肢和早期截肢解读[J]. 临床外科杂志, 2022, 30(1): 34-36.

[8] 许瑾, 李茵, 方珂. 下肢截肢患者的术后护理[J]. 中原医刊, 2004, 31(3): 55-56.

[9] TALBOT M R, MCCARTHY F K, MCCRORY C. Central and systemic inflammatory responses to thoracotomy-potential implications for acute and chronic postsurgical pain[J]. Journal of Neuroimmunology, 2015, 28(5): 147-149.

[10] ANDERSON D, CHEN S A, GODOY L A, et al. Comprehensive Review of Chest Tube Management: A Review[J]. JAMA Surg. 2022; 157(3): 269-274.

[11] 吴蔚宇, 徐美英. 开胸手术后疼痛综合征及诊治[J]. 继续医学教育, 2006, 20(32): 63-65.

[12] RIZK N P, GHANIE A, HSU M, et al. A prospective trial comparing pain and quality of life measures after anatomic lung resection using thoracoscopy or thoracotomy[J]. Ann Thorac Surg. 2014, 98(4): 1160-1166.

[13] BAYMAN E O, PAREKH K R, KEECH J, et al. A Prospective Study of Chronic Pain after Thoracic Surgery[J]. Anesthesiology. 2017, 126(5): 938-951.

[14] 朱阿芳, 申乐, 许力, 等. 开胸手术后慢性疼痛的危险因素[J]. 临床麻醉学杂志, 2018, 34(4): 397-400.

[15] OCHROCH E A, GOTTSCHALK A, TROXEL A B, et al. Women suffer more short and long-term pain than men after major thoracotomy[J]. Clin J Pain, 2006, 22(5): 491-498.

[16] MONGARDON N, PINTON-GONNET C, SZEKELY B, et al. Assessment of chronic pain after thoracotomy: a 1-year prevalence study[J]. Clin J Pain, 2011, 27(8): 677-681.

[17] DEUMENS R, STEYAERT A, FORGET P, et al. Prevention of chronic postoperative pain: cellular, molecular, and clinical insights for mechanism-based treatment approaches[J]. Prog Neurobiol, 2013, 104: 1-37.

[18] JACKSON T, TIAN P, WANG Y, et al. Toward identifying moderators of associations between presurgery emotional distress and postoperative pain outcomes: a meta-analysis of longitudinal studies[J]. J Pain, 2016, 17(8): 874-888.

[19] DUALÉ C, OUCHCHANE L, SCHOEFFLER P, et al. Neuropathic aspects of persistent postsurgical pain: a French multicenter survey with a 6-month prospective follow-up[J]. J Pain. 2014, 15(1): 24. e1-24. e20.

[20] WANG H T, LIU W, LUO A L, et al. Prevalence and risk factors of chronic post-thoracotomy pain in Chinese patients from Peking Union Medical College Hospital[J]. Chin Med J (Engl). 2012, 125(17): 3033-3038.

［21］SONG J G, SHIN J W, LEE E H, et al. Incidence of post-thoracotomy pain: a comparison between total intravenous anaesthesia and inhalation anaesthesia［J］. Eur J Cardiothorac Surg. 2012, 41（5）: 1078-1082.

［22］KAMPE S, LOHMER J, WEINREICH G, et al. Epidural analgesia is not superior to systemic postoperative analgesia with regard to preventing chronic or neuropathic pain after thoracotomy［J］. J Cardiothorac Surg, 2013, 8: 127.

［23］PENG Z, LI H, ZHANG C, et al. A retrospective study of chronic post-surgical pain following thoracic surgery: prevalence, risk factors, incidence of neuropathic component, and impact on qualify of life ［J］. PLoS One, 2014, 9(2): 90014.

［24］KATZ J, JACKSON M, KAVANAGH B P, et al. Acute pain after thoracic surgery predicts long-term post-thoracotomy pain［J］. Clin J Pain, 1996, 12(1): 50-55.

［25］KEHLET H, JENSEN T S, WOOLF C J. Persistent postsurgical pain: risk factors and prevention ［J］. Lancet, 2006, 367(9522): 1618-1625.

［26］REUBEN S S, YALAVARTHY L. Preventing the development of chronic pain after thoracic surgery［J］. J Cardiothorac Vasc Anesth, 2008, 22(6): 890-903.

［27］RODRIGUEZ-ALDRETE D, CANDIOTTI K A, JANAKIRAMAN R, et al. Trends and New Evidence in the Management of Acute and Chronic Post-Thoracotomy Pain-An Overview of the Literature from 2005 to 2015［J］. J Cardiothorac Vasc Anesth, 2016, 30(3): 762-772.

［28］叶楠, 郭刚, 李高峰, 等. 多模式镇痛法治疗 PTPS 的临床观察［J］. 昆明医科大学学报, 2013(8): 67-70.

［29］扶超, 胡渤, 屠伟峰. 胸科术后慢性疼痛的临床现状及研究进展［J］. 实用医学杂志, 2019, 35(24): 3725-3730.

［30］MACRAE W A. Chronic pain after surgery［J］. Br J Anaesth, 2001, 87(1): 88-98.

［31］JENSEN T S, BARON R, HAANPAA M, et al. A new definition of neuropathic pain［J］. Pain, 2011, 152(10): 2204-2205.

［32］BRUCE J. Psychological, surgical, and sociodemographic predictors of pain outcomes after breast cancer surgery: a population-based cohort study［J］. Pain, 2014, 155(2): 232-243.

［33］CUNNICK G H, UPPONI S, WISHART G C. Anatomical variants of the intercostobrachial nerve encountered during axillary dissection［J］. Breast, 2001, 10(2): 160-162.

［34］SCHULZE T, MUCKE J, MARKWARDT J, et al. Long-term morbidity of patients with early breast cancer after sentinel lymph node biopsy compared to axillary lymph node dissection［J］. J Surg Oncol, 2006, 93(2): 109-119.

［35］REYES-GIBBY C C, MORROW P K, BUZDAR A, et al. Chemotherapy-induced peripheral neuropathy as a predictor of neuropathic pain in breast cancer patients previously treated with paclitaxel［J］. J Pain, 2009, 10(11): 1146-1150.

［36］TASMUTH T, ESTLANDERB A M, KALSO E. Effect of present pain and mood on the memory of past postoperative pain in women treated surgically for breast cancer［J］. Pain, 1996, 68(2-3): 343-347.

［37］MEJ DAHL M K, ANDERSEN K G, GARTNER R, et al. Persistent pain and sensory disturbances after treatment for breast cancer: six year nationwide follow-up study［J］. BMJ, 2013, 346: f1865.

［38］POLESHUCK E L, KATZ J, AN&US C H, et al. Risk factors for chronic pain following breast cancer surgery: a prospective study［J］. J Pain, 2006, 7(9): 626-634.

［39］KHAN S A, APKARIAN A V. Mastalgia and breast cancer: a protective association? ［J］. Cancer Detect

Prev, 2002, 26(3): 192-196.

[40] ANDERSEN K G, KEHLET H. Persistent pain after breast cancer treatment: a critical review of risk factors and strategies for prevention[J]. J Pain, 2011, 12(7): 725-746.

[41] 杜妍华, 藤英.规范化术后疼痛护理在乳腺癌术后患者护理中的应用[J].医学信息, 2015(41): 208-208.

[42] 许金玲.乳腺癌手术后疼痛及不舒适因素分析与护理对策[J].中国保健营养(上旬刊), 2013, 23(4): 1970-1970.

[43] VADALOUCA A, RAPTIS E, MOKA E, et al. Pharmacological treatment of neuropathic cancer pain: a comprehensive review of the current literature[J]. Pain Pract, 2012, 12(3): 219-251.

[44] GOTTMP H, JUHL G, KRISTENSEN A D, et al. Chronic oral gabapentin reduces elements of central sensitization in human experimental hyperalgesia[J]. Anesthesiology, 2004, 101(6): 1400-1408.

[45] BACKONJA M M, MALAN T P, VANHOVE G F, et al. NGX-4010, a high concentration capsaicin patch, for the treatment of postherpetic neuralgia: a randomized, double-blind, controlled study with an open-label extension[J]. Pain Med, 2010, 11(4): 600-608.

[46] 董明, 田博, 高山, 等.围术期干预对乳腺切除术后慢性疼痛综合征预防作用的系统评价[J].现代肿瘤医学, 2016, 24(2): 248-253.

[47] 邵芃, 贾杰.乳腺癌术后持续性疼痛及其康复治疗进展[J].中国康复理论与实践, 2018, 24(2): 128-133.

[48] 朱为夷.乳腺癌术后慢性疼痛的临床研究[D].北京: 中国人民解放军军事医学科学院, 2017.

[49] 蒋梅艳.放松疗法对乳腺癌患者癌性疼痛的效果评价[J].当代护士(专科版), 2011(6): 86-88.

[50] 崔晓凤, 周毅娟, 刘丹.晚期乳腺癌患者的疼痛护理措施[J].系统医学, 2016, 1(8): 148-150.

[51] 周娟, 杨蕾, 袁长蓉.乳腺癌疼痛护理的研究进展[J].解放军护理杂志, 2016, 33(12): 38-40, 55.

[52] BISCHOFF J M, AASVANG E K, KEHLET H, et al. Chronic pain after mesh repair of inguinal hernia: a systematic review[J]. Acta Anaesthesiol Scand, 2013, 57(3): 293-300.

[53] 张志德, 郑峰.老年腹股沟疝修补术后慢性疼痛影响因素分析[J].中国城乡企业卫生, 2023, 38(11): 106-108.

[54] 罗文, 段鑫, 柯文杰, 等.疝修补术后慢性疼痛的临床特征和诊断治疗[J].临床外科杂志, 2019, 27(9): 748-750.

[55] AASVANG E, KEHLET H. Chronic postoperative pain: the case of inguinal herniorrhaphy[J]. Br JAnaesth, 2005, 95(1): 69-76.

[56] HACHEM M I, SAUNDERS M P, RIX T E, et al. Herniography: a reliable investigation avoiding needless groin exploration a retrospective study[J]. Hernia, 2009, 13: 57-60.

[57] BAY-NIELSEN M, NILSSON E, NORDIN P, et al. Chronic pain after open mesh and sutured repair of indirect inguinal hernia in young males[J]. Br J Surg, 2004, 91: 1372-1376.

[58] FRANNEBY U, SANDBLOM G, NORDIN P, et al. Risk factors for long-term pain after hernia surgery [J]. Ann Surg, 2006, 244(2): 212-9.

[59] 李迎华.腹股沟疝患者腹腔镜下经腹腹膜前疝修补术中行横向与纵向腹膜切开法的效果对比[J].中国实用医刊, 2022, 49(24): 13-16.

[60] 蒙建源, 黄海, 朱刚健.不同术式对腹股沟疝的治疗效果、预后及疼痛的影响因素分析[J].临床外科杂志, 2023, 31(4): 368-371.

[61] 严辉弟, 周立新, 工茂林, 等.腹腔镜腹股沟疝修补术后慢性疼痛的临床特征及危险因素分析[J].中国普外基础与临床杂志, 2019, 26(2): 180-184.

［62］刘嘉杰，魏妮娜，沈剑峰，等.开放与腹腔镜腹膜前腹股沟疝无张力修补术临床疗效的前瞻性非随机对照研究［J］.腹腔镜外科杂志，2020，25（12）：889-894.

［63］余成建，冯樱.腹股沟疝Lichtenstein无张力修补术后慢性疼痛的影响因素分析及预测模型建立［J］.局解手术学杂志，2021，30（8）：713-718.

［64］DONATI M, BRANCATO G, GIGLIO A, et al. Incidence of pain after inguinal hernia repair in the elderly. A retrospective historical cohort evaluation of 18-years' experience with a mesh & plug inguinal hernia repair method on about 3000 patients［J］. BMC Surg, 2013, 13(2): 19.

［65］MASSARON S, BONA S, FUMAGALLI U, et al. Analysis of post-surgical painafter inguinal hernia repair: a prospective study of 1440 operations［J］. Hernia, 2007, 11: 517-525.

［66］FRÄNNEBY U, GUNNARSSON U, ANDERSSON M, et al. Validation of an Inguinal Pain Questionnaire for assessment of chronic pain after groin hernia repair［J］. Br J Surg, 2008, 95(4): 488-493.

［67］MCCARTHY M J, CHANG C H, PICKARD A S, et al. Visual analog scales for assessing surgical pain［J］. J Am Coll Surg, 2005, 201(2): 245-252.

［68］SAROSI G A, WEI Y, GIBBS J O, et al. A clinician's guide to patient selection for watchful waiting management of inguinal hernia［J］. Ann Surg, 2011, 253(3): 605-610.

［69］OLSSON A, SANDBLOM G, FRÄNNEBY U, et al. The Short-Form Inguinal Pain Questionnaire (sf-IPQ): An Instrument for Rating Groin Pain After Inguinal Hernia Surgery in Daily Clinical Practice［J］. World J Surg, 2019, 43(3): 806-811.

［70］霍振云，王沙沙，雷威.穴位贴敷联合耳穴压豆在小儿腹腔镜疝气术后疼痛的应用［J］.中国中医药现代远程教育，2023，21（21）：125-128.

［71］姜明明，张灿刚，施春.腹股沟疝术后慢性疼痛的诊治分析［J］.中国继续医学教育，2015（4）：64-66.

［72］陈松耀，戴伟钢，李展宇，等.微创手术后戳孔切口疝14例临床诊治分析［J］.中华普通外科学文献（电子版），2020，14（5）：366-368.

［73］唐健雄.腹股沟疝修补的现状与进展［J］.中华普外科手术学杂志（电子版），2007，1（2）：65-67.

［74］韩超，孙杰，李士通.子宫切除术后慢性疼痛研究进展［J］.临床麻醉学杂志，2018，34（4）：401-403.

［75］REDDI D, CURRAN N. Chronic pain aftersurgery: pathophysiology, risk factors and prevention［J］. Postgrad Med J, 2014, 90(1062): 222-227.

［76］BEHERA M, VILOS G A, HOLLETT-CAINES J, et al. Laparoscopic findings, histopathologic evaluation, and clinical outcomes in women with chronic pelvic pain after hysterectomy and bilateral salpingo-oophorectomy［J］. J Minim Invasive Gynecol, 2006, 13(5): 431-435.

［77］VANDYK A D, BRENNER I, TRANMER J, et al. Depressive symptoms before and after elective hysterectomy［J］. JObstet Gynecol Neonatal Nurs, 2011, 40(5): 566-576.

［78］TEGEDER I, COSTIGAN M, GRIFFIN R S, et al. GTPcyclohydrolase and tetrahydrobiopterin regulate pain sensitivity and persistence［J］. Nat Med, 2006, 12(11): 1269-1277.

［79］常敏.子宫肌瘤开腹全子宫切除术后疼痛程度及其影响因素［J］.哈尔滨医药，2023，43（6）：71-73.

［80］BRAN&BORG B, NIKOLAJSEN L. Chronic pain after hysterectomy［J］. Current Opinion in Anaesthesiology, 2018, 31(3): 268-273.

［81］MONTES A, ROCA G, SABATE S, et al. Genetic and clinical factors associated with chronic postsurgical pain after herniarepair, hysterectomy, and thoracotomy: a two-year multicenter cohort study［J］. Anesthesiology, 2015, 122(5): 1123-1141.

［82］POKKINEN S M, NIEMINEN K, YLI‐HANKALA A, et al. Persistent pos‐thysterectomy pain: a prospective, observational study［J］. Eur J Anaesthesiol, 2015, 32(10): 718‐724.

［83］BRANDSBORG B, DUEHOLM M, NIKOLAJSEN L, et al. Aprospective study of risk factors for pain persisting 4 months after hysterectomy［J］. Clin J Pain, 2009, 25(4): 263‐268.

［84］KAI M G, BOTTROS M M, RAJA SN. Preventing chronic pain following acute pain: risk factors, preventive strategies, and their efficacy［J］. Eur J Pain Suppl, 2011, 5(S2): 365‐372.

［85］王莎, 侯征, 贺豪杰, 等.子宫切除术后慢性疼痛的相关因素分析［J］.实用妇产科杂志, 2021, 37(5): 385‐388.

［86］SEN H, SIZLAN A, YANARATES O, et al. A comparison of gabap‐entin and ketamine in acute and chronic pain after hysterectomy［J］. Anesth Analg, 2009, 109(5): 1645‐1650.

［87］FARZI F, NADERI NABI B, MIRMANSOURI A, et al. Postoperative pain after abdominal hysterectomy: a randomized, double‐blind, controlled trial comparing the effects of tramadol and gabapentin as premedication［J］. Anesth Pain Med, 2016, 6(1): e32360.

［88］CLARKE H, BONIN R P, ORSER B A, et al. The prevention of chronic postsurgical pain using gabapentin and pregabalin: a combined systematic review and meta‐analysis［J］. Anesth Analg, 2012, 115(2): 428‐442.

［89］刘宝珍, 宋子贤, 张艳红, 等.术后多模式镇痛的研究进展［J］.河北医药, 2015(19): 2990‐2994.

［90］AMR Y M, AMIN S M. Comparative study between effect of pre‐versus post‐incisional transversus abdominis plane block on acute and chronic post‐abdominal hysterectomy pain［J］. Anesth Essays Res, 2011, 5(1): 77‐82.

［91］KREJBORG P, PETERSEN K K, KOID S, et al. Presurgical comorbidities as risk factors for chronic postsurgical pain following total knee replacement ［J］. Clin J Pain, 2019, 35(7): 577‐582.

［92］刘威, 李文龙, 丁娟, 等.全膝关节置换术后慢性疼痛的非手术影响因素研究进展［J］.中医正骨, 2022, 34(8): 59‐61, 75.

［93］丁婉兰.全膝关节置换术后慢性疼痛的影响因素分析［J］.护理实践与研究, 2021, 18(23): 3516‐3519.

［94］王晓雨.基于"治未病"思想调查人工膝关节置换术后慢性疼痛发生率及其相关因素［D］.郑州: 河南中医药大学, 2018.

［95］BUGADA D, ALLEGRI M, GEMMA M, et al. Effects of anaesthesia and analgesia on long‐term outcome after total knee replacement: a prospective, observational, multicentre study［J］. Eur J Anaesthesiol, 2017, 34(10): 665‐72.

［96］SINGH J A, GABRIEL S, LEWALLEN D. The impact of gender, age, and preoperative pain severity on pain after TKA［J］. Clin Orthop Relat Res, 2008, 466(11): 2717‐23.

［97］LIU S S, BUVANAENDRAN A, RATHMELL J P, et al. A cross‐sectional survey on prevalence and risk factors for persistent postsurgical pain 1 year after total hip and knee replacement ［J］. Reg Anesth Pain Med, 2012, 37(4): 415‐22.

［98］KIM D H, PEARSON‐CHAUHAN K M, MCCARTHY R J, et al. Predictive Factors for Developing Chronic Pain After Total Knee Arthroplasty［J］. J Arthroplasty, 2018, 33(11): 3372‐3378.

［99］邓军.地佐辛用于超前镇痛效果的临床观察［J］.现代诊断与治疗, 2013, 24(16): 370‐371.

［100］杨利民.曲马多超前镇痛用于膝关节镜手术患者的观察［J］.实用诊断与治疗杂志, 2016, 20(12): 891‐892.

［101］徐平.西乐葆超前镇痛用于膝关节镜手术的观察与术后护理［J］.中国初级卫生保健, 2010, 24(5):

91-92.

[102] 黄式环.人工膝关节置换术围术期镇痛下的康复训练[J].广西医学,2011,33(4):511-513.

[103] KONIG G, HAMLIN B R, WATERS J H. Topical tranexamic acid reduces blood loss and transfusion rates in total hip and total knee arthroplasty[J]. J Arthroplasty, 2013, 28 (9):1473-1476.

[104] 吕美红,安刚.慢性疼痛处理指南[J].临床麻醉学杂志,2005,21(5):359-360.

[105] 曾琳,李鹏程,刘莉,等.超前镇痛结合疼痛护理干预在膝关节镜围术期的临床运用[J].护理研究,2015(25):3156-3158,3159.

[106] 林立宇,林润,张爱娟.基于即时通信技术的延续性护理对全髋关节置换术后患者髋关节功能康复效果的影响[J].福建医药杂志,2018,40(4):153-154.

[107] 陈俊,钱红,王慧慧.全膝关节置换术的临床护理分析[J].中国卫生标准管理,2015,6(24):196-197.

[108] ORGILL D P, SOLARI M G, BARLOW M S, et al. A finite-element model predicts thermal damage in cutaneous contact burns[J]. J Burn Care Rehabil, 1998, 19:203.

[109] 刘丽波,钟月欢.烧伤后慢性疼痛影响因素的研究进展[J].护士进修杂志,2021,36(21):1958-1961.

[110] BUTLER S, JONZON B, BRANTING E C, et al. Predictors of severe pain in a cohort of 5271 individuals with self-reported neuropathic pain[J]. Pain, 2013, 154(1):141-146.

[111] MERTENS D M, JENKINS M E, WARDEN G D. Outpatient burn management[J]. Nurs Clin North Am, 1997, 32:343.

[112] BAXTER C R. Management of burn wounds[J]. Dermatol Clin, 1993, 11:709.

[113] 《中华烧伤杂志》编辑委员会.成人烧伤疼痛管理指南(2013版)[J].中华烧伤杂志,2013,29(3):225-231.

[114] 孙林利,陈丽娟,程雨虹,等.2018年《ISBI烧伤处理实践指南(第2部分)》解读[J].护理研究,2020,34(8):1305-1310.

[115] 王彤华.烧伤疼痛护理的研究现状[J].中华现代护理杂志,2013,19(26):3299-3301.

[116] ARAUJO M, MORE-O'FERRAL L D, RICHEIMER S H. Complications of interventional pain management procedures[J]. Adv Anesth, 2008, 26, 1-30.

[117] HORLOCKER T T. Complications of regional anesthesia and acute pain management[J]. Anesthesiol Clin, 2011, 29(2):257-278.

[118] ENCK R E. Complications in pain management[J]. Am J Hosp Palliat Care, 1990, 9(6):10-12.

[119] 国家卫生健康委能力建设和继续教育中心疼痛病诊疗专项能力提升项目专家组.中国慢性创伤后疼痛诊疗指南(2023版)[J].全科医学临床与教育,2023,21(11):964-967.

[120] 陈华伦,周丽丽,胡理,等.慢性疼痛神经生理机制的研究进展[J].重庆医学,2021,50(10):1777-1781.

[121] 彭蔚骢,劳杰,周英杰,等.上肢周围神经损伤所致神经病理性疼痛的临床亚型分析[J].中华手外科杂志,2021,37(6):434-439.

[122] 安建雄,张建峰.周围神经病理性疼痛新学说:全神经损伤[J].中国疼痛医学杂志,2022,28(10):724-732.

[123] 周围神经病理性疼痛诊疗中国专家共识[J].中国疼痛医学杂志,2020,26(5):321-328.

[124] Mayo Clinic Staff.周围神经病变-症状与病因-妙佑医疗国际.[EB/OL][2023-03-23][2024-01-29]. https://www.mayoclinic.org/zh-hans/diseases-conditions/peripheral-nerve-injuries/symptoms-causes/syc-20355631

［125］胡永善.周围神经损伤后的康复治疗[J].中华手外科杂志,1995,11(1):54-55.

［126］张晗,徐义明,白跃宏.周围神经损伤后物理治疗及进展[J].中国康复,2011,26(5):376-379.

［127］戴闽.实用骨科治疗与康复[M].北京:人民卫生出版社,2007.

［128］胡裕君.脉冲电磁场促进神经再生研究进展[J].华西医学,2008,23(4):904.

［129］罗永雄,夏汉通,金跃进,等.密集型针灸及红外线照射治疗软组织损伤[J].中国康复,2006,21(5):335-336.

［130］梁英.电针加超短波与针刺治疗周围性面神经炎的疗效比较[J].中国康复,2007,22(1):13-13.

［131］张艳明,宋为群.物理治疗在帕金森病患者运动功能康复中应用的研究进展[J].中国康复理论与实践,2018,24(2):169-172.

［132］朱东明,薛军,蒋毅.低频电刺激治疗周围神经损伤的研究进展[J].现代实用医学,2023,35(9):1250-1252.

［133］朱盛修.周围神经伤学[M].北京:人民军医出版社,2002.

［134］TREEDE R D, JENSEN T S, CAMPBELL J N, et al. Neuropathic pain: redefinition and a grading system for clinical and research purposes[J]. Neurology, 2008, 70(18): 1630-1635.

［135］刘志芳,戴红.脊髓损伤后慢性中枢性疼痛的生物学机制[J].中国康复医学杂志,2002,17(6):375-377.

［136］徐沐兰,孙晓龙,吴相波,等.脊髓损伤患者并发神经病理性疼痛危险因素的回顾性研究[J].中华物理医学与康复杂志,2022,44(3):199-203.

［137］孙岚,张焱,蒋薇,等.脊髓损伤后神经痛中医药治疗浅析[J].中国康复理论与实践,2006,12(12):1047-1048.

［138］晁敏,邹礼梁,李海军,等.脊髓损伤患者慢性疼痛的康复[J].加速康复外科杂志,2020,3(1):41-44.

［139］SOIZA R L, MYINT P K. The Scottish Intercollegiate Guidelines Network (SIGN) 157: Guidelines on Risk Reduction and Management of Delirium[J]. Medicina (Kaunas), 2019, 55(8).

［140］陶蔚.脊髓损伤后慢性疼痛的外科治疗[C].//首届疼痛医学华夏会议论文集. 2012:186-187.

［141］BRYEE T N, Bie "ng—Sarensen F, FINNERUP N B, et al. International spinal cord injury pain (ISCIP) classification. Part 2. Initial validation using vigIIettes[J]. Spinal Cord. 2012, 50(6): 404-412.

［142］张文君,刘俊,张平,等.加巴喷丁联合重复经颅磁刺激治疗脊髓损伤患者神经病理性疼痛的临床观察[J].江西医药,2022,57(8):959-961.

［143］张仁刚,王凤怡,张嘉祺,等.重复经颅磁刺激改善脊髓损伤患者神经病理性疼痛疗效的系统评价[J].中华物理医学与康复杂志,2021,43(7):645-649.

［144］李向哲,王子昱,吴勤峰.2016年《加拿大脊髓损伤神经病理性疼痛康复治疗临床实践指南》解读[J].反射疗法与康复医学,2022,3(1):1-4,11.

［145］KAUR J, GHOSH S, SAHANI A K, et al. Mental imagery training for treatment of central neuropathic pain: a narrative review[J]. Acta Neurol Belg, 2019, 119(2): 175-186.

［146］OTTONELLO M, TORSELLI E, CANEVA S, et al. Mental Imagery Skills in Alcohol-Dependent Subjects and Their Associations with Cognitive Performance: An Exploratory Study During Residential Rehabilitation [J]. Front Psychiatry, 2021, 12: 741900.

［147］管遵惠.管正斋刺法经验[J].中国针灸,1998(9):45-48.

［148］MEHTA S, GUY S D, BRYCE T N, et al. The Can Pain SCI Clinical Practice Guidelines for Rehabilitation Management of Neuropathic Pain after Spinal Cord: screening and diagnosis recommendations[J]. Spinal Cord, 2016, 54(1): 7-13.

[149] FERRARI R. Whiplash-review of a commonly misunderstood injury[J]. Am J Med, 2002, 112(2): 162-163.

[150] SPITZER W O, SKOVRON M L, SALMI L R, et al. Scientific monograph of the Quebec Task Forceon Whiplash-Associated Disorders: redefining "whiplash" and its management[J]. Spine (Phila Pa 1976), 1995, 20(8): 1-73.

[151] SÖDERLUND A, LINDBERG P. Long-term functional and psychological problems in whiplash associated disorders[J]. Int J Rehabil Res, 1999, 22(2): 77-84.

[152] 邱皓, 栾富钧, 曹春风, 等. 挥鞭样损伤研究进展[J]. 颈腰痛杂志, 2015, 36(6): 508-510.

[153] PANJABI M M, CHOLEWICKI J, NIBU K, et al. Simulation of whiplash trauma using whole cervical spine specimens[J]. Spine (Phila Pa 1976), 1998, 23(1): 17-24.

[154] 王廷臣, 常晓涛, 李义凯. 颈部挥鞭伤及功能恢复研究的新进展[J]. 中国临床康复, 2002, 6(4): 536-537.

[155] 周远华, 成海平, 王惠英, 等. 物理方法治疗加速度致颈部挥鞭伤3例报告[J]. 中国临床康复, 2002, 6(16): 2440.

[156] 马巧燕. 颈脊髓挥鞭伤患者的康复护理[J]. 浙江临床医学, 2009, 11(9): 989-990.

[157] 冉红, 陈玉霞, 朱文倩. 挥鞭伤的救护[J]. 实用医药杂志, 2006, 23(10): 1239.

[158] 中国老年保健协会. 肌肉骨骼慢性疼痛诊治专家共识[J]. 骨科, 2021, 12(5): 389-395.

[159] YABUKI S, IP A K K, TAM C K, et al. Evidence-based recommendations on the pharmacological management of osteoarthritis and chronic low back pain: Anasian consensus[J]. Asian J Ane-thesiol, 2019, 57(2): 37-54.

[160] 卢雅梦, 雷静, 尤浩军. 骨骼肌损伤后疼痛机制及非药物治疗研究进展[J]. 中国疼痛医学杂志, 2023, 29(2): 138-143.

[161] GAUDENZIO N, SIBILANO R, MARICHAL T, et al. Different activation signals induce distinct mast cell degranulation strategies[J]. J Clin Invest, 2016, 126(10): 3981-3998.

[162] WILLIAMS D A. The importance of psychological assessment in chronic pain[J]. Curr Opin Urol, 2013, 23(6): 554-559.

[163] 张文文, 米文丽, 王彦青. 针刺缓解慢性神经病理性疼痛的作用机制研究进展[J]. 中国疼痛医学杂志, 2021, 27(4): 249-254.

[164] DUBOIS B, ESCULIER J F. Soft-tissue injuries simply need PEACE and LOVE[J]. Br J Sports Med, 2020, 54(2): 72-73.

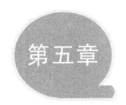

第五章

慢性继发性肌肉骨骼疼痛的护理管理

第一节　概述

慢性继发性肌肉骨骼疼痛是一种常见的疼痛症状，通常由肌肉、骨骼或关节的损伤或疾病引起。这种疼痛可能持续数周、数月甚至数年，给患者的生活和工作带来很大的困扰。

1. CMP 分类

1）按照国际疾病分类(ICD-11)分类

(1)慢性原发性肌肉骨骼疼痛是指发生在肌肉、骨骼、关节或肌腱的慢性疼痛，伴有明显的情感障碍(焦虑、愤怒/沮丧或抑郁情绪)或功能障碍(干扰日常活动和社交)。慢性原发性肌肉骨骼疼痛由生物、心理和社会等多种因素共同导致。

(2)慢性继发性肌肉骨骼疼痛是指骨骼(包括脊柱与关节)、肌肉、肌腱或相关软组织的慢性疼痛，是一组表现各异的慢性疼痛，源于局部或全身病因引起的骨骼(包括脊柱与关节)、肌肉、肌腱和相关软组织的持续伤害感受性刺激，也与深部躯体损伤有关。疼痛可能是自发的或运动诱发的。

2）根据病因分类

(1)持续性炎症引起的疼痛：指由骨骼(包括脊柱与关节)、肌腱、肌肉、软组织的炎症机制引起的慢性疼痛。疼痛可能是自发的或运动诱发的，临床以炎症为特征，包括对疼痛刺激敏感性增加。

(2)结构改变相关的疼痛：指由骨骼(包括脊柱与关节)或肌腱的解剖学结构改变引起的慢性疼痛。结构改变需要从临床检查来推断和(或)影像学检查来证明，疼痛可能是自发的或运动诱发的。临床特征包括局部肿胀、痛觉超敏或运动功能受限等。

(3)神经系统疾病引起的疼痛：指与外周或中枢神经功能障碍相关的骨骼(包括脊柱与关节)、肌腱或肌肉的慢性疼痛，包括运动功能改变和感觉功能改变引起的疼痛。神经系统疾病引起的生物力学功能改变能够激活肌肉骨骼组织中伤害性感受器，疼痛可能是自发的或运动诱发的。

3）按照发病部位分类

（1）骨骼疼痛：通常是隐痛、刺痛或钝痛，其最常见的原因是骨折等损伤。CMP 患者评估和诊断时需明确疼痛与骨折或肿瘤是否相关，如骨质疏松症、骨质减少和相关的脆性骨折、创伤性骨折等。

（2）肌肉疼痛：疼痛程度通常没有骨痛剧烈。产生的原因有肌肉损伤、自身免疫反应等导致肌肉组织血流减少、肌肉痉挛和激痛点形成等。CMP 患者评估和诊断时需排除感染或肿瘤。

（3）肌腱和韧带疼痛：肌腱或韧带疼痛通常由损伤引起，包括扭伤等。当活动或者拉伸损伤部位时，疼痛通常会加剧。

（4）关节疼痛：创伤和病变通常会导致关节僵硬和疼痛，也可能出现肿胀感。疼痛程度可能从轻微到严重，并且在活动关节时会加重。炎症是关节疼痛的常见原因，如骨关节炎、类风湿关节炎、银屑病关节炎、痛风、强直性脊柱炎等。

（5）脊柱源性疼痛：这类疼痛往往是由脊柱及其附件的退行性改变导致，如腰背痛、颈肩痛、椎管狭窄、椎间盘突出、脊柱畸形等。

（6）多部位疼痛：多部位广泛性疼痛和炎性表现，往往是一些结缔组织疾病的症状，如系统性红斑狼疮等。纤维肌痛则是全身对称性、弥漫性疼痛，持续时间超过 3 个月，伴有睡眠障碍、躯体僵硬感、疲劳、认知功能障碍等。骨质疏松导致的疼痛往往也涉及多个部位。

第二节　炎症引起的慢性继发性肌肉骨骼疼痛

慢性继发性肌肉骨骼疼痛是由其他潜在疾病引起的症状，源于局部或全身性疾病所致的肌肉骨骼持续性伤害感受，或与躯体深部病变有关。持续性炎症引起的慢性继发性肌肉骨骼疼痛（chronic secondary musculoskeletal pain from persistent inflammation，CSMSP-pi）是指源于骨骼、关节、肌腱、肌肉、软组织或脊柱炎症的慢性疼痛。疼痛可能是自发的或由运动引起的。具有炎症的临床特征，以及该部位对疼痛刺激的敏感性增加。

一、强直性脊柱炎相关疼痛

1.定义

强直性脊柱炎（ankylosing spondylitis，AS）是一种慢性炎症性自身免疫性疾病，多见于青少年，以中轴关节慢性炎症为主，也可累及内脏及其他组织的慢性进展性风湿性疾病，严重者可发生脊柱畸形和关节强直。典型病例 X 线片表现为骶髂关节明显破坏，后期脊柱呈"竹节样"变化。据初步调查，我国强直性脊柱炎患病率为 0.3% 左右。本病男女之比为（2~3）∶1，女性发病较缓慢且病情较轻。发病年龄通常在 13~31 岁，高峰期为 20~30 岁，40 岁以后及 8 岁以前发病者少见。

2. 病因

本病目前病因未明。流行病学调查发现，本病的发生可能与遗传和环境因素有关。

（1）遗传因素：已经证实了 AS 的发病和人类白细胞抗原 HLA-B27 密切相关，并有明显家族聚集倾向。AS 患者的 HLA-B27 的阳性率在我国患者中高达 91%。但是，大约 80% 的 HLA-B27 阳性者并不发生 AS，以及大约 10% 的 AS 患者为 HLA-B27 阴性，提示可能还有其他因素参与了 AS 的发病。

（2）环境因素：一般认为 AS 可能和泌尿生殖道沙眼衣原体、志贺菌、沙门菌、结肠炎耶尔森菌和克雷伯杆菌等某些肠道病原菌感染有关，推测这些病原体激发了机体的炎症应答和免疫应答，造成组织损伤而引起疾病。

3. 诊断与鉴别诊断

（1）1984 年纽约标准如下：①下腰背痛的病程至少三个月，疼痛随活动改善，但休息不减轻；②腰椎在前后和侧屈方向活动受限；③胸廓扩展范围小于同年龄和性别的正常值；④双侧骶髂关节炎Ⅱ～Ⅳ级，或单侧骶髂关节炎Ⅲ～Ⅳ级。如果患者具备④并分别附加①～③条中的任何 1 条可确诊为 AS。

如果患者具备Ⅱ～Ⅳ级双侧骶髂关节炎，或Ⅲ～Ⅳ级单侧骶髂关节炎，并分别附加上述 1～3 条中的任何 1 条，可诊断为强直性脊柱炎。1984 年纽约 AS 标准骶髂关节炎 X 线分级标准见表 5-2-1。

表 5-2-1　1984 年纽约 AS 标准骶髂关节炎 X 线分级

骶髂关节炎 X 线分级	诊断
0 级	正常
Ⅰ级	可疑或极轻微的骶髂关节病变
Ⅱ级	轻度异常，可见局限性侵蚀、硬化，但关节间隙无改变
Ⅲ级	明显异常，至少伴有以下一项改变：近关节区硬化、关节间隙变窄或增宽、部分强直
Ⅳ级	严重异常，完全性关节强直

（2）2009 年 ASAS 中轴型脊柱关节病诊断标准

2009 年，脊柱关节炎国际协会（the assessment of spondylo arthritis international society, ASAS）脊柱关节病诊断标准中的中轴型脊柱关节病诊断标准，见图 5-2-1。

（3）鉴别诊断（5-2-2）：强直性脊柱炎以下腰痛和僵硬为主要症状，在下腰痛鉴别诊断中，首先考虑结构性因素，该因素占大多数病例，如软组织损伤、椎间盘突出、骨质增生、脊柱骨折、椎管狭窄、骨质疏松等。其次考虑炎性因素，尤其年轻人出现下腰痛伴晨僵，若能排除结构性因素，即必须考虑强直性脊柱炎或其他血清阴性脊柱关节病的可能。

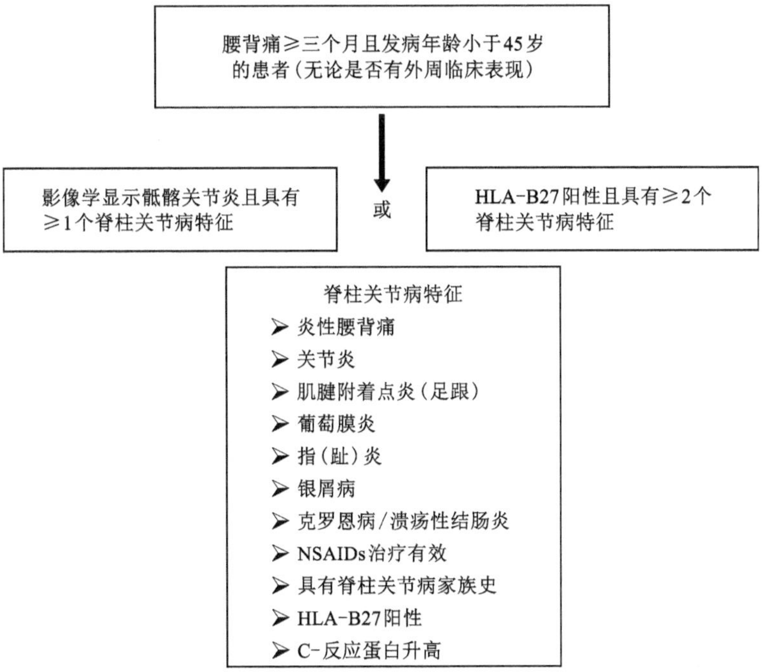

腰背痛≥三个月且发病年龄小于45岁的患者（无论是否有外周临床表现）

影像学显示骶髂关节炎且具有≥1个脊柱关节病特征

或

HLA-B27阳性且具有≥2个脊柱关节病特征

脊柱关节病特征
➢ 炎性腰背痛
➢ 关节炎
➢ 肌腱附着点炎（足跟）
➢ 葡萄膜炎
➢ 指（趾）炎
➢ 银屑病
➢ 克罗恩病/溃疡性结肠炎
➢ NSAIDs治疗有效
➢ 具有脊柱关节病家族史
➢ HLA-B27阳性
➢ C-反应蛋白升高

图 5-2-1　2009 年 ASAS 中轴型脊柱关节病诊断标准

表 5-2-2　强直性脊柱炎与类风湿关节炎的鉴别诊断

	强直性脊柱炎	类风湿关节炎
性别分布	男>女	女>男
年龄分布	高峰期 20~30 岁，45 岁以上少	高峰期 30~50 岁，各年龄组均有
家族史	明显	不明显
HLA-B27	（+）	（-）
RF	（-）	（+）
病理	附着端炎	炎性滑膜炎
关节分布	侵犯关节少，不对称大关节>小关节，下肢>上肢	多关节炎，对称性大关节<小关节，上肢>下肢
脊柱	全部，上升性	颈椎
结节	（-）	（+）
眼睛	虹膜炎，葡萄膜炎	干燥综合征、巩膜炎、穿透性巩膜软化
肺部	肺上叶纤维化	结节、胸膜炎、肺间质纤维化
X 线	不对称，侵蚀性关节病伴有新骨形成，骨强直，骶髂关节炎	对称性，侵蚀性关节炎

4. 临床表现

本病起病隐匿，进展缓慢，从开始发病到能够明确诊断往往需要 5~10 年。强直性脊柱炎是一种系统性疾病，临床表现既有骨关节系统的表现，又有关节外的表现。

1) 症状和体征

(1) 骨关节系统表现：典型表现为腰背痛、晨僵、腰椎各方向活动受限以及胸廓活动度减少。本病早期表现为腰骶疼痛不适或伴晨僵，也可出现单侧或双侧臀部、腹股沟向下肢放射的酸痛症状，常在静止、休息时加重，活动后可以减轻。本病晚期表现为腰椎各方向活动受限和胸廓活动度减少。随着病情进展，整个脊柱常自下而上发生强直，先是腰椎前凸消失，进而呈驼背畸形、颈椎活动受限。胸肋连接融合，导致胸廓活动度显著减少，严重影响呼吸运动。

(2) 关节外表现：包括眼葡萄膜炎、结膜炎、肺上叶纤维化、升主动脉根和主动脉瓣病变以及心传导系统失常等。神经、肌肉症状(如下肢麻木、感觉异常及肌肉萎缩等)较为常见。晚期病例常伴严重骨质疏松，易发生骨折。

2) 实验室检查

实验室检查无特异性指标。RF 阴性，活动期可有血沉、C-反应蛋白、免疫球蛋白(尤其是 IgA)升高。90% 左右的患者 HLA-B27 阳性。

3) 影像学检查

(1) X 线检查：①骶髂关节：最先发病，初期边缘模糊，继而出现软骨下虫蚀样破坏；中期关节软骨和软骨下骨质破坏后，出现关节间隙假性增宽；后期破坏区边缘出现骨增生硬化，最后形成骨性强直。②脊柱：病变自骶髂关节逐渐向上发展。初期表现为椎体骨质疏松和方形变、椎小关节模糊、椎旁韧带钙化以及骨桥形成；晚期广泛而严重的骨化性骨桥表现称为"竹节样"脊柱，以致脊柱变直或呈驼背畸形；另外，耻骨联合、坐骨结节和肌腱附着点(如跟骨)的骨质糜烂，伴邻近骨质的反应性硬化及绒毛状改变，可出现新骨形成。③四肢关节：以髋关节受累多见，多为双侧发病，表现为髋关节间隙变窄，关节面侵蚀，关节外缘骨赘形成，晚期可形成骨性强直；肩关节受累仅次于髋关节，膝关节、手足小关节也可受累。

(2) CT 和 MRI 检查：CT 分辨率比 X 线高，能发现骶髂关节轻微的变化，对常规 X 线片难以确诊的病例进行诊断，有利于疾病的早期诊断。MRI 检查能显示软骨变化，能比 CT 更早发现骶髂关节炎。

5. 治疗要点

目前尚无根治方法，但如能早期诊断可控制症状并改善预后，治疗的目的是缓解疼痛和晨僵，减轻炎症，防止脊柱变形，避免手术。

1) 药物治疗

(1) NSAIDs：这一类药物是首选药，可快速改善患者腰背部疼痛和发僵、减轻关节肿胀、疼痛及提高关节活动性。此类药品种类较多，应根据患者情况选择，如一种药效不明显可更换其他药物，有吲哚美辛、双氯芬酸钠双释放肠溶胶囊(戴芬)、双氯芬酸(扶他林)、布洛芬(芬必得)等。吲哚美辛 25 mg 饭后服对夜间痛或晨僵改善明显。美洛昔康 15 mg，1/d，在起床前 0.5 h 服效果较好。但 1 次不要使用多种 NSAIDs，以免增加药物的不良反应。

（2）柳氮磺吡啶、甲氨蝶呤等可改善强直性脊柱炎关节疼痛和发僵。柳氮磺吡啶起效较慢，一般在用药4~6周后见效，从小剂量口服0.25 g，3/d，到之后每周递增0.25 g~1.0 g，2/d，以1 d总量2.0 g维持6~12个月。对甲氨蝶呤和柳氮磺吡啶不宜使用者，可试用来氟米特，但糖皮质激素不是首选药。

（3）生物制剂治疗：如肿瘤坏死因子-a（TNF-a）抑制药、CD20抑制药、白介素-6抑制药等。①肿瘤坏死因子受体-抗体融合蛋白（益赛普）：使用方法：每次25 mg，用灭菌注射用水稀释后进行皮下注射（每周2次），规范使用3个月后，根据病情症状好转程度和实验室检查指标决定是否再使用。②英夫利昔单抗（类克）：使用方法：按照3 mg/kg计算，用注射用水稀释，静脉滴注。生物制剂属于新药，有严格的适应证，并非所有患者都可使用，而且价格昂贵，多数患者难以承受，目前在国内仅用于常规治疗无效的患者。

2）非药物治疗

局部和外科治疗对严重者可进行骶髂关节腔内注射、人工髋关节置换。

6. 护理措施

（1）维持关节功能应保持良好的姿势，坐、卧、站立时保持正确的姿势可防止脊柱弯曲，站、坐时保持挺胸收腹。

（2）应睡硬板床，去枕仰卧维持脊柱的良好位置。晨僵时不能硬性活动以免发生骨折。

（3）坚持功能锻炼，如床上做伸展运动、膝胸运动、猫背运动、转颈运动、扩胸运动，靠墙双手上举、抬头向上和游泳等全身关节功能活动以防止脊柱弯曲畸形。护士要勤指导、勤督促、勤检查患者锻炼的情况。

（4）经常按摩背部与髋部，以减轻疼痛和关节僵硬。

（5）了解患者主诉疼痛部位、持续时间、程度，了解加重与减轻疼痛的因素，以便及时调整用药时间和药量，柳氮磺吡啶可引起腹泻、皮疹，对磺胺类药物过敏者禁用。

（6）心理护理：加强与患者沟通交流，了解其对疾病的认识和性格情绪的变化。主动照顾患者的生活，使其感到温暖，以消除焦虑和自卑。激发患者对家庭、社会的责任感，鼓励自强，消除依赖。帮助患者树立治疗信心、适应慢性病生活，同时也让家人一起鼓励患者配合治疗。因强直性脊柱炎是慢性疾病，需长期治疗，尤其是晚期需长期服药，患者易产生焦虑，护士要鼓励患者讲出焦虑的原因。在诊断检查、治疗和用药时要向患者解释治疗的目的及其作用，以及同类患者治疗的效果，帮助患者增强信心，同时减少焦虑。

7. 健康教育

（1）指导患者要按照医嘱按时定量服药，特别是服用激素或免疫抑制药的患者不能随意减量或停药，以免引起病情的加重或反弹。再次向患者交代所服用药物的作用和不良反应，NSAIDs久服后会出现胃肠道反应（如恶心、呕吐等），故宜饭后服用。注意用药后的反应，长期服用激素和免疫抑制药时，会出现出血或免疫力下降等不良反应。有些不良反应较大的药物如柳氮磺吡啶、甲氨蝶呤等应慎用。不能同时服2种或2种以上同类的药物，以免增加药物的毒副作用。叮嘱患者定期复查肝肾功能。

（2）饮食宜选择高蛋白、高维生素、富含钙和铁的易消化的食物，忌暴饮暴食，忌食生冷、硬及刺激性的食物。要戒烟、慎饮酒。多食新鲜蔬菜水果，多饮水。必要时辅以中医食疗：如黑木耳炖鸡、黄芩炖鸡、猪腰煮杜仲等，可有补气、养血、祛风除湿、通络之功效。饮食要多样化，保持营养均衡。

（3）生活规律，避免劳累。或有晨僵，夜晚睡觉时注意保暖，活动前应先按摩关节，以减轻疼痛。指导患者平时经常做一些有氧运动（如游泳、打太极拳、唱歌、吹笛等），既锻炼身体又舒畅情志。

（4）首先，要让患者及家人了解到：NSAIDs 和理疗只能控制疼痛、减轻炎性反应，而关节和肢体功能的改善则需要长期、规律的功能锻炼。其次，适当的功能锻炼对强直性脊柱炎患者病情的控制有很大的帮助。能最大限度地保持关节的活动功能，同时取得更满意的疗效。功能锻炼具有以下优点：一是能使关节保持功能位置。二是可以防止失用性肌萎缩。三是可增加其他关节的代偿功能。

（5）避免寒冷、潮湿多风的环境，避免做经常弯腰屈背或搬重物的动作，防止外伤。

（6）保持脊柱的活动，认识治疗性锻炼的重要性和学会自我护理。

（7）坚持治疗，减少复发，定期门诊复查。

二、痛风相关疼痛

1. 定义

痛风（gout）是一组嘌呤代谢紊乱所致的疾病。其临床特点为高尿酸血症及由此而引起的痛风性关节炎反复发作，致痛风性慢性关节炎和关节畸形，痛风石沉积、泌尿系统积石以及痛风性肾病。

2. 病因

（1）饮食有关：饮酒可导致血尿酸增高和血乳酸增高，从而诱发痛风性关节炎急性发作；进食较多高蛋白、高脂肪、高嘌呤食物使血中嘌呤代谢产物增加，导致血尿酸增高，可诱发痛风性关节炎急性发作。

（2）血尿酸浓度过高：尿酸即以钠盐的形式沉积在关节、软组织软骨和肾脏中，引起组织的异物性炎症反应，导致关节疼痛。

（3）药物：某些药物如利尿药、化疗药可导致急性痛风性关节炎发作；某些药物如苯溴马隆片使易感的个体患者血中尿酸水平突然降低，促使原有尿酸盐结晶脱落，沉积在骨和软骨上，导致关节疼痛或转移性痛风的发作。

（4）创伤：长途步行，关节扭伤，穿鞋不适及过度活动，局部组织损伤后，尿酸盐的脱落可致痛风性关节炎的急性发作。

3. 诊断

（1）血尿酸测定：血尿酸：女性>350 mol/L（5.8 mg/dL），男性>420 mol/L（7 mg/dL），可确定为高尿酸血症。限制嘌呤饮食 5 天后，每日尿酸排出量>3.57 mmol（600 mg），提示尿酸生成增多。

（2）滑囊液或痛风结节内容物检查：急性关节炎发作期间可进行关节腔穿刺，抽取滑囊液，在旋光显微镜下，可见白细胞内有双折光现象的针形尿酸盐结晶。

（3）其他检查：X线检查、关节镜等有助于发现骨、关节的相关病变或尿酸性尿路结石显影。

4.临床表现

多见于40岁以上的男性、围绝经期后女性，常有痛风家族史。主要表现为高尿酸血症、反复发作的痛风性关节炎、痛风石、间质性肾炎，严重者呈关节畸形及功能障碍，常伴有尿酸性尿路结石。

（1）无症状期：仅血尿酸持续性或波动性增高。从血尿酸增高至症状出现，时间可长达10年，有些可终身不出现症状。

（2）急性关节炎期：痛风最常见的首发症状，是尿酸盐结晶、沉积引起的炎症反应。起病急，多在夜间因剧痛而惊醒，最易受累部位是第1跖趾关节，依次为踝、膝、腕、指、肘等关节。大多数为单个，偶尔双侧或多关节红肿热痛、功能障碍，关节腔有积液，伴发热、白细胞增多等全身反应。发作常呈自限性。常见的发病诱因为寒冷、酗酒、过度劳累、摄入高蛋白和高嘌呤食物、关节受伤、关节疲劳、手术、感染等。

（3）痛风石及慢性关节炎期：痛风石（tophi）是痛风的特征性损害，是尿酸盐沉积所致。痛风石除中枢神经系统外，可存在于任何关节，最常见于关节内及附近与耳廓。呈黄白色大小不一的隆起，小如芝麻，大如鸡蛋，初起质软，随着纤维增多逐渐变硬如石。严重时痛风石处皮肤发亮、非薄、容易经皮破溃排出白色尿酸盐结晶，瘘管不易愈合。

（4）肾脏病变：痛风性肾病是痛风特征性的病理变化之一，为尿酸盐在肾间质组织沉积所致。可出现蛋白尿、血尿和等渗尿，进而出现高血压、氮质血症等肾功能不全表现。10%~25%的痛风患者有尿酸性尿路结石，常无症状，较大者有肾绞痛、血尿，易并发感染，加速结石增长和肾实质的损害。

（5）痛风与代谢综合征：痛风常伴有以肥胖、原发性高血压、高脂血症、2型糖尿病、高凝血症、高胰岛素血症为特征的代谢综合征。

5.疼痛治疗与管理

1）药物治疗

目前尚无有效办法根治原发性痛风。防治目的是：①控制高尿酸血症，预防尿酸盐沉积；②迅速终止急性关节炎发作；③防止尿酸结石形成和肾功能损害。

（1）降低血尿酸的药物：①抑制尿酸生成药：别嘌醇，开始剂量为50 mg，2~3次/d，可增至每日200 mg，2~3次/d口服。②促尿酸排泄药：丙磺舒，开始剂量0.25 g，2次/d，2周后增加至0.5 g，3次/d目前已较少应用了。苯溴马隆片，开始剂量25 mg，1次/d，逐渐增至50~100 mg/d，其不良反应是偶尔导致肝功能损害。

（2）止痛药物：止痛药物主要通过减少组织炎症反应达到止痛效果。代表药物有秋水仙碱、NSAIDs（表5-2-3）和肾上腺糖皮质激素，但均有一定的毒副作用。

（3）中药治疗：中药是人类医药学的重要宝库，在痛风等慢性疾病的治疗和康复中发挥着非常重要的作用，它既可以抑制痛风急性发作，快速有效地止痛消肿，又可以对人体进行整体机能调理，恢复人体的自我修复机能，从而标本兼治。比如有：口服中药治疗、中药熏蒸、药浴和中药外敷。

表 5-2-3　痛风常用 NSAIDs 的用法和用量

药物	常用推荐剂量	起效时间/h	半衰期/h
依托考昔	60~120 mg, 1 次/d	1	约 22
艾瑞昔布	100 mg, 2 次/d	2	约 20
塞来昔布	200 mg, 2 次/d	2~3	8~12
双氯芬酸	50 mg, 3 次/d	1/3~1	约 2
醋氯芬酸	100 mg, 2 次/d	1.5~3	约 4
布洛芬	200 mg, 3 次/d	1~2	1.8~3.5
吲哚美辛	50 mg, 3 次/d	1/2~2	约 2
酮洛芬	50 mg, 3 次/d	0.5~2	1.5~2.5
萘普生	250 mg, 3 次/d	2~4	10~18
洛索洛芬	60 mg, 3 次/d	0.5	1~1.5
美洛昔康	7.5 mg, 2 次/d	4.9~6	约 20
吡罗昔康	10 mg, 2 次/d	3~5	30~60

2）非药物治疗

（1）中医针灸与推拿治疗：痛风急性发作局部肿痛明显时，应用中医的刺血拔罐疗法治疗效果非常好，这可能和局部含尿酸盐结晶的瘀血去除、局部减压有关。

（2）食物疗法：中医认为高尿酸血症和痛风主要是脾肾虚亏、机体运化功能障碍导致体内痰湿瘀阻等证候，因此，将具有健脾、利尿、祛湿等作用的药食两用中药材做成药膳、药茶，或者将这些中药材的提取物制成片剂、颗粒剂或胶囊剂等现代剂型进行食疗，临床效果很好。

（3）物理疗法：痛风治疗还可以应用现代化科学技术制造的理疗设备，如中频理疗止痛仪、激光治疗仪，这些都具有一定的缓解疼痛的作用。

3）综合性疗法

由于痛风是一系列渐进性恶化发展的慢性病，单一的方法或产品无法彻底治愈痛风。近年来，中西医结合，以中医药为主，辅以食疗与理疗、健康教育与管理的综合性治愈痛风新模式应运而生。

6. 护理措施

（1）饮食护理：低嘌呤饮食：控制含嘌呤高的食物可减少痛风的急性发作次数，高嘌呤食物主要包括动物内脏，尤其是肝、肾，水产中的甲壳类（如甲鱼、蟹、虾、沙丁鱼、鳝鱼等），禁食肥肉；多饮水促进尿酸排泄，使尿量每天达 2000 mL 以上，维持治疗饮食；严格忌烟酒；多食碱性食物（如油菜、白菜、萝卜、瓜类等），可使尿 pH 升高，防止尿酸性结石。

（2）分散患者的注意力，降低机体对疼痛的感受性。提供安静舒适的环境，减少外界刺激，促进睡眠，减轻疼痛。

（3）注意观察疼痛部位有无转移、局部红肿情况。观察患者疼痛性质，按医嘱给予镇静、镇痛药；观察患者全身情况，有无高血压、高血脂、糖尿病病史，有无家族遗传史；定期检查血尿酸、尿液尿酸是否正常；反复发作的患者易在耳轮、关节周围（如趾、指、腕、膝等部位）出现痛风结石，导致关节畸形，痛风石可沉积在内脏（如心肌等），引起严重反应，肾脏中的痛风石可引起肾绞痛，出现血尿、肾功能障碍，应密切观察有无并发症的发生。

（4）用药护理和观察：避免使用抑制尿酸排泄的药物，如利尿药、阿司匹林、维生素 B_1、维生素 B_{12} 等；服用别嘌呤易发生药物过敏反应，注意有无皮疹、皮肤瘙痒等症状；控制痛风发作以镇痛治疗为主。尽快在 24 小时内控制痛风发作，最迟不应超过 2 周。尽早在医师指导下服用药物，可选秋水仙碱；观察服用药物可能出现的腹痛、腹泻和白细胞减少等不良反应，或者选用双氯芬酸、布洛芬等抗炎镇痛药，并加服碳酸氢钠碱化尿液，注意急性发作时不改变降尿酸药物的使用；缓解期治疗主要是降血尿酸。应在专业医师指导下治疗，并定期检测药物的疗效和避免不良反应发生。以最小剂量的药物，配合改善生活习惯，将血尿酸持续稳定地控制在正常范围。

（5）心理护理：痛风常突然发生，患者会产生恐惧感。当镇痛治疗效果达不到患者的预期时，患者常因不能忍受的疼痛而愤怒。所以，医生应向患者耐心解释发生痛风的原因及持续时间，治疗原则，所用镇痛药物的治疗效果，药物的作用与不良反应，消除患者的恐惧与误解。安慰患者，及时解答患者的各种疑问，针对问题从医学和心理学角度安慰、指导、帮助患者认识疾病，保持愉快心情，配合治疗。

7. 健康教育

（1）疾病指导：向患者及其家属讲解疾病有关知识，告知本病是终身性疾病，但经积极治疗，患者可维持正常的生活与工作。防止受凉、劳累、感染、外伤等诱因。定期复查有关指标，注意有无并发症。

（2）饮食指导：除先天因素外，肥胖、药物、血液疾病、肿瘤、肾功能不全、铅中毒是引起高尿酸血症等重要的后天因素。控制高嘌呤饮食习惯，平时应注意饮食，避免饮酒，尤其是避免摄入啤酒和吃动物内脏、受寒和关节损伤，平时应多喝水，常锻炼，这样才能够远离痛风的折磨。可以鸡蛋、牛奶作为蛋白食物，以谷类食品、面食作为主食，以白菜等颜色浅淡的蔬菜为主菜，忌重油烹炒。不可食高嘌呤饮食：动物内脏如肝、肾、脑、肠；某些鱼类如沙丁鱼、虾、蟹等；肉类如牛肉、羊肉，特别是浓肉汤；四季豆、花生、蘑菇等。每天至少饮水 2000 mL，促进尿酸随尿液排出。

（3）减肥：减轻体重可以从根本上改善全身代谢异常，同样也是使尿酸浓度恢复正常的重要措施。

（4）适度运动与保护关节：不提倡本病患者进行清晨运动，而提倡下午至晚餐前进行有氧运动；尽量使用大肌群，不用手指负重；不要长时间持续进行重的（体力）工作；经常改变姿势，保持受累关节舒适，急性期制动。

三、类风湿关节炎相关疼痛

1.定义

类风湿关节炎(rheumatoid arthritis,RA)是以侵蚀性、对称性多关节炎为主要临床表现的慢性、全身性自身免疫性疾病。确切发病机制不明。RA 呈全球性分布,是造成人类丧失劳动力和致残的主要原因之一。80%发病于30~50 岁,女性患者是男性的 2~3 倍,我国的患病率为 0.32%~0.36%。

2.病因与发病机制

1)病因

(1)环境因素:虽然目前尚未证实导致本病的直接感染因子,但临床及试验研究资料均表明,某些细菌、支原体和病毒等感染因子可能通过激活 T、B 等淋巴细胞,分泌致炎因子,产生自身抗体,影响 RA 的发病和病情进展。感染因子某些成分也可通过分子模拟导致自身免疫性反应。吸烟能显著增加 RA 发病风险,并且与抗瓜氨酸化蛋白抗体(ACPA)阳性的 RA 更相关。

(2)遗传易感性:RA 发病与遗传因素密切相关,家系调查显示 RA 患者一级亲属患RA 的概率为 11%;对孪生子的调查结果显示,单卵双生子同患 RA 的概率为 12%~30%,而双卵双生子同患 RA 的概率仅为 4%。大量研究发现 HLA-DRB$_1$ 等基因突变与 RA 发病相关。

2)发病机制

免疫紊乱是 RA 主要的发病机制,活化的 CD4 T 细胞和 MHC-Ⅱ型阳性的抗原呈递细胞(antigen presenting cell,APC)浸润关节滑膜。滑膜关节组织的某些成分或体内产生的内源性物质也可能作为自身抗原被 APC 呈递给活化的 CD4 T 细胞,启动特异性免疫应答,导致相应的关节炎症状。在病程中 T 细胞库的不同 T 细胞克隆因受到体内外不同抗原的刺激而活化增殖,滑膜的巨噬细胞也因抗原而活化,使细胞因子 TNF-α、IL-1、IL-6、IL-8 等增多,可促使滑膜处于慢性炎症状态。TNF-α 进一步破坏关节软骨,结果造成关节畸形。IL-1 是引起 RA 全身性症状(如低热、乏力、急性期蛋白合成增多)的主要细胞因子,也是造成 C-反应蛋白和血沉升高的主要因素。另外,B 细胞激活分化为浆细胞,分泌大量免疫球蛋白(IgG),其中有多种自身抗体[如类风湿因子(RF)、抗环瓜氨酸肽(CCP)抗体等],IgG 和这些抗体形成免疫复合物,经补体激活后可以诱发炎症。过量的 Fas 分子或Fas 分子和 Fas 配体比值的失调都会影响滑膜组织细胞的正常凋亡,使 RA 滑膜炎免疫反应得以持续。

3.诊断要点

目前 RA 诊断普遍采用的美国风湿病学会(ACR)1987 年对 RA 的分类标准,内容如下:①关节内或周围晨僵持续至少 1 小时;②至少同时有 3 个关节区软组织肿或积液;③腕、掌指、近端指间关节中,至少 1 个关节区肿胀;④对称性关节炎;⑤有类风湿结节;⑥血清 RF 阳性(正常人群中不超过 5%阳性);⑦X 线片改变(至少有骨质疏松和关节间隙狭窄)。

符合七项中的四项者可诊断为 RA(要求第①~④项病程至少持续 6 周)。该标准容易遗漏早期或不典型的病例,故应根据本病的特点,结合辅助检查进行全面综合诊断。2010 年 ACR 和欧洲抗风湿病联盟(EULAR)提出了新的 RA 分类标准和评分系统(表 5-2-4),患者评分 6 分以上可确诊 RA,小于 6 分目前不能确诊 RA,但患者有可能在将来满足诊断标准,需密切观察。新标准纳入了炎症标志物 ESR、CRP 和抗 CCP 抗体,提高了诊断的敏感性,为早期诊断和早期治疗提供了重要依据,但并不是诊断标准,仍需结合患者具体情况,降低误诊率。目前该标准正在临床实践中验证推广。

表 5-2-4　2010 年 ACR/EULAR 的 RA 分类标准

项目		评分
关节受累情况(0~5 分)	1 个中大关节	0
	2~10 个中大关节	1
	1~3 个小关节	2
	4~10 个小关节	3
	>10 个关节(至少 1 个小关节)	5
血清学(0~3 分)	RF 和抗 CCP 抗体均呈阴性	0
	RF 和抗 CCP 抗体至少 1 项低滴度呈阳性(>正常上限)	2
	RF 和抗 CCP 抗体至少 1 项高滴度呈阳性(>正常上限 3 倍)	3
急性期反应物(0~1 分)	CRF 和 ESR 均正常	0
	CRF 或 ESR 升高	1
滑膜炎持续时间(0~1 分)	<6 周	0
	≥6 周	1

4. 临床表现

RA 多缓慢隐匿起病,在出现明显的关节症状前可有数周的低热,少数患者可有高热、乏力、全身不适、体重下降等症状,之后逐渐出现关节症状。少数患者急性起病,数天内便出现多个关节症状。

1)关节表现

患者表现为对称性多关节炎。主要侵犯小关节,以腕关节、近端指间关节、掌指关节最常见,其次为足趾、膝、踝、肘、肩等关节。远端指间关节、脊柱、腰骶关节极少受累。可有滑膜炎症状和关节结构破坏的表现,前者经治疗后有一定可逆性,但后者却很难逆转。其临床表现如下:

(1)晨僵:是受累关节因炎症所致的充血水肿和渗液,使关节肿胀、僵硬、疼痛,患者不能握紧拳头或持重物,活动后可减轻。持续时间超过 1 小时者意义较大。晨僵常被作为观察本病活动的指标之一,但主观性很强。其他原因的关节炎也可出现晨僵,但不如本病明显和持久。

（2）关节痛与压痛：关节痛往往是最早的症状，初期可以是单一关节或呈游走性多关节肿痛，呈对称性、持续性，时轻时重，伴有压痛。受累关节的皮肤可出现褐色色素沉着。

（3）关节肿胀：凡受累的关节均肿胀，多因关节腔内积液或关节周围软组织炎症引起，病程较长者可因慢性炎症后肥厚而引起肿胀，常见部位为腕、掌指关节、近端指间关节、膝关节等，多呈对称性，其中指间呈梭形肿胀是 RA 的特征。

（4）关节畸形：多见于较晚期患者，因滑膜炎的绒毛破坏软骨和软骨下的骨质结构而造成关节纤维性或骨性强直，又因关节周围肌肉萎缩、痉挛而使畸形更为严重。最为常见的关节畸形是：腕和肘关节强直；掌指关节半脱位；手指向尺侧偏斜而呈"天鹅颈（swan neck）样"及"纽扣花（boutonniere）样"。重症者关节呈纤维性或骨性强直，失去关节功能，以致日常生活不能自理。

（5）特殊关节症状：①颈椎的可动小关节及周围腱鞘受累出现颈痛、活动受限，有时甚至因颈椎半脱位而出现脊髓压迫。②肩、髋关节周围有较多肌腱等软组织，很难发现肿胀，常出现局部疼痛和活动受限，髋关节受累往往表现为臀部和下腰部疼痛。③1/4 的 RA 患者出现颞颌关节受累症状，早期表现为讲话或咀嚼时疼痛加重，严重者张口受限。

（6）功能障碍：关节肿痛、结构破坏和畸形都会引起关节的活动障碍。美国风湿病学会将因本病而影响生活的程度分为四级：Ⅰ级，能照常进行日常生活和各项工作；Ⅱ级，可进行一般的日常生活和某种职业工作，但参与其他项目活动受限；Ⅲ级，可进行一般的日常生活，但参与某种职业工作或其他项目活动受限；Ⅳ级，日常生活的自理和参与工作的能力均受限。

2）关节外表现

（1）类风湿结节：20%~30% 的 RA 患者有类风湿结节，常提示本病活动。结节常位于关节隆突部以及经常受压部位的皮下，如前臂伸面、肘鹰嘴突附近、枕、跟腱等处。数量不等，大小不一，其直径可达数毫米至数厘米，质硬、无压痛，呈对称性分布。几乎所有的脏器（如心、肺、眼等）均可累及。

（2）类风湿血管炎：皮肤表现包括瘀点、紫癜、网状青斑、指甲下或指端出现梗死，严重者下肢出现深大溃疡；眼受累多为巩膜炎，严重者因巩膜软化而影响视力。需积极应用免疫抑制剂治疗。RF 阳性的患者可出现亚临床型的血管炎，如无临床表现的皮肤和唇腺活检可有血管壁免疫物质的沉积，长期预后尚不明确。

（3）器官系统受累：①呼吸系统，肺受累常见，男性多于女性，有时可为首发症状。侵犯肺部可出现胸膜炎、肺间质性病变及肺动脉高压等。尘肺患者合并 RA 时易出现大量肺结节，称为类风湿尘肺，也称为卡普兰综合征（caplan syndrome）。肺内可出现单个或多个结节，为肺内的类风湿结节表现，结节有时可液化，咳出后形成空洞。②循环系统：心包炎最常见，伴 RF 阳性，多数无相关临床表现，超声心动图可见约 30% 出现小量心包积液。③神经系统：神经受压是 RA 患者出现神经系统病变的常见原因。受压的周围神经病变与相应关节滑膜炎的严重程度相关。如正中神经在腕关节处受压而出现腕管综合征、胫后神经在踝关节处受压而出现跗管综合征。脊髓受压表现为渐起的双手感觉异常和力量的减弱，腱反射多亢进，病理反射阳性。手足麻木、多发性单神经炎多由小血管炎的缺血性病变所致，均提示需要更积极的治疗。④血液系统：RA 患者的贫血程度通常和病情活动度（尤其是和关节的炎症程度）相关，多为正细胞正色素性贫血。如果患者出现小细胞低色素性贫血，可能是病变本身或服用 NSAIDs 造成胃肠道长期少量出血所致。病情活跃的 RA 患者常见血小板增多，与疾病活动度相关，病情缓解后可下降。RA 患者伴有脾大、中性粒细胞减少，甚至出现贫血和血小板减少，称为费尔蒂综合征。此时患者并非都处于关节炎活动期，其中很多患者合并有下肢溃疡、色素沉着、皮下结节、关节畸形，以及发热、乏力、食欲减退和体重下降等全身表现。

（4）其他：30%~40%的患者在病程的各个时期均可出现干燥综合征，表现为口干、眼干、淋巴结肿大。RA 很少累及肾脏，长期 RA 偶见轻微膜性肾病、肾小球肾炎、肾内小血管炎以及肾淀粉样变性等。

5. 疼痛治疗与管理

（1）指导患者正确用药：临床护理人员采用视觉模拟评分法（VAS）对患者疼痛情况进行评估，针对 VAS 评分≥4 分的患者，给予镇痛药物（如 NSAIDs、糖皮质激素药物）治疗。治疗期间，指导患者在餐后口服非甾体药物，早餐和午餐后口服糖皮质激素药物，以减轻垂体-肾上腺轴的反馈抑制反应，减少对胃肠道的刺激作用，降低不良反应的发生率。服药期间，应向患者强调按时按量服药的重要性，告知患者用药期间可能出现的不良反应和解决对策，减轻患者的心理压力，提高患者服药依从性，密切观察患者出现的不良反应，采取对症治疗。

（2）病房环境：临床护理人员为患者营造一个良好的住院环境，对病房进行定期消毒、通风。白天适时播放柔和的音乐，舒缓患者的情绪，转移患者对疼痛的注意力。

（3）生活护理：临床护理人员指导患者养成健康的生活方式和饮食习惯，教会患者基本的疼痛护理方法，如睡前可采用热水泡脚；日常生活中避免吹风、受寒、潮湿，注意保暖。叮嘱患者多食用高蛋白、高维生素的食物，加强营养摄入，提高机体抵抗力。

（4）急性发作期护理：临床护理人员告知患者多注意休息，减少下床运动时间。注意患者关节的正确摆放，避免局部长期受压，影响后期的关节功能恢复。特殊情况下，患者可借助轮椅、拐杖等工具行走。待患者病情稳定后，尽早开展关节功能训练，但应遵守循序渐进原则，以患者能耐受的范围为准。配合电磁波照射理疗、局部热敷、红外线治疗、中药熏洗等，以改善患者的微循环，促进病灶局部消肿止痛，提高患者身体抵抗能力。

（5）心理护理：入院时，临床护理人员评估患者的病情状况，主动与患者进行沟通，向其讲解类风湿关节炎的相关知识，提高患者对自身疾病的知晓率。引导患者进行倾诉，通过观察患者的面部神情评估其心理状况，针对情绪不良的患者进行心理疏导，多向患者介绍治疗成功的案例，提高患者对疼痛的耐受力，消除患者的恐惧感和紧张感，提高治疗依从性。同时在患者出院前建立微信群，纳入患者、家属及护理人员，每日在群内推送类风湿关节炎饮食、康复锻炼等方面的内容；每周组织 1~2 次话题讨论，解答患者的问题；每月进行 1 次上门访视，全面了解患者的恢复情况，予以患者针对性的指导，并调整护理干预计划。这种渐进式的疼痛护理，能够真正满足患者的护理需求，使其生理、心理均处于舒适状态，进而减轻其情绪应激所致的疼痛。

6. 护理措施

1）有失用综合征的危险

与关节疼痛、畸形引起功能障碍有关。

（1）休息与体位：急性活动期，除关节疼痛外，常伴有发热、乏力等全身症状，应卧床休息，以减少体力消耗，保护关节功能，避免脏器受损，但不宜绝对卧床。限制受累关节活动，保持关节功能位，如肩两侧可顶枕头等物品，防止肩关节外旋；体侧放置枕头等以维持肩关节外展位；双手掌可握小卷轴，维持指关节伸展；髋关节两侧放置靠垫，预防髋关节外旋；平卧者膝下放一平枕，使膝关节保持伸直；足下放置足板，定时给予按摩和被动运动，防止足下垂。每天维持俯卧位 2~3 次，每次半小时，以预防髋关节屈曲挛缩。由于膝、腕、指、趾关节不易做到维持功能位，尤其夜间休息时肌肉处于松弛状态，容易加重畸形，可于每晚睡前使用可塑夹板固定受累关节，晨起拆除，日常梳洗、早餐后再次固定夹板，根据具体情况，每天应拆除夹板 2~3 次，并进行局部按摩，适度活动关节后再予固定。

（2）病情观察：①了解关节疼痛的部位、患者对疼痛性质的描述、关节肿胀和活动受限的程度、有无畸形、晨僵的程度等，以判断病情及疗效；②注意关节外症状，如胸闷、心前区疼痛、腹痛、消化道出血、头痛、发热、咳嗽、呼吸困难等，提示病情严重，应尽早给予适当的处理。

（3）晨僵护理：鼓励患者晨起后行温水浴，或用温水浸泡僵硬的关节，而后活动关节。夜间睡觉时戴弹力手套保暖，可减轻晨僵程度。

（4）预防关节失用：为保持关节功能，防止关节畸形和肌肉萎缩，应指导患者锻炼。在症状基本控制后，鼓励患者及早下床活动，必要时提供辅助工具（如滑轮、弹簧、沙袋等）。训练手的灵活性、协调性，可做日常生活活动训练，包括更衣、洗漱、进食、如厕等基本动作，循序渐进，消除依赖心理，不断强化，提高熟练度和技巧性。肢体锻炼如摸高、伸腰、踢腿及其他全身性伸展运动等，由被动向主动渐进，配合理疗、按摩，以增加局部血液循环，松弛肌肉，活络关节，防止关节失用，活动强度应以患者能承受为限。

2）悲伤

与疾病久治不愈、关节可能致残、影响生活质量有关。

（1）心理护理：患者因病情反复发作、顽固的关节疼痛、疗效不佳等，常表现出情绪低落、忧虑、孤独，对生活失去信心。临床护理人员与患者接触时应态度和蔼，采取解释、安慰、鼓励、疏导等方法做好心理护理。

（2）社会支持：叮嘱家属亲友给予患者支持和鼓励。亲人的关心会使患者情绪稳定，从而增强战胜疾病的信心。

四、系统性红斑狼疮相关疼痛

1. 定义

系统性红斑狼疮（systemic lupus erythematosus，SLE）是一种多系统受累、高度异质性的自身免疫性疾病，血清中存在以抗核抗体为代表的多种自身抗体。SLE 的患病率因人种而异，全球平均患病率为(12~39)/10万，我国汉族 SLE 患病率为(30~70)/10万，位居全世界各种族第二。SLE 以女性多见，尤其是 20~40 岁的育龄女性。

2. 病因与发病机制

1)病因未明

病因未明，可能与环境、雌激素、遗传有关。

(1)环境因素：阳光中的紫外线使皮肤上皮细胞出现凋亡，新抗原暴露，从而成为自身抗原。长期使用肼屈嗪等药物可出现狼疮样症状，停药后多消失。某些化学制剂、微生物病原体等也可诱发 SLE。

(2)雌激素：女性患病率显著高于男性，围绝经期前成年女性与男性患病率之比为 9∶1，儿童及老年女性与男性患病率之比为 3∶1。妊娠可诱发本病或加重病情，特别是在妊娠早期及产后 6 周。

(3)遗传因素：家系调查资料显示 SLE 患者第 1 代亲属中患 SLE 者 8 倍于无 SLE 患者家庭，单卵双胞胎患 SLE 者 5~10 倍于异卵双胞胎，但是，大部分病例不显示有遗传性。多年研究已证明 SLE 是多基因相关疾病，如 HLA-Ⅲ类的 C2 或 C4 的缺失，HLA-Ⅱ类的 DR2、DR3 频率异常，推测多个基因在某种条件(环境)下相互作用改变了正常免疫耐受而致病。SLE 的发病是很多易感基因异常的叠加效应，而现在发现的 SLE 相关基因也只能解释约 15% 的遗传可能性。

2)发病机制

外来抗原(如病原体、药物等)引起人体 B 细胞活化。易感者因免疫耐受减弱，B 细胞通过交叉反应与模拟外来抗原的自身抗原相结合，并将抗原呈递给 T 细胞，使之活化。在 T 细胞活化刺激下，B 细胞得以产生大量不同类型的自身抗体，造成组织损伤。免疫异常主要体现在以下三个方面：

(1)致病性自身抗体的形成：①以 IgG 型为主，与自身抗原有很高的亲和力，如抗 DNA 抗体可与肾组织直接结合导致损伤；②抗血小板抗体及抗红细胞抗体导致血小板和红细胞破坏，临床出现血小板减少和溶血性贫血；③抗 SSA 抗体经胎盘进入胎儿心脏引起新生儿心脏传导阻滞；④抗磷脂抗体引起抗磷脂综合征(血栓形成、血小板减少、习惯性自发性流产)；⑤抗核抗体与神经精神性狼疮相关。

(2)致病性免疫复合物的形成：免疫复合物的形成及沉积是 SLE 发病的主要机制。免疫复合物(IC)由自身抗体和相应自身抗原相结合而成，IC 能够沉积于组织并导致组织损伤等。

(3)T 细胞和 NK 细胞功能失调：T 细胞功能异常导致新抗原不断产生，并刺激 B 细胞不断活化而产生自身抗体，使自身免疫反应持续存在。

3. 诊断标准

诊断 SLE 既往多采用美国风湿病学会(american college of rheumatology，ACR)1997 年分类标准(ACR 1997)或者 2012 年系统性狼疮国际协助组(systemic lupus international collaborating clinics，SLICC)标准(SLICC-2012)。

其中 ACR 1997 诊断 SLE 的敏感性和特异性分别为 95% 和 85%。SLICC 标准分为临床标准 11 条和免疫学标准 6 条，满足其中 4 条标准，包括至少 1 条临床标准和 1 条免疫学标准，可分类为 SLE。临床标准和免疫学标准是累积的，无须同时符合，修订后的版本提高了诊断的敏感性。2019 年欧洲抗风湿联盟（european league against rheumatism，EULAR）联合 ACR 发布了新的 SLE 分类标准（EULAR/ACR 2019）。该标准采用评分系统，共含有22 条不同权重的标准，分为 7 个临床领域和 3 个免疫学领域。入组标准为抗核抗体（anti-nuclear antibody，ANA）阳性（HEp-2 细胞免疫荧光法 ≥1∶80）。若患者的权重积分 ≥10 分，则可分类为 SLE。在一项使用早期（发病中位时间 48 个月）SLE 队列的研究中，对比了 ACR 1997、SLICC-2012 和 EULAR/ACR 2019 分类标准的敏感性和特异性，结果发现这三种分类标准的敏感性分别是 85.7%、91.3% 和 88.6%，特异性分别是 93.0%、93.8% 和 97.3%。SLICC-2012 和 EULAR/ACR 2019 分类标准的敏感性高于 ACR 1997，EULAR/ACR 2019 标准对于早期 SLE 患者的特异性较高。在没有被分类的患者中，有43.3% ~ 60% 的患者被不列颠群岛狼疮评估小组（british isles lupus assessment group，BILAG）评分为中/重度表现。这提示我们在临床中对一些重要脏器病变的患者要鉴别有无SLE。在一项随访 10 年的 SLE 队列中，研究者对比了这三种分类标准对脏器损伤和死亡率的预测能力，结果发现 EULAR/ACR 2019 分类标准与肾脏损伤及 SLICC/ACR 损伤指数（SLICC/ACR damage index，SDI）评分显著相关。在非诊断性自身抗体阴性的患者中，EULAR/ACR 2019 评分越高预示器官损伤比例越高。提示对于 EULAR/ACR 2019 分类标准中总分较高的患者，要警惕疾病进展严重的可能。

4. 临床表现

SLE 起病可为暴发性、急性或隐匿性。早期可仅侵犯 1~2 个器官，表现不典型，容易误诊，之后可侵犯多个器官，而使临床表现复杂多样。多数患者呈缓解与发作交替病程。

（1）全身症状：活动期患者大多数有全身症状，主要包括发热、疲倦、乏力、体重下降等。其中约 90% 的患者出现发热，热型不一，以低、中度热多见，偶有高热。发热应除外感染因素，尤其是在免疫抑制剂治疗中出现的发热。

（2）皮肤、黏膜：80% 的患者出现皮疹，多见于日晒部位，鼻背和双颧颊部呈蝶形分布的蝶形红斑最具特征性，亦可为其他皮疹，如盘状红斑、指掌部和甲周红斑、指端缺血、面部及躯干皮疹等。狼疮特异性皮疹可分为三种类型：①急性颊部红斑；②亚急性皮肤型红斑狼疮（subacute cutaneous lupus erythematosus，SCLE）；③慢性皮疹，如盘状红斑、狼疮性脂膜炎、黏膜狼疮、肿胀性狼疮、冻疮样狼疮等。非特异性皮疹可出现光过敏、脱发、甲周红斑、网状青斑、雷诺现象等。SLE 的各种皮疹多无明显瘙痒，若出现明显瘙痒要注意局部过敏或并发皮肤真菌感染。口腔和鼻黏膜无痛性溃疡和脱发常提示疾病活动。

（3）肌肉关节：关节痛是常见的症状之一，常见于指、腕、膝关节，伴红肿者少见。常出现对称性多关节疼痛、肿胀。10% 的患者因关节周围肌腱受损而出现 Jaccoud 关节病，其特点为可复位的非侵蚀性关节半脱位，可维持正常关节功能，关节 X 线片多无关节骨破坏。可能出现肌痛和肌无力，5% ~ 10% 的患者出现肌炎。有个别患者出现股骨头坏死，目前尚不能肯定是本病所致，或为糖皮质激素的不良反应之一。

（4）肾脏：免疫复合物形成和沉积是狼疮性肾炎（LN）的主要机制。27.9% ~ 70% 的SLE 患者在病程进展过程中会出现肾脏受累。我国 SLE 患者中以肾脏受累为表现的仅为25.8%，以肾活检显示肾脏受累为表现的几乎为 100%。LN 可表现为无症状性蛋白尿和/

或血尿、高血压、肾病综合征、急性肾炎综合征等，个别患者首诊即为慢性肾衰竭。慢性肾衰竭是 SLE 患者死亡的常见原因。

（5）浆膜炎：半数以上患者在急性发作期出现多发性浆膜炎，包括双侧中小量胸腔积液、中小量心包积液。但狼疮性肾炎合并肾病综合征引起的低蛋白血症，或 SLE 合并心肌病变或肺动脉高压，都可出现胸腔及心包积液，这并非狼疮浆膜炎，在临床评估狼疮活动性时需仔细甄别。

（6）心血管：心包炎最为常见，可为纤维蛋白性心包炎或渗出性心包炎，心脏压塞少见。疣状心内膜炎是 SLE 的特殊表现之一，多无相应的临床症状或体征，但疣状赘生物可脱落引起栓塞，或并发感染性心内膜炎。约 10% 的患者有心肌损害，可能有气促、心前区不适、心律失常，严重者可发生心力衰竭而致死亡。部分 SLE 患者可有冠状动脉受累，表现为心绞痛和心电图 ST-T 改变，甚至出现急性心肌梗死。

（7）肺部表现：本病引起的肺间质性病变主要为急性、亚急性期的磨玻璃样改变和慢性期的纤维化，主要表现为活动后气促、干咳、低氧血症，肺功能检查常显示弥散功能下降。约 2% 的患者可并发弥漫性肺泡出血（DAH），病情凶险，病死率高达 50% 以上。肺泡灌洗液或肺活检标本的肺泡腔中发现大量充满含铁血黄素的巨噬细胞，或肺泡灌洗液呈血性，有助于 DAH 诊断。还可出现肺动脉高压，是 SLE 预后不良的因素之一。

（8）神经系统：神经精神性狼疮（neuropsychiatric systemic lupus erythematosus，NPSLE）又称狼疮脑病。病理基础为脑局部血管炎的微血栓，来自疣状心内膜炎心瓣膜赘生物脱落的小栓子，或有针对神经细胞的自身抗体，或并存抗磷脂综合征（antiphospholipid syndrome，APS）。主要表现为：①中枢神经系统，如癫痫、狼疮性头痛、脑血管病变、无菌性脑膜炎、脱髓鞘综合征、运动障碍、脊髓病、急性意识错乱、焦虑状态、认知功能减退、情绪障碍及精神病等。②外周神经系统，如吉兰-巴雷综合征、自主神经病、单神经病、重症肌无力、脑神经病变、神经丛病及多发性神经病等。腰穿脑脊液检查以及 MRI 检查有助于诊断。

（9）消化系统：患者可能有食欲减退、腹痛、呕吐、腹泻等消化道症状，部分患者以上述症状为首发，不易鉴别，易误诊。早期出现肝损伤者，预后不良。少数患者可发生急腹症，如胰腺炎、肠坏死、肠梗阻等，往往提示 SLE 活动。SLE 的消化系统症状与肠壁和肠系膜的血管炎有关。有消化系统症状者需首先排除继发感染、药物不良反应等原因。

（10）血液系统：活动性 SLE 患者常有血红蛋白下降、白细胞和/或血小板减少症状，其中约 10% 的患者属于抗人球蛋白试验（coombs 试验）阳性的溶血性贫血。部分患者可能有无痛性轻中度淋巴结肿大，以颈部和腋窝多见，常为淋巴组织反应性增生所致。少数患者有脾大。

（11）眼：约 15% 的患者出现眼底病变，如视网膜出血、视网膜渗出、视盘水肿等，可影响视力，主要与视网膜血管炎有关。若累及视神经，重者可数天内致盲。如及时治疗，多数可逆转。

（12）其他：SLE 活动期患者可伴有继发性抗磷脂综合征（APS），主要表现为动脉和/或静脉血栓形成、习惯性自发性流产、血小板减少、血清抗磷脂抗体检查多次呈阳性等。约 30% 的 SLE 患者伴有继发性干燥综合征，因外分泌腺（如唾液腺和泪腺等）受累，可表现为口干、眼干等,可有血清抗 SSA、抗 SSB 抗体阳性。

5. 疼痛治疗与管理

1)药物治疗

(1)NSAIDs:如布洛芬、吲哚美辛等,可用于缓解轻度至中度疼痛。但需注意可能引起的胃肠道反应、肝损害等副作用。

(2)糖皮质激素:如泼尼松、地塞米松等,具有强大的抗炎作用,适用于重度疼痛及活动性 SLE 患者。但需警惕长期使用会产生的副作用,如骨质疏松、感染等。

(3)免疫抑制剂:如环磷酰胺、甲氨蝶呤等,可抑制免疫反应,减轻炎症。但使用时需监测血常规、肝肾功能等指标,以防不良反应。

(4)生物制剂:如抗肿瘤坏死因子(TNF)抑制剂、B 细胞抑制剂等,针对特定免疫途径进行治疗,疗效显著。但价格昂贵,且需注意可能产生的过敏反应。

2)非药物治疗

(1)心理护理:入院后通过本院自制的心理调查评估量表全面了解患者的心理状态,向患者说明心理干预的目的和意义,对患者治疗期间的优秀表现给予表扬,并以共情的方式向患者表达能够体会其所在的处境,理解其心理感受。

(2)运动疗法:叮嘱患者卧床休息,肩两侧垫枕头使肩关节不外旋;平卧时膝下垫一平枕,保持膝关节伸直,足下用海绵足圈固定,防止足下垂;避免关节长期处于同一动作。叮嘱患者家属每 1~2 小时对患肢进行被动屈曲、伸直锻炼,30 个周期/次,2 次/d;患者日常活动时注意活动量要适中,强度不宜过大,每次活动前要充分舒张关节。病变位于膝关节者不宜长期负重、下楼梯,可卧床做"蹬自行车"运动。

(3)音乐想象放松疗法:引导患者将注意力集中于疼痛部位,用语言给予积极的躯体意念,反复强调,想象疼痛逐渐消失的感觉,15~20 min/次。

6. 护理措施

(1)饮食护理:在营养师的指导下,维持患者良好的饮食平衡。鼓励进食高蛋白和高维生素食物,少食多餐,宜软食,忌食烟熏及辛辣等刺激性食物,以促进组织愈合。

(2)口腔护理:注意保持口腔清洁。有口腔黏膜破损时,每天晨起、睡前和进餐前后用漱口液漱口;有口腔溃疡者在漱口后用中药冰硼散或锡类散涂敷溃疡面,可促进愈合;对有口腔感染病灶者,遵医嘱局部使用抗生素。

(3)潜在并发症相关护理:急性活动期应卧床休息,以减少消耗,保护脏器功能,预防并发症发生。肾功能不全者,应给予低盐、优质、低蛋白饮食,限制水、钠摄入。意识障碍者,鼻饲流质饮食。必要时遵医嘱给予静脉补充足够的营养。定时测量生命体征、体重,观察水肿的程度、尿量、尿色、尿液检查结果的变化,监测血清电解质、血肌酐、血尿素氮的改变。定期评估心血管疾病及疾病相关危险因素(包括吸烟、体重、血压、血脂、血糖,病情持续活动,病程延长,中/高滴度抗磷脂抗体,肾脏受累和长期使用激素等),定期对骨质疏松和骨折风险进行评估。CTX 不良反应有胃肠道反应、脱发、肝损害、骨髓抑制等,尤其应注意性腺抑制、致畸、出血性膀胱炎。MMF 主要不良反应有胃肠道反应、骨髓抑制、感染、致畸等。羟氯喹可引起视网膜病变,应定期检查眼底。

(4)社会支持:让其家属多陪伴患者,还可以让患者朋友、同事来院看望患者,在情感上给予患者支持；建立病友交流群，为病友间相互安慰、相互支持提供良好的平台。两组均护理至患者出院。

（5）制定个体化的护理质量改进计划，明确改进目标和具体措施，包括制定规范的治疗方案、加强患者教育与指导、优化临床路径等，将改进的护理方案落实到具体的护理行动和服务中，同时需要加强医疗团队与患者的沟通，及时根据病情和需求调整后续护理计划。

7. 健康教育

（1）疾病知识指导：向患者及家属解释本病若能及时正确有效治疗，病情可以长期缓解，正常生活。叮嘱家属给予患者以精神支持和生活照顾，以维持其良好的心理状态，树立乐观情绪。在疾病的缓解期，患者可逐步增加活动，参加社会活动和日常工作，但要注意劳逸结合，避免过度劳累。避免一切可能诱发或加重病情的因素，如日晒、妊娠、分娩、口服避孕药及手术等。为避免日晒刺激，外出时可戴宽边帽子，穿长袖衣及长裤。

（2）用药指导：坚持严格按医嘱用药，不可擅自改变药物剂量或突然停药，保证治疗计划得到落实。医生应向患者详细介绍所用药物的名称、剂量、给药时间和方法等，并教会其观察药物疗效和不良反应。

（3）生育指导：病情处于缓解期达半年以上者，无中枢神经系统、肾脏或其他脏器严重损害，口服泼尼松剂量低于 15 mg/d，一般能安全妊娠，并分娩出正常婴儿。非缓解期的 SLE 患者容易流产、早产和出现死胎，发生率约 30%，故应避孕。妊娠前 3 个月至妊娠期应用大多数免疫抑制剂均可能影响胎儿的生长发育，故必须停用半年以上方能妊娠。但目前认为羟氯喹和硫唑嘌呤、钙调磷酸酶抑制剂（如环孢素、他克莫司）对妊娠影响相对较小，尤其是羟氯喹可全程使用。应用免疫抑制剂及大剂量激素者产后避免哺乳。妊娠可诱发 SLE 活动，多数药物对胎儿发育存在风险，因此，备孕阶段及妊娠期应及时就医，遵医嘱调整用药或停药。

（4）接种疫苗：指导 SLE 患者尽可能在疾病稳定时接种疫苗；在计划进行免疫抑制治疗，特别是 B 细胞清除治疗前进行疫苗接种；应接种灭活疫苗，避免使用减毒活疫苗。推荐 SLE 患者接种流感疫苗、肺炎球菌疫苗；高风险 SLE 患者接种甲肝、乙肝和带状疱疹疫苗；推荐 SLE 患者根据普通人群指南进行人乳头状瘤病毒（HPV）疫苗接种。

第三节 结构改变相关的慢性继发性肌肉骨骼疼痛

结构改变相关的慢性继发性肌肉骨骼疼痛：指由骨骼（包括脊柱与关节）或肌腱的解剖学结构改变引起的慢性疼痛。结构改变需要从临床检查来推断和（或）影像学检查来证明，疼痛可能是自发的或运动诱发的。临床特征包括局部肿胀、痛觉超敏或运动功能受限等。

一、骨关节炎相关疼痛

1.定义

骨关节炎(osteoarthritis, OA)是最常见的关节炎,是老年人致残的首要病因。对OA的发生与多种因素有关,主要的风险因素包括遗传易感性、女性、增龄、肥胖或超重、关节力线紊乱、代谢综合征、创伤等。对OA分类因素进行分析和讨论,结合发病风险等相关证据的支持将OA分为五种亚型:负荷为主型、结构为主型、炎症为主型、代谢为主型和系统因素型。

近年来,人们已逐步认识到OA是一种累及全关节的疾病,可表现为软骨退化、骨改建、骨赘形成和滑膜炎,亦可累及关节周围肌腱、肌肉、韧带,甚至脂肪垫,导致受累关节疼痛、僵硬、肿胀和功能障碍。由于全球人口老龄化进程加速和日益严重的肥胖症以及越来越多的关节损伤,OA的患病率必将越来越高。OA已然成为一种严重的疾病,不仅给患者造成身体功能、生活质量和社会参与度的下降,亦给社会带来巨大的经济负担。

2.临床表现

本病好发于膝、髋、手(远端指间关节、第一腕掌关节)、足(第一跖趾关节、足跟)、脊柱(颈椎及腰椎)等负重或活动较多的关节。

(1)关节疼痛及压痛:本病最常见的表现是关节局部的疼痛和压痛。负重关节及双手最易受累。一般早期为轻度或中度间断性隐痛,休息时好转,活动后加重,随病情进展可出现持续性疼痛,或导致活动受限。关节局部可有压痛,在伴有关节肿胀时尤为明显。疼痛在阴冷、潮湿和雨天会加重。

(2)关节肿大:早期为关节周围的局限性肿胀,随病情进展可有关节弥漫性肿胀、滑囊增厚或伴关节积液。后期可在关节部位触及骨赘。

(3)晨僵:患者可在晨起或关节静止一段时间后出现僵硬感,活动后可缓解。本病的晨僵时间一般达数分钟至十几分钟,很少超过0.5小时。

(4)关节摩擦音(感):多见于膝关节。由于软骨破坏、关节表面粗糙,关节活动时出现骨摩擦音(感)。

(5)关节活动受限:由关节肿痛、活动减少、肌肉萎缩、软组织挛缩等引起关节无力,活动受限。缓慢发生,早期表现为关节活动不灵,之后关节活动范围减小。还可因关节内的游离体或软骨碎片出现活动时的"绞锁"现象。

3.辅助检查

(1)实验室检查:伴有滑膜炎的患者可出现CRP和ESR轻度升高。继发性OA患者可出现原发病的实验室检查异常。出现滑膜炎者关节可有积液。一般关节积液透明、淡黄色,黏稠度正常或略降低,但黏蛋白凝固良好。可显示轻度白细胞增多,以单个核细胞为主。滑液分析有助于排除其他关节疾病。

(2)影像学检查:影像学检查不仅可以帮助确诊OA,而且有助于评估关节损伤的严重程度、评价疾病进展性和治疗反应,及早发现疾病或相关的并发症。

X线是常规检查,放射学的特征性表现为:软骨下骨质硬化、软骨下囊性变及骨赘形成、关节间隙变窄等。严重时关节变形及半脱位。这些变化是 OA 诊断的重要依据。放射学表现的严重程度与临床症状的严重程度和功能状态并没有严格的相关性，许多有明显影像学改变的关节并无典型症状，而有典型症状的关节仅发生轻微的影像学改变。关节间隙变窄不仅是由于关节软骨含量减少，半月板损伤和软骨被挤压也是重要原因。

磁共振检查不常用，仅有助于发现关节相关组织的病变，如软骨损伤、关节滑液渗出、软骨下骨髓水肿、滑膜炎和半月板或韧带损伤；还可用于排除肿瘤和缺血性骨坏死等。

超声有助于检测关节少量渗出、滑膜增殖、骨赘、腘窝囊肿、炎症反应，也有助于鉴别手的侵蚀性和非侵蚀性 OA。

4.诊断要点

诊断 OA 主要根据患者的症状、体征、影像学检查及实验室检查(图 5-3-1)。目前采用美国风湿病学会 1995 年修订的诊断标准，该标准包含临床和放射学标准。其中手 OA 分类标准中无放射学改变，其敏感性为 92%，特异性为 98%。膝 OA 分类标准的敏感性和特异性分别为 91% 和 86%。

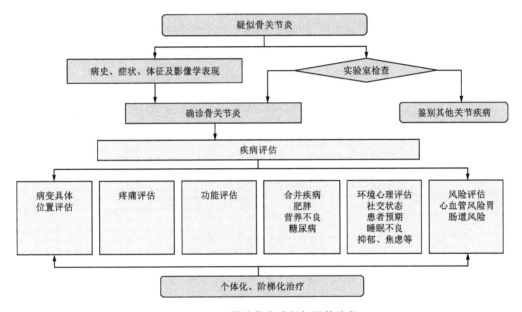

图 5-3-1　骨关节炎诊断与评估流程

(1)手 OA 分类标准(临床标准)：①近 1 个月大多数时间有手关节疼痛，发酸、发僵；②10 个指间关节中，有骨性膨大的关节≥2 个；③掌指关节肿胀≤2 个；④远端指间关节骨性膨大>2 个；⑤10 个指间关节中，畸形关节≥1 个；

满足 1+2+3+4 条或 1+2+3+5 条可诊断为手 OA。

注：10 个指间关节为双侧第二、三远端及近端指间关节，双侧第一腕掌关节。

(2)膝 OA 分类标准(临床标准)：①近 1 个月大多数时间有膝关节疼痛；②有骨摩擦音；③晨僵时间≤30 min；④年龄≥38 岁；⑤有骨性膨大；

满足 1+2+3+4 条，或 1+2+5 条或 1+4+5 条者可诊断为膝 OA。

临床+放射学+实验室标准：①近 1 个月大多数时间有膝关节疼痛；②X 线显示骨赘形成；③关节液检查符合 OA；④年龄≥40 岁；⑤晨僵时间≤30 min；⑥有骨摩擦音；

满足 1+2 条，或 1+3+5+6 条，或 1+4+5+6 条者，可诊断为膝 OA。

（3）髋 OA 分类标准（临床标准）：①近 1 个月大多数时间有髋痛；②内旋<15°；③ESR<45 mm/1 h；④屈曲<115°；⑤内旋>15°；⑥晨僵时间<60 min；⑦年龄>50 岁；⑧内旋时疼痛；

满足 1+2+3 条或 1+2+4 条或 1+5+6+7+8 条者可诊断为髋 OA。

临床+放射学+实验室标准：①近 1 个月大多数时间有髋痛；②ESR≤20 mm/1 h；③X 线显示骨赘形成；④X 线显示髋关节间隙狭窄；⑤晨僵时间≤30 min；

满足 1+2+3 条或 1+2+4 条或 1+3+4 条者可诊断为髋 OA。

髋 OA 分类标准的敏感性和特异性分别为91%和89%。该分类标准对于区分 OA 和炎性关节病的意义较大，但对早期 OA 的诊断意义有限。

5. 疼痛治疗与管理

治疗目的在于缓解疼痛、阻止和延缓疾病的进展、保护关节功能、改善生活质量。治疗方案应个体化，充分考虑患者的患病危险因素、受累关节的部位、关节结构改变、炎症情况、疼痛程度、伴发病等具体情况及病情。治疗原则应以非药物治疗联合药物治疗为主，必要时进行手术治疗。

1）药物治疗

主要分为控制症状的药物、改善病情的药物及软骨保护剂。

（1）NSAIDs：是 OA 患者缓解疼痛、改善关节功能最常用的药物。包括局部外用药物和全身应用药物。

（2）镇痛药物：对 NSAIDs 类药物治疗无效或不耐受者，可使用非 NSAIDs 类药物、阿片类镇痛剂、对乙酰氨基酚与阿片类药物的复方制剂。但需强调的是，阿片类药物的不良反应和成瘾性发生率相对较高，建议谨慎采用。

（3）关节腔注射药物：可有效缓解疼痛，改善关节功能。但该方法是侵入性治疗，可能会增加感染的风险，必须严格进行无菌操作及规范操作。

糖皮质激素：起效迅速，短期缓解疼痛效果显著，但反复多次应用激素会对关节软骨产生不良影响，建议每年应用最多不超过 3 次，注射间隔不应短于 3 个月。

玻璃酸钠：可改善关节功能，缓解疼痛，安全性较高，可减少镇痛药物用量，对早、中期 OA 患者效果更为明显。但其在软骨保护和延缓疾病进程中的作用尚存争议，建议根据患者个体情况应用。

医用几丁糖：可以促进软骨细胞外基质的合成，降低炎症反应，调节软骨细胞代谢；具有黏弹性，缓吸收性，可作为关节液的补充成分，减缓关节炎进展，减轻关节疼痛，改善功能，适用于早、中期 OA 患者，每疗程注射 2~3 次，每年 1~2 个疗程。

生长因子和富血小板血浆：可改善局部炎症反应，并可参与关节内组织修复及再生；但目前对于其作用机制及长期疗效尚需进一步研究。临床上对有症状的 OA 患者可选择性使用。

（4）中成药：包括含有人工虎骨粉、金铁锁等有效成分的口服中成药及外用膏药。目前，有研究表明中药可通过多种途径减轻疼痛、延缓 OA 的疾病进程、改善关节功能，但对于其作用机制和长期疗效尚需高级别的研究证据。

2）非药物治疗

（1）物理治疗

急性期物理治疗的主要目的是止痛、消肿和改善关节功能；慢性期物理治疗的目的是以增强局部血液循环和改善关节功能为主。物理治疗可以减轻疼痛症状和缓解关节僵直，包括针灸、按摩、推拿、热疗、水疗等。

（2）手术治疗

随着 OA 的不断加重，在基础治疗和药物治疗无效的前提下就需要进行手术治疗。手术治疗作为阶梯化治疗的最后一层，分为修复性治疗（关节镜手术、软骨修复手术、力线矫正手术等）和重建治疗（关节置换术），强调手术方案需依据患者病变部位、病变程度、一般情况以及自身意愿综合考虑（图5-3-2）。

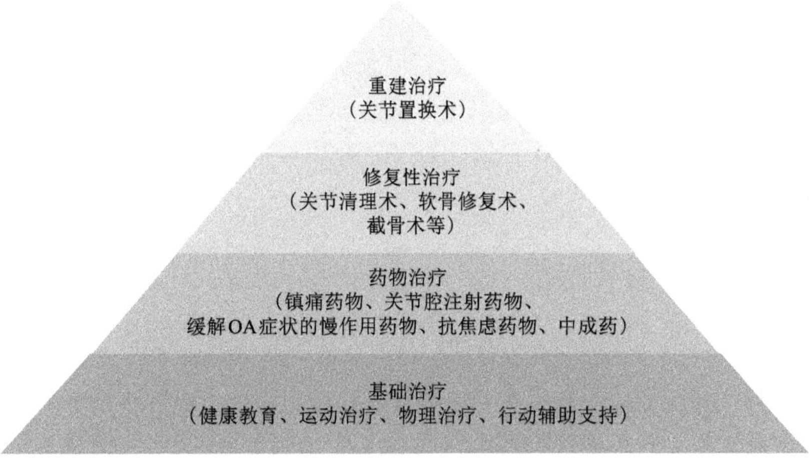

图 5-3-2　骨关节炎阶梯化治疗方案

6. 护理措施

（1）保持适当体重：过重会增加关节承载的压力，加速软骨的退化。因此，减轻体重可以减少对关节的负担，并缓解疼痛。

（2）适度运动：适度的有氧运动可以帮助减轻关节疼痛和僵硬，并提高身体的灵活性。如散步、游泳、瑜伽等低冲击度的运动。

（3）热敷和冷敷：可以使用热敷或冷敷来缓解关节疼痛和肿胀。热敷有助于放松肌肉和缓解僵硬，而冷敷有助于减轻疼痛和肿胀。

（4）合理安排工作时间和休息时间：避免长时间连续工作或重复动作，需要定时休息让关节得到放松。

（5）使用辅助器具：如手杖、助行器等可以帮助减轻关节负担，缓解疼痛。

（6）饮食健康：选择富含维生素 C、D 和钙的食物有助于保持骨骼和软骨的健康，同时减少摄入糖、盐和脂肪等不良食品。

（7）心理护理：患病后可能会因为病情影响工作、学习或生活，这会给患者带来负面情绪，所以需要注意心理护理，让患者保持良好的心态，只有这样才能促进病情恢复。

（8）视情况服用药物：根据医生的建议，在必要时使用止痛药、抗炎药或其他药物来缓解疼痛和炎症。

7. 健康教育

（1）患者教育：①使患者了解本病绝大多数预后良好，消除其思想负担；②告诫患者避免对本病治疗不利的各种因素，建立合理的生活方式，如保护受累的关节，避免长久站立、跪位和蹲位、爬楼梯、不良姿势等；③在医生指导下规范用药，了解所用药品的用法和不良反应；④家庭和社会的支持与帮助对患者的治疗起积极作用。

（2）运动及生活指导：①合理的关节肌肉锻炼：关节在非负重状态下进行活动，以保持活动度；进行有关肌肉或肌群的锻炼以增强肌肉的力量和增加关节的稳定性。②对不同受累关节进行不同的锻炼，如手关节可做抓、握锻炼，膝关节在非负重情况下做屈伸活动，颈椎和腰椎关节进行轻柔的不同方向活动；③有氧运动：步行、游泳、骑自行车等有助于保持关节功能；④肥胖者应减轻体质量：超重会增加关节负担，应保持标准体质量；⑤减轻受累关节的负荷：可使用手杖、助步器等协助活动；⑥保护关节：可戴保护关节的弹性套，如护膝等；对髌股关节腔室，OA 采用髌骨内侧贴扎治疗可显著减轻疼痛；避免穿高跟鞋，穿软、有弹性的"运动鞋"。用合适的鞋垫，对膝关节内侧室，OA 可用楔形鞋垫辅助治疗。

二、骨质疏松症相关疼痛

1. 定义

骨质疏松症（osteoporosis，OP）是一种以骨量降低和骨组织微结构破坏为特征，导致骨骼脆性增加和易于发生骨折的代谢性疾病。本病各年龄段均可发病，但常见于老年人，尤其是绝经后的女性，其发病率居所有代谢性骨病的首位。按病因可分为原发性和继发性两类。

2. 病因与发病机制

正常成熟骨的代谢主要以骨重建（bone remodeling）形式进行。原发性 OP 的病因和发病机制仍未阐明。凡可引起骨的净吸收增加和/或骨形成减少的因素都会导致骨丢失和骨质量下降，脆性增加，直至发生骨折。围绝经期后，男性的骨密度下降速度一般慢于女性，因为后者除增龄外，还有雌激素缺乏因素的参与。

1）骨吸收因素

（1）性激素缺乏：雌激素减少使破骨细胞功能增强，加速骨的丢失，这是绝经后骨质疏松症的主要病因。而雄激素缺乏在老年性 OP 发病中起了重要作用。

（2）活性维生素 D 缺乏和甲状旁腺激素（PTH）增高：高龄和肾功能减退等致肠钙吸收和 $1,25-(OH)2-D_3$ 生成减少，PTH 代偿性分泌增多，导致骨转换率加速和骨丢失。

（3）细胞因子表达紊乱：骨组织的 IL-1、IL-6、肿瘤坏死因子（TNF）等分泌增加而护骨素减少，导致破骨细胞活性增加和骨吸收增加。

2)骨形成因素

(1)峰值骨量降低：青春发育期是人体骨量增加最快的时期，在 30 岁左右达到峰值骨量(peak bone mass，PBM)。PBM 主要由遗传因素决定，并与种族、骨折家族史、瘦高身材等临床表象以及发育、营养和生活方式等相关联。

(2)骨重建功能衰退：成骨细胞的功能与活性缺陷导致骨形成不足和骨丢失。可能是老年性 OP 的重要发病原因。

(3)骨质量下降：骨质量主要与遗传因素有关，包括骨的几何形态、矿化程度、微损伤累积、骨矿物质、骨基质的理化与生物学特性等。骨质量下降导致骨脆性和骨折风险增高。

(4)不良的生活方式和生活环境：高龄、吸烟、长期卧床、体力活动过少、酗酒、蛋白质摄入不足、维生素 D 摄入量不足、光照少、长期服用糖皮质激素等，为骨质疏松症的危险因素。

3. 诊断要点

详细的病史和体检是临床诊断的基本依据，但确诊有赖于 X 线检查或 BMD 测定并确定是低骨量[低于同性别 PBM 的 1 个标准差(SD)但小于 2.5 个 SD]、OP(低于 PBM 的 2.5 个 SD)或严重 OP(OP 伴一处或多处骨折)。OP 性骨折的诊断主要根据年龄、外伤骨折史、临床表现以及影像学检查确立。正、侧位 X 线摄片(必要时可加特殊位置片)确定骨折的部位、类型、移位方向和程度；CT 和 MRI 对椎体骨折和微细骨折有较大诊断价值；CT 三维成像能清晰显示关节内或关节周围骨折；MRI 对鉴别新鲜和陈旧性椎体骨折有较大意义。

4. 临床表现

(1)骨痛和肌无力：轻者无症状，仅在 X 线摄片或骨密度测量时被发现。较重者常诉腰背疼痛、乏力或全身骨痛。骨痛通常为弥漫性，无固定部位，检查不能发现压痛区(点)。仰卧或坐位时疼痛减轻，直立后伸或久立、久坐时疼痛加剧；日间疼痛轻，夜间和清晨醒来时疼痛加重。乏力常于劳累或活动后加重。负重能力下降或不能负重。

(2)骨折：常因轻微活动、创伤、弯腰、负重、挤压或摔倒发生骨折。脊柱压缩性骨折多见于绝经后 OP，可引起驼背和身高变矮，多在突发性腰背疼痛后出现。髋部骨折多在股骨颈部，以老年性 OP 多见。

(3)并发症：驼背和胸廓畸形者可出现胸闷、气短、呼吸困难，甚至发绀等表现；肺活量、肺最大换气量和心排血量下降，极易并发上呼吸道和肺部感染。髋部骨折者常因感染、心血管病或慢性衰竭而死亡；幸存者生活自理能力下降或丧失，长期卧床加重骨丢失，使骨折极难愈合。

5. 处理原则

1)一般治疗

(1)合理膳食：补充足够的蛋白质有助于 OP 的治疗。多进食富含异黄酮类食物，如大豆等对保持骨量也有一定作用。老年人还应适当增加含钙丰富食物的摄入，如乳制品、海产品等。增加富含维生素 D、维生素 A、维生素 C 及含铁的食物，以利于钙的吸收。少饮酒、咖啡和浓茶。宜选择低钠、高钾、高钙和高不饱和脂肪酸饮食。

（2）补充钙剂和维生素 D：不论何种类型的 OP 均应补充适量钙剂，使每天钙元素摄入量达 800~1200 mg。除增加饮食钙含量外，可补充碳酸钙、葡萄糖酸钙、枸橼酸钙等制剂。同时服用维生素 D 400~600 IU/d，促进钙吸收。

（3）加强运动：多从事户外运动，加强负重锻炼，增强应变能力，减少骨折的发生。运动类型、方式和量根据患者具体情况而定。避免肢体制动，加强个人防护。

（4）纠正不良生活习惯和行为偏差：如戒烟、忌酒等。

（5）避免使用致 OP 药物：如抗癫痫药、苯妥英钠、苯巴比妥、加巴喷丁、扑米酮等。

2）对症治疗

对疼痛者给予适量非甾体抗炎药，如阿司匹林或吲哚美辛；发生骨折或遇顽固性疼痛时，可应用降钙素制剂，有镇痛作用，还能抑制骨吸收，促进钙在骨基质中的沉着。骨畸形者应局部固定或采用其他矫形措施防止畸形加剧。有骨折时应给予牵引、固定、复位或手术治疗，同时应尽早辅以物理和康复治疗，尽早恢复运动功能。

3）特殊治疗

（1）性激素补充治疗：按患者的个体情况选择性激素的种类、剂量和给药方式。雌激素补充治疗主要用于女性绝经后 OP，如无禁忌证可应用雌激素替代治疗 5 年。雄激素则可用于男性老年患者。

（2）二膦酸盐：抑制破骨细胞生成和骨吸收，主要用于骨吸收明显增强的代谢性骨病（如变形性骨炎、多发性骨髓瘤）、绝经后 OP 患者等。老年性 OP 不宜长期使用，必要时应与 PTH 等促进骨形成类药物合用。常用制剂有依替膦酸二钠、帕米膦酸钠和阿仑膦酸钠。用药期间需补充钙剂。有血栓疾病和肾功能不全者禁用。

（3）降钙素：降钙素为骨吸收的抑制剂。主要适用于：①高转换型 OP；②OP 伴或不伴骨折；③变形性骨炎；④急性高钙血症或高钙血症危象。主要制剂有：鲑鱼降钙素、鳗鱼降钙素、降钙素鼻喷剂等。孕妇和过敏反应者禁用。应用降钙素制剂前需补充数日钙剂和维生素 D。

（4）PTH：小剂量 PTH 可促进骨形成，增加骨量。对老年性 OP、绝经后 OP、雌激素缺乏的年轻妇女和糖皮质激素所致的 OP 均有治疗作用。PTH 可单用或与雌激素、降钙素、二膦酸盐或活性维生素 D 联合应用。

（5）其他药物：包括小剂量氟化钠、GH 和 IGF-1 等。

表 5-3-1 抗骨质疏松症药物治疗适应证

● 发生椎体脆性骨折(临床或无症状)或髋部脆性骨折者
● DXA 骨密度(腰椎、股骨颈、全髋部或桡骨远端 1/3)T-值≤-2.5，无论是否有过骨折
● 骨量低下者(骨密度：-2.5<-1.0)，且具备以下情况之一：
— 发生过下列部位脆性骨折(肱骨上段、前臂远端或骨盆)
— FRAX ® 计算未来 10 年髋部骨折风险≥3%或任何主要骨质疏松性骨折发生风险≥20%

6. 疼痛治疗与管理

疼痛是骨质疏松症患者最常见、最早出现的症状，多见腰背部疼痛。护理人员要使用有效的评估工具对患者进行全面评估，掌握患者疼痛的部位、性质、严重程度、加重及缓解的因素、对心理及生活质量的影响。具体方法分为非药物护理及用药护理。

1）非药物止痛护理

（1）物理止痛：①休息：硬板床卧床休息1周，可缓解疼痛；②使用骨科辅助物，必要时使用背架、紧身衣等，以限制脊椎的活动度和给予脊椎支持，从而减轻疼痛；③对疼痛部位给予湿热敷、按摩，超短波、低频及中频电疗法等，可缓解疼痛。

（2）功能锻炼：指导患者做适当运动与功能锻炼，早期可指导患者进行适当的床边活动、户外运动，由患者根据自身运动耐受情况选择适宜的运动项目，叮嘱其每日参与适当运动，保持必要运动量。后期可根据患者恢复情况，为其设计科学的功能锻炼计划。如指导腰背疼痛患者每日进行腰背肌功能锻炼，或为患者增加设计俯卧位直腿抬高运动、俯卧位直颈运动等。根据患者功能恢复情况、耐受情况设计运动时间，一般以每次功能锻炼30 min为宜，如有特殊情况可针对性调整运动时间。

（3）音乐疗法

①首先向患者介绍音乐疗法的起源、形式、应用现状及效果，使患者对音乐疗法有一个初步的了解；②根据患者的喜好不同选择古典音乐、轻音乐或者流行音乐中一种类型的曲目作为备选曲目，选择好后让患者试听直至满意；③指导患者进行音乐疗法时在一个安静整洁、空气新鲜、光线柔和的环境中进行，时间定为每天早晚各1次，30 min/次，具体时间安排为每天7：00至7：30和20：00至20：30，持续时间为1周。指导患者排空大小便后，选择一个比较舒适的体位平静下来用心感受音乐的魅力，并且在音乐营造的氛围中感受自己的身心变化。

（4）放松训练：指导患者掌握渐进式肌肉放松训练，在全身肌肉紧绷状态下从手部开始，逐渐放松上肢、肩部、头部、颈部、胸腹部、双腿，有意识调节自身肌肉放松状态，每次持续30 s左右，以减轻疼痛应激。

（5）心理护理：引导患者保持良好情绪状态，对于因疼痛、乏力等生理症状而产生负性情绪的患者需加强关注，引导患者自我调节情绪。如通过指导冥想的方式，为患者营造安静、舒适的冥想环境，促进身心放松，调节患者情志。另外，还可通过言语交流的方式，引导患者主动倾诉与表达，向医护人员表达不适症状，获得医护人员的建议，有利于减轻患者心理应激，从而减轻由其负性情绪引起的疼痛应激。

2）用药护理

（1）药物治疗原则：针对病因治疗：骨质疏松症疼痛的主要原因是骨量减少和骨结构改变，因此，治疗骨质疏松症的药物主要围绕增加骨量、改善骨结构、提高骨强度等方面进行；缓解疼痛症状：针对疼痛症状，采用适当的药物进行对症治疗，以减轻患者痛苦；个体化治疗：根据患者的具体情况，如年龄、性别、并发症等，制定个体化的治疗方案。

（2）常用药物

①钙剂：钙是构成骨骼的重要元素，补充钙剂有助于增加骨量，改善骨结构。常用钙剂有碳酸钙、乳酸钙等。

②维生素D：维生素D有助于促进钙的吸收和利用，提高血钙水平，从而改善骨骼健康。常用维生素D制剂有维生素D_3、胆钙化醇等。

③双膦酸盐：双膦酸盐类药物能够抑制破骨细胞的活性，减少骨吸收，从而增加骨量。常用药物有阿仑膦酸钠、利塞膦酸钠等（表5-3-2）。

④镇痛药：针对疼痛症状，可采用NSAIDs（如布洛芬、吲哚美辛等）、阿片类药物（如曲马多、美沙酮等）等进行对症治疗。

表5-3-2　双膦酸盐类药物使用要点

说明	药物				
	阿仑膦酸钠	唑来膦酸	利塞膦酸钠	伊班膦酸钠	米诺膦酸
适应证	NMPA批准治疗女性绝经后骨质疏松症和男性骨质疏松症；FDA还批准治疗GIOP	NMPA批准治疗女性绝经后骨质疏松症和男性骨质疏松症；FDA还批准治疗GIOP	NMPA批准预防和治疗女性绝经后骨质疏松症；FDA还批准治疗男性骨质疏松症和GIOP	NMPA批准治疗女性绝经后骨质疏松症	NMPA批准治疗女性绝经后骨质疏松症
疗效	增加骨质疏松症患者腰椎和髋部骨密度，降低椎体、非椎体和髋部骨折风险	增加骨质疏松症患者腰椎和髋部骨密度，降低椎体、非椎体和髋部骨折风险	增加骨质疏松症患者腰椎和髋部骨密度，降低椎体、非椎体和髋部骨折风险	增加骨质疏松症患者腰椎和髋部骨密度，降低椎体及非椎体骨折风险	增加骨质疏松症患者腰椎和髋部骨密度，降低椎体及非椎体骨折风险
用法	阿仑膦酸钠素片或肠溶片，70 mg/片，口服1片/次，每周1次；10 mg/片，口服1片/次，每日1次。阿仑膦酸钠D$_3$片：阿仑膦酸钠70 mg + 维生素D$_3$ 2800 U或5600 U的复合片剂，口服1片/次，每周1次	唑来膦酸静脉注射剂，5 mg，静脉滴注，每年1次	利塞膦酸钠片剂，35 mg/片，口服1片/次，每周1次；5 mg/片，口服1片/次，每日1次	伊班膦酸钠静脉注射剂，1 mg/安瓿，2 mg加入250 mL 0.9%氯化钠溶液，静脉滴注2 h以上，每3个月1次；伊班膦酸钠片剂，150 mg/片，每次口服1片，每月1次	米诺膦酸片剂，1 mg/片，口服1片/次，每日1次
使用方法	清晨空腹服用，200～300 mL白水送服，服药后30 min内应保持上半身直立（站立或坐位），避免平卧；30 min后再摄入食物或其他药品	静脉滴注，每年1次，使用静脉滴注至少15 min（建议0.5～1.0 h），药物使用前应充分水化	同阿仑膦酸钠	静脉滴注药物前注意充分水化；口服片剂服用方法同阿仑膦酸钠	同阿仑膦酸钠

续表5-3-2

说明	药物				
	阿仑膦酸钠	唑来膦酸	利塞膦酸钠	伊班膦酸钠	米诺膦酸
注意事项	胃及十二指肠溃疡、反流性食管炎、食管憩室者慎用	低钙血症者慎用；严重维生素D缺乏者需注意补充足量的维生素D；患者在首次应用药物后可能出现一过性发热、肌肉和关节疼痛等流感样症状，多数在1～3 d内缓解，可予非甾体类解热镇痛药对症处理	胃及十二指肠溃疡、反流性食管炎者慎用	静脉注射剂同唑来膦酸；口服剂同阿仑膦酸钠	同阿仑膦酸钠
禁忌证	导致排空延迟的食管疾病，例如食管狭窄或迟缓不能；不能站立或端坐30 min者；对本品任何成分过敏者；肌酐清除率<35 mL/min 者	对本品或其他双膦酸盐类药物过敏者；肌酐清除率＜35 mL/min者；孕妇及哺乳期妇女	同阿仑膦酸钠	静脉注射剂同唑来膦酸；口服剂同阿仑膦酸钠	食管狭窄或迟缓不能；不能站立或端坐至少30 min者；对本品任何成分或其他双膦酸盐类药物过敏者

7. 护理措施

(1)有受伤的危险与骨质疏松导致骨骼脆性增加有关：预防跌倒：保持病房灯光明暗适宜和地面干燥，相关设施齐全，如楼梯有扶手，梯级有防滑边缘，病床有床挡。尽量将常用的私人物品放置在固定位置，保持走道通畅。离床活动时应有人陪同，选择合适的裤子并穿防滑鞋。行动不便者，在他人的陪同下使用助行器或轮椅。睡觉时将床挡拉起，加强巡视。在洗漱及用餐时段，应加强对意外的预防。当患者使用利尿药或镇静药时，严密防范其因频繁如厕以及精神恍惚产生意外。

(2)心理护理：骨质疏松症患者由于疼痛、害怕骨折、发生骨折后限制活动等，容易出现焦虑等不良心理反应。护士要协助患者及家属适应其角色与责任，尽量减少对患者康复治疗不利的心理因素。

(3)用药护理：钙剂宜空腹服用，多饮水，以增加尿量，减少泌尿系结石形成的机会。同时服用维生素 D 时，不可与绿叶蔬菜一起服用，以免形成钙螯合物而减少钙的吸收。性激素必须在医生的指导下使用，剂量要准确，与钙剂、维生素 D 同时使用。服用雌激素应定期进行妇科和乳腺检查，阴道出血应减少用量，甚至停药。使用雄激素应定期监测肝功能。二膦酸盐应晨起空腹服用，同时饮清水 200~300 mL，服药后半小时内不能进食或喝饮料，也不能平卧，应采取立位或坐位，以减轻对食管的刺激。不能咀嚼或吮吸药片，以防发生口咽部溃疡。如出现吞咽困难、吞咽痛或胸骨后疼痛，应警惕可能发生食管炎、食管溃疡和食管糜烂等情况，应立即停止用药。服用降钙素应注意观察不良反应，如食欲减退、恶心、颜面潮红等。

（4）潜在并发症：骨质疏松性骨折：救治原则：骨折先固定，后搬动；如休克，应先抢救休克后处理骨折；搬运：动作要稳、准、轻，防止扭转躯干和肢体，以免加重损伤；体位：脊柱损伤、骨盆骨折等患者需绝对卧床；四肢骨折患者应保持患肢功能位，抬高患肢，局部制动；病情观察：观察患者的生命体征、患肢末梢血运及感觉、运动等情况；预防并发症：包括深静脉血栓、压力性损伤等；手术治疗者，按骨科手术前后护理常规执行。

8. 健康教育

（1）疾病预防指导：随着年龄的增长，均有不同程度的骨量丢失，在达到峰值骨量前就应开始预防骨质疏松症。青少年时期应建立良好生活方式和饮食习惯，如加强户外运动及保证充足的钙摄入。成年后尽量延缓骨量丢失的速度和减轻程度，除生活方式和运动指导外，绝经后 OP 患者还应在医生的指导下正确补充雌激素等。

（2）疾病知识指导：指导患者摄入高钙、高蛋白、高维生素饮食，动物蛋白不宜过多。少饮碳酸饮料，少吃糖及食盐，戒烟酒，避免咖啡因的摄入。多进行户外运动，如步行、游泳、慢跑、骑自行车等，避免剧烈、有危险的运动。运动要循序渐进，持之以恒。

（3）预防跌倒：指导加强预防跌倒的宣传教育和保护措施，如家庭、公共场所防滑、防绊、防碰撞措施。指导患者维持良好姿势，改变姿势时动作应缓慢。必要时可建议患者使用手杖或助行器，以增加其活动时的稳定性。选择合身的衣裤和鞋，大小适中，且有利于活动。

（4）用药指导：指导患者按时正确服用各种药物，学会自我监测药物不良反应。应用激素治疗的患者应定期检查，以尽早发现可能出现的不良反应。

三、腰椎间盘突出症相关疼痛

1. 定义

腰椎间盘突出症（lumbar disc herniation）是指腰椎间盘发生退行性改变以后，由椎间盘变性、纤维环破裂、髓核组织突出刺激和压迫马尾神经或神经根引起的一种综合征，是腰腿痛最常见的原因之一。腰椎间盘突出症可发生于任何年龄段，最多见于中年人，20~50 岁为多发年龄，男性多于女性。好发部位是腰 4 至腰 5 椎间盘和腰 5 至骶 1 椎间盘。

2. 病因

导致腰椎间盘突出的既有内因也有外因，内因主要是腰椎退行性变，外因则有外伤、劳损、受寒受湿等。

（1）椎间盘退行性变是腰椎间盘突出发生的根本病因。随着年龄增长，纤维环和髓核水分减少，弹性降低，椎间盘变薄，纤维环逐渐出现裂隙。在此基础上，经劳损积累和外力作用，椎间盘发生破裂，髓核、纤维环甚至终板向后突出。

（2）累积性损伤是椎间盘退行性变的主要原因。反复弯腰、扭转等动作最易引起椎间盘损伤。当腰部负荷过重时，髓核向后移动，引起后方纤维环破裂。长期从事重体力劳动者，如煤矿工人或建筑工人，因过度负荷易造成纤维环破裂。汽车和拖拉机驾驶员在驾驶过程中，长期处于坐位及颠簸状态，腰椎间盘承受的压力过大，可导致椎间盘退变和突出。儿童及青少年发病与外伤有密切关系。

（3）妊娠期间体重突然增长，腹压增高，而韧带相对松弛，腰骶部承受了比平时更大的压力，易导致椎间盘膨出。

（4）其他如遗传因素、腰骶部先天发育异常、吸烟、糖尿病、高脂血症、感染等也是本病的危险因素。

3. 临床表现

1）症状

（1）腰痛：超过 90% 的患者有腰痛表现，也是最早出现的症状。疼痛部位主要是在下腰部及腰骶部，多为持久性钝痛。

（2）下肢放射痛：一侧下肢坐骨神经区域放射痛是本病的主要症状，多为刺痛。典型表现为从下腰部向臀部、大腿后方、小腿外侧直至足部的放射痛，伴麻木感。腰椎间盘突出多在一侧，故患者多表现为单侧疼痛。中央型腰椎间盘突出症可有双侧坐骨神经痛。咳嗽、打喷嚏时，因腹压增高，疼痛加剧。高位椎间盘突出时，可出现大腿前内侧或腹股沟区疼痛。

（3）马尾综合征：突出的髓核或脱垂的椎间盘组织压迫马尾神经，出现双下肢及会阴部疼痛、感觉减退或麻木，甚至大小便功能障碍。

2）体征

（1）腰椎侧凸：系腰椎为减轻神经根受压而引起的姿势性代偿畸形。

（2）腰部活动受限：腰部活动在各方向均有不同程度的障碍，尤以前屈受限最明显。

（3）压痛和骶棘肌痉挛：在病变椎间隙的棘突间，棘突旁侧 1 cm 处有深压痛、叩痛，向下肢放射。约 1/3 的患者因腰部骶棘肌痉挛，使腰部固定于强迫体位。

（4）直腿抬高试验及加强试验阳性：患者平卧，膝关节伸直，被动直腿抬高患肢，至 60° 以内即出现放射痛，称为直腿抬高试验阳性。此时，缓慢降低患肢高度，待放射痛消失，再被动背屈踝关节以牵拉坐骨神经，若又出现放射痛，则称为加强试验阳性。

（5）感觉、运动及反射功能减弱：神经根受损，导致其支配区域的感觉异常、肌力下降和反射异常，患者出现皮肤麻木、发凉、皮温下降等症状。腰 5 神经根受累时，小腿外侧和足背、触觉减退；骶 1 神经根受累时，外踝附近及足外侧痛、触觉减退。肌力下降：腰 5 神经根受累时，踇趾背伸肌力下降；骶 1 神经根受累时，足跖屈肌力下降；反射异常：骶 1 神经根受累时，踝反射减弱或消失；骶 3～骶 5 马尾神经受压，表现为肛门括约肌张力下降及肛门反射减弱或消失。

4. 处理原则

依据临床症状的严重程度，采用非手术或手术方法治疗。

1）非手术治疗

适用于初次发作、病程较短且经休息后症状明显缓解、影像学检查无严重突出者。为腰椎间盘突出症的首选治疗方法，80%～90%的患者可经非手术治疗治愈。但临床复发率较高，可达25%。

（1）卧床休息：包括卧床使用便盆。卧床休息可以减少腰椎间盘承受的压力，缓解脊柱旁肌肉痉挛引起的疼痛，是传统保守治疗的重要方法之一。但目前不主张长期卧床，主要原因是不能降低疼痛程度和促进功能恢复。应鼓励患者缩短卧床时间，进行适当的、有规律的日常活动，活动时可佩戴腰围。

（2）药物治疗：非甾体抗炎药物可缓解急、慢性腰痛，是治疗腰背痛的一线药物。阿片类镇痛药和糖皮质激素有短期镇痛作用。肌松剂和抗抑郁药也有一定疗效。

（3）运动疗法：应在康复医学专业人员的指导下，基于康复评定结果，按照运动处方正确执行。运动疗法主要包括核心肌力训练、方向特异性训练、身心训练等，可缓解疼痛并改善功能。

（4）皮质激素硬膜外注射：皮质激素可减轻神经根周围的炎症与粘连。常选用长效皮质类固醇制剂加利多卡因经硬膜外腔注射。

（5）髓核化学溶解法：将胶原酶注入椎间盘或硬脊膜与突出的髓核之间，达到选择性溶解髓核和纤维环、缓解症状的目的。

（6）骨盆牵引：牵引可增大椎间隙，减轻对椎间盘的压力和对神经的压迫，改善局部循环和水肿。多采用骨盆持续牵引，抬高床脚作反牵引。牵引质量一般为7～15 kg，持续2周；也可采用间断牵引法，每日2次，每次1～2 h，但效果多不如前者。

（7）手法治疗：如推拿、按摩可缓解肌痉挛及疼痛，减轻椎间盘压力和对神经根的压迫。

（8）其他：热敷、针灸、低中频电疗、弱激光治疗、超声治疗、认知行为治疗等也有助于缓解症状。

2）手术治疗

10%～20%的患者需要手术治疗。

（1）手术指征：腰椎间盘突出症诊断明确，经6～12周系统的保守治疗无效，或保守治疗过程中反复发作；疼痛剧烈，处于强迫体位，影响工作和生活；出现单根神经受累或马尾神经症状；括约肌功能障碍，表现为肌肉瘫痪或出现直肠、膀胱症状。

（2）手术类型：根据椎间盘位置和脊柱的稳定性选择手术类型。

传统开放性手术：包括全椎板切除髓核摘除术、半椎板切除髓核摘除术以及椎板开窗髓核摘除术。摘除或切除1个或多个椎板、骨赘及突出的髓核，减轻神经压迫，是最常用的手术方式。

显微外科椎间盘摘除术：在显微镜辅助下进行椎间盘切除。

微创椎间盘摘除术：包括经皮髓核切吸术、内镜下椎间盘切除术等，有损伤小、恢复快的特点。

植骨融合术：在椎体间插入一楔形骨块或骨条以稳定脊柱。

人工椎间盘置换术：是近年来临床开展的术式，其手术适应症尚存在争论，选择此手术须谨慎。

5. 疼痛治疗与管理

(1)疼痛护理评估及干预：使用视觉模拟评分法(VAS)评估患者疼痛程度，可帮助医护人员了解患者的疼痛水平，同时对于了解患者疼痛经历、心理状态、家庭支持和性格特征同样具有重要作用。

①对于 VAS 评分为 0~3 分的轻度疼痛患者，可为其播放舒缓、轻松的音乐，可帮助患者放松身心，减轻对疼痛的感知。选择患者喜欢的音乐类型，或者使用专门设计的放松音乐，可以帮助患者更好地舒缓疼痛。播放电视剧、电影、综艺节目等可以吸引患者的注意力，让患者在欣赏的过程中减轻对疼痛的感知。引导患者使用深呼吸、冥想、放松训练等心理放松方法，有助于减轻疼痛感。这些方法可以帮助患者缓和/缓解焦虑和紧张情绪，从而减轻对疼痛的感知。

②对于 VAS 评分为 4~6 分的中度疼痛患者，指导其通过深度放松肌肉，有助于减轻疼痛感。可以使用渐进性肌肉松弛法，引导患者先集中注意力放松一部分肌肉，然后逐渐扩展到其他部位，此种方法可以降低肌肉紧张引起的疼痛感。引导患者进行深呼吸，以增加氧气供应，促进放松，减轻疼痛。可以通过缓慢、深长地呼吸来降低焦虑和对疼痛的感知。依据患者情况遵医嘱予以自控硬膜外镇痛法，此种方法可让患者更主动地参与自己的镇痛管理，根据疼痛程度调整药物剂量。

③对于 VAS 评分为 7~10 分的重度疼痛患者，根据医师建议，选择适合的镇痛药物，如非处方药中的 NSAIDs、麻醉类药物等，保证根据患者的年龄、体质量指数来合理确定药物的剂量和给药途径。给药后密切观察患者的疼痛缓解情况，积极采取 VAS 评分法评估患者疼痛缓解情况，根据观察结果，及时与医师沟通，调整药物剂量或种类。

(2)心理护理：向患者提供详细的疾病信息，解释症状、治疗选项和预后，帮助患者更好地了解自己的病情。关注患者的情绪和焦虑，提供情感上的支持。确保患者感受被尊重，并且可以随时寻求帮助。护理期间主动告知患者关于疾病管理的重要性，包括如何正确用药、保持适当的体位和运动，以及如何预防症状加重。教导患者应对疼痛和不适的方法，例如深呼吸、渐进性肌肉松弛和冥想。这些方法有助于患者缓解情绪和疼痛。帮助患者设定合理的康复目标，鼓励患者逐步实现这些目标，从而提高自信心。鼓励患者与家人、朋友和社会支持群体保持联系，分享情感和经验。

(3)体位护理：帮助患者找到合适的体位，可以通过调整患者的躺卧、坐立姿势来减轻疼痛。例如，可以使用枕头或垫子来支撑腰部，让患者保持舒适的姿势。

(4)热敷护理：护理人员可用温水轻轻擦拭痛处，有助于放松紧张的肌肉，减轻肌肉痉挛引起的疼痛，但需要注意温度不要过高，以免烫伤。用热毛巾敷在痛处，可以通过增加局部血液循环，减轻肌肉痉挛和疼痛。但同样要注意热敷毛巾的温度，避免过热引起烫伤。

6. 护理措施

1)非手术治疗的护理/术前护理

(1)休息、有效镇痛、完善术前准备。

(2)佩戴腰围：腰围能加强腰椎的稳定性，对腰椎起到保护和制动作用。在持续工作或在一些会加重脊柱负荷的情况下可佩戴腰围,在进食及用卧位休息时取下腰围放松。

(3)保持有效牵引前,在牵引带压迫的骼骨边缘部位使用减压保护贴,预防压力性损伤。牵引期间观察患者体位、牵引线及重量是否正确,经常检查牵引带压迫部位的皮肤有无疼痛、红肿、破损、压力性损伤等。

(4)心理护理针对长期慢性疼痛患者存在的焦虑、抑郁、恐惧问题进行心理辅导及认知干预,改善患者的不良情绪。

2)术后护理

(1)病情观察、体位护理及引流管的护理。

(2)功能锻炼:为预防长期卧床所致的肌肉萎缩、关节僵硬等并发症,患者宜早期进行床上肢体功能锻炼。向患者强调在病情允许的范围内,维持日常活动并进行一定强度功能锻炼的重要性。若患者不能主动进行锻炼,在病情许可的情况下,由医护人员或家属协助其活动各个关节、按摩肌肉,以促进血液循环,预防并发症。

3)并发症的护理

常见并发症为神经根粘连和脑脊液漏,需予以积极预防。

(1)神经根粘连。术后及时评估脊髓神经功能情况,观察下肢感觉、运动情况,并与健侧和术前对比,评估患者术后疼痛情况有无缓解。

(2)脑脊液漏。适当抬高床尾,去枕卧位 7~10d;监测及补充电解质;遵医嘱按时使用抗生素,预防颅内感染。必要时探查伤口,进行裂口缝合或修补硬脊膜。

7. 健康教育

(1)指导患者采取正确卧、坐、立、行和劳动姿势,减少急、慢性损伤发生的机会。

①保持正确的坐、立、行姿。坐位时选择高度合适、有扶手、有腰垫和坐垫,符合人体工学设计的靠背椅,保持身体与桌子距离适当,膝与髋保持同一水平,身体靠向椅背,维持正确坐姿;站立时尽量使腰部平坦挺直、收腰、提臀;行走时抬头、挺胸、收腹,利用腹肌收缩支撑腰部。

②经常变换姿势。避免长时间保持同一姿势,适当进行原地活动或腰背部活动,以解除腰背肌疲劳。长时间伏案工作者,积极参加课间操活动,以避免肌肉劳损。勿长时间穿高跟鞋站立或行走。

③合理应用人体力学原理。如站位举起重物时,使重物高于肘部,避免膝、髋关节过伸;蹲位举重物时,背部伸直勿弯;搬运重物时,宁推勿拉;搬抬重物时,弯曲下蹲髋膝,伸直腰背,将重物尽量贴近身体侧放置,用力抬起重物后再行走。

④采取保护措施。增强自我职业保护意识,腰部劳动强度过大的工人、长时间开车的司机可佩戴腰围保护腰部。脊髓受压者,也可佩戴腰围,直至神经压迫症状解除。

(2)加强营养。可缓解机体组织及器官退行性变。但超重或肥胖者应注意控制食量,减轻体重。

(3)体育锻炼。在康复医学专业人员的指导下,合理进行中等强度的体育锻炼,有利于增强腰背肌肌力,增加脊柱稳定性。参加剧烈运动时,运动前应有预备活动,运动后有恢复活动,切忌活动突起突止,应循序渐进。急性疼痛的锻炼应以柔韧性牵伸及方向特异性训练为主;亚急性和慢性疼痛以有氧训练和认知行为干预为主。

第四节 神经系统疾病引起的慢性继发性肌肉骨骼疼痛

神经系统疾病会引起慢性继发性肌肉骨骼疼痛（chronic secondary musculoskeletal pain due to diseases of the nervous system，CSMP-dns），这种类型的慢性继发性肌肉骨骼疼痛与周围或中枢神经系统疾病有关，包括运动功能和感觉功能改变引起的疼痛。一般认为神经系统疾病引起的生物力学功能的改变是肌肉骨骼组织中伤害感受器激活的原因。与神经系统疾病有关的慢性继发性肌肉骨骼疼痛包括上、下运动神经元疾病、锥体外系疾病和感觉（包括本体感觉）功能改变引起的慢性疼痛。

流行病学调查结果显示：慢性疼痛的整体患病率为24.9%，中国城市慢性疼痛的患病率为8.91%（以北京为例）。不同身体部位的慢性疼痛患病率也不尽相同。肌肉骨骼系统慢性疼痛也与社会经济相关，发达地区慢性疼痛患病率较高。城市规模扩大、人口增长以及劳动市场的变化常伴随20~29岁青年人群腰痛等慢性疼痛患病率的增长。慢性疼痛多发于40岁以上人群，60岁以上人群所占比例相对较高，30岁以下人群慢性疼痛发病率也有增长趋势；女性群体慢性疼痛的发病率高于男性群体。

帕金森病相关疼痛

1. 定义

原发性帕金森病，简称为帕金森病（parkinson's disease，PD）是发生于中老年人群的神经系统变性疾病，隐袭起病，进展缓慢，其特征性病理改变为黑质多巴胺能神经元进行性退变减少和路易小体形成，导致纹状体区多巴胺递质减少，从而临床上出现运动迟缓、静止性震颤、肌强直和姿势平衡障碍等特征性症状，同时伴各种非运动症状，如嗅觉障碍、便秘、睡眠障碍等。诊断主要依靠详尽的病史和完整的神经系统体格检查，尚无确诊的特异检查。

2. 流行病学

我国65岁以上人群帕金森病的患病率为1700/10万，与西方国家相似。患病率随年龄增长而逐渐增加，男女患病比例接近1∶1或男性略多于女性。中国现已逐步进入老龄化社会，据估计，我国帕金森病患者已达到260万例，约占全球患者的一半。预计每年新增帕金森病患者近20万例，至2030年将有500万例帕金森病患者。

3. 分型

传统上，根据帕金森病的主要临床表现可分为三种类型。震颤型：主要以肢体震颤为主，而肌肉强直很轻或不明显；强直型：主要以肌肉僵硬、强直表现为主，可以没有震颤或伴轻微震颤；混合型：同时有肢体震颤和肌肉强直的表现，即震颤-强直型或强直-震颤型，此型占帕金森病的大多数。

根据起病年龄又可分为早发型帕金森病（发病年龄≤50岁）和晚发型帕金森病（发病年龄>50岁）。

4. 病因与发病机制

帕金森病的病因迄今尚未完全明确，暂时还没有确切可靠的临床或检测手段来确定其病因。目前多数学者认为本病与年龄因素、环境因素和遗传因素之间的相互作用有关。

1）危险因素

（1）高龄：主要发生于中老年人，40 岁以前发病较为少见，提示高龄与发病有关。

（2）环境因素：如接触吡啶类衍生物 1-甲基-4-苯基 1, 2, 3, 6-四氢吡啶（MPTP）分子结构类似的工业或农业毒素可能是病因之一。

（3）遗传因素：帕金森病在一些家族中呈聚集现象。有报道称约 10% 的帕金森病患者有家族史，为不完全外显的常染色体显性遗传。遗传因素可使患病易感性增加，但只有在环境因素及年龄老化的共同作用下才会导致发病。

2）发病机制

（1）线粒体功能障碍：帕金森病患者普遍存在线粒体复合物 I 活性下降，活性氧（ROS）生成增加。线粒体上的质子泵功能下降、膜电压降低和渗透性通道开放，从而触发凋亡过程。线粒体复合物 I 缺失可导致氧化应激和增加神经元对兴奋性毒性损伤的易感性。

（2）氧化应激：与脑内其他部位相比，黑质致密部暴露于较高水平的氧化应激状态。原因有：多巴胺的代谢过程中产生大量的自由基；多巴胺自身氧化形成的神经黑色素中含大量的铁离子，这种还原型铁离子可与多巴胺代谢中产生的过氧化氢（H_2O_2）反应生成高度毒性的羟自由基，进而导致脂质过氧化，黑质神经元凋亡。正常情况下，多巴胺毒性产生的 H_2O_2 被还原型谷胱甘肽清除，故不会造成危害。但在帕金森病患者残存的多巴胺神经元中，可能因代偿作用使得多巴胺代谢中产生毒性物质的过程加速，或单胺氧化酶 B（MAO-B）降解多巴胺生成 H_2O_2 活性增高，或还原型谷胱甘肽缺乏，导致 H_2O_2 不能有效清除，并与还原型铁离子通过芬顿（Fenton）反应生成高度毒性的羟自由基。氧化应激与线粒体功能障碍互为因果，恶性循环。氧化应激产生的大量自由基可损伤线粒体复合物 I。另一方面，线粒体复合物 I 的抑制导致更多自由基的生成。这是目前帕金森病发病机制中多数学者认同的学说。

（3）谷氨酸的毒性作用：在帕金森病中，谷氨酸的神经毒性作用机制如下：

①亲离子型谷氨酸受体中的 N-甲基-D-天冬氨酸（NMDA）型受体受谷氨酸激活后，导致大量的细胞外 Ca^{2+} 内流，胞内 Ca^{2+} 大量增加，激活 Ca^{2+} 依赖性蛋白酶，导致神经元坏死和/或凋亡。②谷氨酸可激发线粒体自由基的生成，引起线粒体功能障碍，这种毒性作用与 NMDA 受体无关。

（4）细胞凋亡学说：神经递质、自由基、化学毒物、营养缺乏、物理性损害等都能诱发细胞凋亡。导致帕金森病患者黑质细胞凋亡的可能原因：①线粒体功能缺陷与氧化应激；②细胞色素 C：细胞色素 C 在细胞凋亡的启动中作为凋亡起始因子起着重要作用；③凋亡诱导因子：它是一种双功能黄素蛋白，除具有电子供体/受体功能外，还可独立作用于核染色质，具有促凋亡作用；④金属离子：研究显示中脑黑质含色素的神经元具有蓄积金属元素的特性，此部位多种金属元素的蓄积已被证实有促黑质细胞凋亡的作用，有锰离子、钙离子、铁离子、镁离子等；⑤Caspase：它是一种天冬氨酸特异性半胱氨酸蛋白酶，已经证实 Caspase 的激活都发生在细胞凋亡之前，属于凋亡起始因子。被活化的 Caspase 蛋白酶激活后通过级联反应激活下游的 Caspase 效应分子，最后水解一系列底物，造成 DNA 降解，进入细胞凋亡的最终通路；⑥细胞内多种基因调节物：主要见于/体现在 Bcl-2 家族。该家族共有十五个成员，其中 Bcl-2 蛋白在帕金森病患者基底节的浓度比同年龄人群明显要高，被认为是患者自身抗 ROS 的一种防御机制。其他相关基因还包括 p53、C-myc 等。

（5）遗传因素：近年来遗传因素在帕金森病发病机制中的作用越来越受到人们的关注，尤其是相继发现了 α-突触核蛋白（α-synuclein）、Parkin、UCH-L1 等致病基因。α-synuclein、UCH-L1 基因见于常染色体显性家族性帕金森病；而 Parkin 基因见于常染色体隐性少年型帕金森综合征。在北欧犹太人及北非人种中，LRRK2（leucine-rich repeat kinase 2 gene）中除了 G2019S 突变外，三个氨基酸置换物（R1441C、R1441G、R1441 H）基因突变已经被证实是帕金森的重要病因。

目前，大多数学者认同帕金森病并非由单一因素引起，而是上述多种因素通过多种机制共同作用所致。

5. 病理

帕金森病主要病理改变为含色素神经元变性、缺失，黑质致密部多巴胺能神经元最显著。镜下可见神经细胞减少，黑质细胞黑色素消失，黑色素颗粒游离散布于组织和巨噬细胞内，伴不同程度神经胶质增生。残留神经元胞质中出现嗜酸性包涵体-路易小体（lewy body）是本病重要的病理特征。Lewy 小体是细胞质、蛋白质组成的玻璃样团块，α-突触核蛋白和泛素是 Lewy 小体的重要组成成分。

帕金森病最显著的生物化学特征是脑内多巴胺含量减少。多巴胺和乙酰胆碱（Ach）是纹状体内两种重要的神经递质，功能相互拮抗。帕金森病由于黑质多巴胺能神经元变性、丢失，纹状体多巴胺含量显著降低，Ach 系统功能相对亢进，产生震颤、肌强直、运动减少等临床症状。此外，中脑-边缘系统和中脑-皮质系统多巴胺含量亦显著减少，可能导致认知功能减退、行为情感异常、言语错乱等高级神经活动障碍。多巴胺递质减少程度与患者症状严重度一致，病变早期通常多巴胺更新率增加（突触前代偿）和多巴胺受体失神经后超敏现象（突触后代偿），临床症状可能不明显（代偿期），随疾病的进展可出现典型帕金森病症状（失代偿期）。基底核其他递质或神经肽（如去甲肾上腺素、5-HT、P 物质、脑啡肽、生长抑素等）也有变化。

6. 诊断与评估

帕金森病的诊断主要依靠详尽的病史、完整的神经系统体格检查，辅以治疗初期患者对多巴胺类药物反应（图 5-4-1）。实验室检查无特异性。因此，对于帕金森病的诊断，还需基层医生在临床中不断摸索、积累经验。病史的询问尤其要全面仔细，包括起病时间、症状分布部位及对称性，症状出现的次序，症状类型（运动型或非运动型，包括启动、运动幅度、速度、运动量、音量、表情、连续动作、精细运动、起立、步态、步距、步基、伴随动作等）；疾病发展速度及症状变化、发病诱因、曾进行的检查及结果、治疗及反应，以及试验性药物治疗的效果等。体格检查需测量不同体位的血压、观察角膜、触诊甲状腺等。神经系统检查除了针对运动障碍以统一帕金森病评定量表（unified parkinson's disease rating scale，UPDRS）为基础外，还需注意不支持帕金森病诊断的症状和体征。

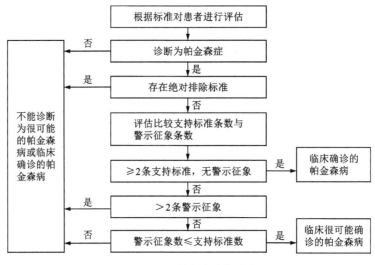

图 5-4-1 帕金森诊断流程

1)病情评估

目前临床上帕金森病病情评估方法较多,其中修订的 Hoehn-Yahr 分级和 UPDRS 最为常用。前者用于记录病情轻重,评估方法简便易行;当需要详细评估患者运动功能障碍的程度及对治疗评判时常采用 UPDRS,评估者需要进行专业量表的培训。

(1)修订的 Hoehn-Yahr 分级:目前临床上常用的帕金森病分级方法是修订的 Hoehn-Yahr 分级,根据病情严重程度可分为 5 级:0 级,无症状;1.0 级,单侧患病;1.5 级,单侧患病,并影响到躯干中轴的肌肉,或另一侧躯体可疑受累;2.0 级,双侧患病,未损害平衡;2.5 级,轻度双侧患病,姿势反射稍差,但是能自己纠正;3.0 级,双侧患病,有姿势平衡障碍,后拉试验阳性;4.0 级,严重残疾,仍可独自站立或行走;5.0 级,不能起床,或生活在轮椅上。处于 1.0~2.5 级的患者可以被称为早期,处于 3.0 级的患者可以被称为中期,4.0~5.0 级的患者属于疾病的晚期。有些患者处于相邻两个级别之间,很难确切划分。

(2)帕金森评分量表(UPDRS):UPDRS 是一个较为全面评估帕金森病病情严重程度的工具。它共有 42 项,分为 4 个部分,可以对帕金森病患者的运动、日常生活能力、病程发展程度、治疗后的状态、治疗的不良反应和并发症等方面作出客观的评价,是目前国际上公认的临床评价帕金森病的标准工具。量表分值越高,表示症状越严重。

2)体格检查

由于缺乏客观的能明确诊断的辅助检查手段,体格检查就显得尤为重要。应进行详细的神经系统检查,除了确定帕金森病的运动症状特征外,应注意有无提示继发性及帕金森叠加综合征的体征,如共济失调、眼球运动障碍、皮层复合感觉、语言能力、运用能力、卧立位血压及后拉试验等。后拉试验,即令患者睁眼直立,两腿略分开,做好准备。检查者用双手突然向后拉患者双肩,正常人能马上恢复直立位。有平衡障碍的帕金森病患者出现明显的后倾,轻者可自行恢复;后退 2 步及 2 步以内视为正常;后退 3 步及 3 步以上极可能摔倒或站立时不能维持平衡,即为阳性。

7.临床表现

包括特征性的运动症状及非运动症状。

1)运动症状

(1)运动迟缓:表现为随意运动减少,主要是动作速度缓慢和幅度减小。手指精细动作障碍,书写字迹弯弯曲曲,越写越小呈"写字过小征";系鞋带、解纽扣、持筷夹物等精细动作不能顺利进行;面肌强直、运动减少致表情缺乏,眼球凝视,眼球运动不协调,眨眼少,呈"面具脸"。由于口、舌、腭及咽部肌肉运动障碍,自动吞咽唾液动作消失,使唾液难以咽下,可致大量流涎,而患者的唾液分泌并无增加。病情严重时可有吞咽困难、饮水呛咳,构音含糊不清、音量降低、语言单调、平坦而无韵律,有时有加速倾向,呈爆发性语言。

(2)静止性震颤:早期表现为静止性震颤,多从一侧上肢的远端(手指)开始,常为规律性的手指屈曲和拇指对掌动作,呈"搓丸样动作",逐渐发展到同侧下肢与对侧上、下肢体,呈"N"字形进展。震颤频率为4~6 Hz,随意运动时减弱或消失,疲劳、紧张及情绪激动时震颤加剧,睡眠时停止。努力控制可暂时抑制震颤,但持续时间较短,过后震颤反而加重。到晚期随意运动时震颤也不减弱或消失,而演变为经常性震颤,影响日常生活。少数患者可不出现震颤,部分患者可合并轻度姿势性震颤。

(3)肌强直:由于协同肌与拮抗肌的肌张力均增高,出现伸、屈肌张力都增高,受累肢体运动缓慢。关节在做被动运动时有均匀的阻力,呈"铅管样强直"。若合并有震颤时,被动伸屈关节时在均匀阻力上出现断续停顿的"齿轮样强直"。面部、颈部、躯干及四肢肌肉均可受累。肌强直严重者可引起肢体的疼痛,称为痛性痉挛。

(4)姿势平衡障碍:帕金森病患者常出现特殊姿势:全身呈前倾屈曲体态,头颈部前倾,躯干俯屈,肘关节屈曲前臂内收,髋及膝关节略微弯曲。行走时缺乏上肢前后摆动等联合动作及姿势反射减少直至丧失,容易跌倒。步态障碍早期表现为下肢拖曳,逐渐发展为起步困难,想迈步但迈不开,双足似粘在地面上一般。一旦迈开后即可行走,一停步会再次出现起步困难,称为"冻结步态"。或迈开步后,即以极小步伐(小碎步)向前冲去,越走越快,不能及时转弯或停步,称为"慌张步态"。

2)非运动症状

(1)自主神经功能障碍:包括顽固性便秘,可能与肠系膜神经丛的神经元变性导致胆碱能功能降低、胃肠道蠕动减弱有关;尿频、排尿不畅、尿失禁,阳痿;交感神经功能障碍导致直立性低血压;汗液分泌增多或减少;头面部皮脂分泌增多呈"油脂面容",伴有脂溢性皮炎倾向。

(2)精神障碍:多数表现出无欲和迟钝的精神状态,近半数患者抑郁,常伴有焦虑、淡漠、疲劳。有15%~30%的患者逐渐发生认知障碍乃至痴呆,以及幻觉、妄想及冲动控制障碍。

(3)睡眠障碍:可有失眠、快速眼动期睡眠行为障碍(RBD)、白天过度嗜睡(EDS)等;有些患者夜间睡眠可伴有不宁腿综合征(RLS)、睡眠呼吸暂停。

(4)感觉障碍:80%~90%的帕金森病患者出现嗅觉减退,常会有肢体麻木、疼痛等。

8. 疼痛治疗与管理

1）药物治疗

药物治疗的原则是以达到有效改善症状、提高工作能力和生命质量为目标。提倡早期诊断、早期治疗。应坚持"剂量滴定"以避免产生药物的急性不良反应，力求实现"尽可能以小剂量达到满意临床效果"的用药原则，治疗应强调个体化特点。在医生的指导下进行使用，包括使用一些左旋多巴制剂、多巴受体激动剂（如多巴丝肼片、左旋多巴片、复方卡比多巴片等），这些药物对于帕金森病患者肌肉僵直导致的疼痛有很好疗效。另外，临床常用于帕金森病疼痛的其他药物还有阿片类激动剂（盐酸羟考酮片）、外周阿片类拮抗剂（盐酸纳洛酮注射液）以及5-HT和去甲肾上腺素再摄取抑制剂（盐酸度洛西汀肠溶片）等。

2）非药物治疗

（1）手术治疗

以丘脑底核为主要靶点的脑深部电极刺激术（DBS），可调节疼痛情绪，提高患者对疼痛的耐受能力，改善帕金森病患者对疼痛的感知。

（2）肉毒毒素治疗

外周注射肉毒毒素可以降低外周和中枢敏感性，从而缓解疼痛。尤其是伴有肌张力障碍的帕金森病患者，应用肉毒素注射，可同时缓解肌张力障碍及相关疼痛。

（3）其他治疗

体育锻炼可调节帕金森病患者的疼痛体验；物理治疗如推拿按摩、烤电等可缓解疼痛；经颅磁刺激可以调节大脑疼痛相关区域的活动，对帕金森病疼痛有很好的疗效；针灸可以调和气血，舒筋活络，补虚泄实，对于帕金森病疼痛有很好疗效。

9. 护理措施

对帕金森病患者除了专业性药物治疗以外，科学的护理对维持患者的生活质量也是十分重要的。科学的护理往往能对有效控制病情和改善症状起到一定的辅助治疗作用；同时更能够有效地防止患者误吸或跌倒等可能意外事件的发生。应针对运动症状和非运动症状进行综合护理，包括药物护理、饮食护理、心理护理及康复训练。向患者普及药物的用法和注意事项等从而有利于规范药物使用，避免药物不良反应的发生；制定针对性饮食方案改善患者营养状况和缓解便秘等症状；及时评估患者的心理状态，予以积极引导，调节患者的负面情绪，提高患者生活质量。与患者家属配合，督促患者进行康复训练，以维持患者良好的运动功能，提高患者的自理能力。

（1）根据患者的功能障碍程度和运动喜好，制订家庭训练计划，使其参加自己喜欢的体育运动。

（2）使用辅助器具、适应性工具和改造环境可以弥补患者认知和运动方面的困难，减少其跌倒次数，如重新安排房间里的家具，创建畅通无阻的行走和转弯路线；或提高床/椅/沙发的高度，垫高马桶，方便患者转移。

（3）对于晚期患者，目标是保护重要脏器功能，预防并发症及失用性肌肉萎缩。患者仍应积极进行支持性锻炼，以避免体能进一步降低；每天都要有一定时间离开床去坐椅子，在椅子上保持正确的身体姿势。

参考文献

[1] 汤悦煦,顾春芳,杨洋.渐进式护理联合疼痛护理对类风湿关节炎患者疼痛程度的影响[J].中西医结合护理(中英文),2023,9(8):88-90.

[2] 周文婧.疼痛护理对类风湿关节炎患者生活质量的影响分析[J].当代临床医刊,2021,34(6):76-77.

[3] 马梦圆,杨巧菊.类风湿性关节炎患者疼痛的护理研究进展[J].中国医药科学,2023,13(15):47-50.

[4] GUO Q, WANG Y, XU D, et al. Rheumatoidarthritis: pathological mechanisms and modern pharmacologic therapies[J]. Bone Research, 2018, 6(2):107-120.

[5] 黄燕.运动护理在促进类风湿关节炎患者关节功能恢复中的应用效果[J].智慧健康,2021,7(19):39-41.

[6] 刘琳琳,季辉,郭乃亮,等.中医适宜技术结合目标注意转移护理改善类风湿关节炎关节肿胀疼痛患者生活质量的效果观察[J].黑龙江医学,2023,47(15):1881-1884.

[7] 王伟.个性化护理在风湿性关节炎合并骨质疏松症护理中对患者疼痛改善的比较[J].新疆医学,2022,52(7):835-837.

[8] 曹芬.认知疗法在骨科慢性疼痛性疾病患者护理中的应用[J].新疆医学,2016,46(9):1209-1210.

[9] 陈琼星,罗伟华,彭红霞.疼痛专案护理联合因时应需教育在类风湿关节炎患者中的应用[J].齐齐哈尔医学院学报,2021,42(13):1195-1197.

[10] 王苑芬.延续性护理对类风湿性关节炎伴骨质疏松患者疼痛及康复依从性的影响研究[J].中西医结合心血管病电子杂志,2020,8(31):102-106.

[11] 田媛媛.音乐疗法在类风湿关节炎患者护理中的应用[J].中国城乡企业卫生,2020,35(11):108-109.

[12] 赵晔晔,朱杰,褚春香.针对性护理应用于骨质疏松症患者的效果及对疼痛的影响[J].名医,2022(8):165-167.

[13] 王婕,宁艳娇,冯亚静,等.我国骨质疏松症护理的研究热点分析[J].承德医学院学报,2021,38(4):320-323.

[14] 胡颖婷.疼痛护理干预在老年骨质疏松护理中的应用效果[C]//中华医学会,中华医学会疼痛学分会.中华医学会疼痛学分会第十九届学术年会论文汇编.[出版者不详],2023,2.

[15] 谯艳,刘小英,杨白林,等.骨质疏松腰背痛老年患者实施骨质疏松疼痛护理干预的效果分析[J].智慧健康,2023,9(21):275-278.

[16] 熊海燕,刘渊.中医疼痛护理管理在骨质疏松症患者中的应用效果[J].医疗装备,2021,34(19):157-158,161.

[17] 邓贞兰.心理干预联合综合康复护理对老年骨质疏松性骨折患者术后疼痛及生活质量的影响[J].中国农村卫生,2020,12(10):9.

[18] 奇曼古丽·阿尔肯,王晓阳,马昕.骨质疏松腰背部疼痛的护理方法研究[J].世界最新医学信息文摘,2019,19(85):355-358.

[19] 李桃.循证护理对老年骨质疏松性椎体压缩骨折患者疼痛及生活质量的影响[J].中国医药指南,2019,17(11):266-267.

[20] 中华医学会骨质疏松和骨矿盐疾病分会,章振林.原发性骨质疏松症诊疗指南(2022)[J].中国全科

医学，2023，26（14）：1671-1691.

［21］彭力，尚经轩，罗萍.常见疾病康复［M］.武汉：华中科技大学出版社，2021.

［22］毛鹏，林夏清，李怡帆，等.慢性继发性肌肉骨骼疼痛［J］.中国疼痛医学杂志，2021，27（5）：323-326.

［23］赵继军.疼痛护理学(第二版)［M］.北京：人民军医出版社，2010.

［24］景志敏.常见疾病疼痛治疗与护理［M］.北京：人民军医出版社，2012.

［25］王所荣，徐茂凤.内科护理学(第二版)［M］.北京：中国医药科技出版社，2023.

［26］戴军.痛风治疗新探［M］.北京：中国中医药出版社，2020.

［27］中华医学会神经病学分会帕金森病及运动障碍学组，中国医师协会神经内科医师分会帕金森病及运动障碍学组，中国帕金森病治疗指南(第四版)［J］.中华神经科杂志，2020，53（12）：973-986.

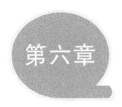

第六章

慢性继发性内脏痛的护理管理

第一节　概述

内脏疼痛是临床上较常见的病症，也是患者寻求治疗的主要原因。慢性内脏痛是慢性疼痛的重要组成部分。一项社区调查显示，人群中有25%的人患有间歇性腹痛，20%的人患有反复发作性、慢性胸痛，8%~14%的女性患有盆腔疼痛。女性原发性痛经会引起腹部或盆腔的剧烈疼痛，有超过50%的月经期女性会受到影响，其中10%的女性在月经期无法正常工作，且有至少30%接受治疗的痛经患者疗效差。许多患有子宫内膜异位症的女性患有继发性痛经和慢性盆腔疼痛，约15%的生育期女性受到此类疾病的影响。这些疼痛对患者生活的影响甚至超过了疾病本身。

慢性继发性内脏痛(chronic secondary visceral pain，CSVP)指继发于头颈部、胸部、腹部、盆腔等内脏器官的疾病或者潜在疾病所产生的慢性疼痛，可能由持续性的炎症、血管机制或机械因素所致，疼痛强度的变化不一定与疾病的发生发展过程完全一致。并且潜在疾病治愈后，慢性内脏痛可持续存在。在ICD-11中，对慢性继发性内脏痛的定义为源自头/颈部区域的内部器官以及胸腔、腹腔和盆腔的持续性或复发性疼痛。

慢性继发性内脏痛综合征一般不是孤立发生的，通常是在其他慢性疼痛状态下发生的。因此，患者可能出现多种内脏痛综合征，如慢性胃炎和痛经；或伴有慢性内脏痛和其他与内脏无关的慢性疼痛综合征。比如纤维肌痛经常与其他几种内脏痛疾病共同存在。

美国国会和美国国立卫生研究院最近创造了一个新的术语"慢性重叠疼痛状态(chronic overlapping pain conditions，COPC)"来描述慢性疼痛之间显著重叠的临床状态。慢性内脏痛综合征在COPC中更为常见。临床研究表明，继发性内脏痛综合征在多种疼痛并存的情况下，各种疼痛之间可能会彼此加剧。有证据表明，在患有COPC的患者中，治疗一种慢性疼痛综合征(如继发性内脏痛)可使另一种疼痛状况改善。因此，从临床角度来说，评估慢性继发性内脏痛综合征时，同时评估其他并存的不同类型的痛症非常重要。

第二节　持续炎症引起的慢性内脏痛

持续炎症引起的慢性内脏痛是指头/颈部区域以及胸腔、腹腔或盆腔的内部器官的长期炎症引起的慢性疼痛。

一、溃疡性结肠炎相关疼痛

1. 定义

溃疡性结肠炎（ulcerative colitis，UC）是一种以大肠黏膜和黏膜下层炎症、溃疡为主要病变的慢性非特异性肠道炎症性疾病。其病因和发病机制尚未明确，可能与遗传、免疫、微生物和环境等多种因素有关。溃疡性结肠炎的病理特征为结肠黏膜糜烂、溃疡和隐窝炎。临床表现为腹痛、腹泻、黏液脓血便和里急后重等。病情轻重不一，反复发作，好发于青壮年。

2. 诊断标准

根据临床表现、结肠镜检查和组织病理学检查结果，结合排除其他疾病，可确诊为溃疡性结肠炎。

辅助检查：结肠镜可见结肠黏膜炎症、溃疡、出血等病变（表 6-2-1）。组织病理学检查：结肠黏膜活检，可见淋巴细胞、浆细胞等炎症细胞浸润。

UC 的蒙特利尔分型及改良 Mayo 评分系统见表 6-2-2 及表 6-2-3。

表 6-2-1　溃疡性结肠炎 Mayo 内镜评分

评分	内镜下表现
0 分	正常或缓解期
1 分	轻度活动期：红斑，血管纹理模糊，黏膜轻度易脆
2 分	中度活动期：明显红斑，血管纹理消失，黏膜易脆、糜烂
3 分	重度活动期：溃疡形成，自发性出血

3. 病因和发病机制

其病因和发病机制尚未明确，可能与以下因素有关。

1）病因

（1）遗传因素：部分患者具有家族发病倾向，提示遗传因素在溃疡性结肠炎的发病中具有一定的地位。

（2）免疫因素：溃疡性结肠炎被认为是一种自身免疫性疾病，炎性肠病的发病是外源物质引起宿主反应、导致肠道黏膜免疫功能受损而引起的。

（3）微生物因素：肠道菌群紊乱。

表 6-2-2　溃疡性结肠炎病变范围的蒙特利尔分型

分型	分布	结肠镜下所见炎性病变累及的最大范围
E1	直肠	局限于直肠，未达乙状结肠
E2	左半结肠	累及左半结肠（脾曲以远）
E3	广泛结肠	广泛病变累及脾曲以近乃至全结肠

表 6-2-3　评估溃疡性结肠炎活动性的改良 Mayo 评分系统

项目	0分	1分	2分	3分
排便次数	正常	比正常增加1~2次/d	比正常增加3~4次/d	比正常增加5次/d或以上
便血	未见出血	少于半数时间出现便中混血	大部分时间内为便中混血	一直存在出血
内镜发现	正常或无活动性病变	轻度病变（红斑、血管纹理减少、轻度易脆）	中度病变（明显红斑、血管纹理缺乏、易脆、糜烂）	重度病变（自发性出血、溃疡形成）
医师总体评价	正常	轻度病情	中度病情	重度病情

注：每位受试者作为自身对照，从而评价排便次数的异常程度；每日出血评分代表一天中最严重的出血情况。医师总体评价包括三项标准：受试者对于腹部不适的回顾、总体幸福感和其他表现，如体格检查发现和受试者表现状态；总评分<2分且无单个分项评分>1分为临床缓解；3~5分为轻度活动；6~10分为中度活动；11~12分为重度活动；有效定义为评分相对于基线值的降幅>30%以及>3分，而且便血的分项评分降幅>1分或该分项评分为0分或1分。

（4）环境因素：饮食不洁、肠道感染、气候变化等可能增加患病或复发风险。例如，北欧、北美等地区的患病率较高，而亚洲、非洲等地患病率较低，可能与饮食生活方式、日照强度、土壤类型、气候条件、温度湿度等因素有关。

（5）心理因素：心理因素在疾病恶化中具有重要地位。原有不良心境和抑郁状态等在结肠切除术后明显改善。

2）发病机制

溃疡性结肠炎的病理机制涉及炎症反应、免疫损伤、肠道屏障功能紊乱等多个方面。主要包括中性粒细胞、淋巴细胞、浆细胞等炎症细胞浸润，以及黏膜糜烂、溃疡、隐窝炎和隐窝脓肿等病理改变。

4.风险因素

溃疡性结肠炎的风险因素尚不明确，下列因素可能与溃疡性结肠炎的发病风险相关。

（1）肠道感染：通过破坏肠道微生态平衡而损伤肠黏膜，肠道感染可增加溃疡性结肠炎的发生风险。

（2）遗传因素：家族调查显示本病患者一级亲属的发病率高，这提示遗传因素在本病的发病中起一定作用。

（3）性别和年龄：溃疡性结肠炎的发病与性别和年龄有一定关系。女性患者略多于男性患者，发病年龄以 30~39 岁和 50~59 岁两个年龄段为高峰期。

(4)NSAIDs：NSAIDs 抑制前列腺素的分泌，使肠道的通透性增加，进而损伤肠黏膜，是溃疡性结肠炎的危险因素。

(5)其他：阑尾切除术与溃疡性结肠炎的风险关系尚存在争议。部分研究认为阑尾切除术可能增加溃疡性结肠炎的发病风险。

需要注意的是，以上风险因素并不意味着一定会导致溃疡性结肠炎，而是增加了发病的可能性。

5.临床表现

(1)腹痛：左下腹或全腹呈阵发性或持续性。

(2)腹泻：黏液脓血便，伴有腹痛、里急后重。

(3)全身症状：发热、乏力、消瘦、贫血等。

(4)并发症：中毒性巨结肠、结肠直肠癌变、肠出血、肠穿孔、肠梗阻等。

6.疼痛治疗与管理

1)非手术治疗

包括改变作息、饮食和排便习惯，配合相应的药物治疗。药物治疗：西医治疗专用药物主要包括5-氨基水杨酸制剂、柳氮磺吡啶、皮质类固醇、免疫抑制剂和中医药等。中医治疗包括口服中药汤剂、针灸、穴位贴敷等疗法。

(1)药物治疗：5-氨基水杨酸制剂通过抑制自然杀伤细胞活性和抑制白三烯前列腺素样物质的生成，清除氧自由基和抑制脂肪酸过氧化等机制发挥抗炎作用。

(2)灸法治疗：隔姜灸是将鲜姜切成直径2~3 cm、厚0.2~0.3 cm的薄片，中间用针扎数孔，将姜片置于应灸穴位上，再将艾柱放在姜片上点燃施灸，有温胃止呕、散寒止痛的作用。

(3)中医药治疗：可应用芍药、白头翁汤、乌梅丸等中药汤剂，均对促进肠道黏膜愈合、缓解肠道炎症、改善腹部症状有一定的效果。

(4)穴位贴敷治疗：将中药药膏贴敷于关元、神阙、足三里、中脘等穴位，可辅助治疗、缓解腹痛腹泻症状。

2)手术治疗

一般仅针对并发肠穿孔、急性肠扩张症或大量出血的患者。

7.护理措施

(1)疼痛护理：评估疼痛程度，指导患者采用舒适的体位。给予患者心理支持，采取措施分散患者注意力。关注患者情绪状态，给予倾听与安慰，减轻患者焦虑。按时给予患者药物治疗，观察止痛效果。

(2)饮食护理：患者应该选择营养丰富、易消化、易吸收的食物，如新鲜的蔬菜和水果、用瘦肉制作的粥品、水果羹等。避食辛辣刺激、油腻、生冷、纤维素含量丰富的食物。注意少食多餐，补充多种维生素。

(3)一般护理：提供整洁、舒适的居住环境。注意个人卫生，避开过敏原和诱发因素。保持良好的睡眠状态，避免熬夜和酗酒。适当的运动有助于提高身体素质，如慢跑、游泳、打太极拳、做瑜伽等。对于爆发型、急性发作型和严重的慢性型患者，建议卧床休息，并根据病情适当调整运动方式。

(4)心理护理：保持心态平稳、心情开朗，避免精神刺激和压力。患者家属应给予关心和支持，帮助患者树立战胜疾病的信心。

（5）用药护理：指导患者遵医嘱，按时、按量服药。肠道给药，要掌握给药角度、水温和频次。严密观察药物不良反应。柳氮磺吡啶和水杨酸制剂最常见的不良反应是恶心、呕吐、腹泻、皮疹等，还有可能导致肝功能损害、粒细胞减少等；皮质类固醇药物长期服用可能导致激素依赖、骨质疏松、免疫力下降、胃肠道反应（如胃溃疡、胃炎）。急性期服用可能导致水盐代谢紊乱、高血压、高血糖。服用免疫抑制剂如硫唑嘌呤等，可能导致肝肾功能损害、骨髓抑制、感染等。需要护理人员熟知药物知识，严密观察，及时发现并处理。

（6）加强病情观察，及时发现肠出血、肠穿孔、肠梗阻等并发症并积极处理。

8. 健康教育

（1）由于病程较长，在治疗过程中，指导患者遵循医嘱，按时、按量服药。

（2）指导患者选择高蛋白、高维生素、易消化、易吸收的食物，如新鲜的蔬菜和水果、用瘦肉制作的粥品、水果羹等。避食辛辣刺激、油腻、生冷、多纤维素的食物。注意少食多餐。

（3）休息与运动：指导患者保持规律的作息，避免熬夜和酗酒。适当的运动有助于提高身体素质，改善情绪状态，可选择慢跑、游泳、打太极拳、做瑜伽等。

（4）告知患者保持良好情绪的重要性，避免精神刺激和压力。患者家属应给予足够关心和支持，帮助患者树立战胜疾病的信心。

（5）指导患者需定期进行复查，识别药物不良反应。若有病情变化，应及时就医。

二、慢性胰腺炎相关疼痛

1. 定义

慢性胰腺炎（chronic pancreatitis，CP）是多种原因引起的胰腺实质节段性或弥漫性、渐进性炎症与纤维性病变，常伴有胰管狭窄及节段性扩张，以及胰管结石或胰腺钙化，表现为反复发作的上腹部疼痛，伴不同程度的胰腺内、外分泌功能减退或丧失。

2. 病因

长期大量饮酒和吸烟是慢性胰腺炎的主要病因。其他病因还有遗传、高脂血症、高钙血症、胰腺先天性解剖异常、胰腺外伤或手术、自身免疫性疾病等。

3. 病理

慢性胰腺炎的主要病理改变是胰腺萎缩，呈不规则结节样变硬。胰管狭窄伴节段性扩张，可有胰管结石或囊肿形成。显微镜下可见小叶结构破坏，腺泡细胞缺失，胞体皱缩，钙化和导管狭窄，大量纤维组织增生。少数患者可在慢性炎症的基础上发生癌变。

4. 临床表现

通常将腹痛、体重下降、糖尿病和脂肪泻称为慢性胰腺炎四联征。少数患者可出现黄疸。

（1）腹痛：最常见症状。表现为上腹部疼痛，发作时疼痛剧烈，可向腰背部放射。腹痛可分为间歇性和持续性两种。间歇性腹痛多见，疼痛发作间歇期无不适症状，可持续数月至数年；持续性腹痛表现为长期连续性疼痛和/或频繁的疼痛加重。

（2）体重下降：早期患者因害怕进食伴随的疼痛而减少进食，造成体重减轻；后期胰腺功能障碍导致吸收不良引起消瘦。

（3）消化不良：可有食欲缺乏、饱胀感、不耐油腻等。脂肪泻是后期出现的症状，特征是粪便不成形、有油光、恶臭且上层可见发光的油滴。

（4）黄疸：仅少数患者出现，多为胰头纤维增生压迫胆总管下端所致。

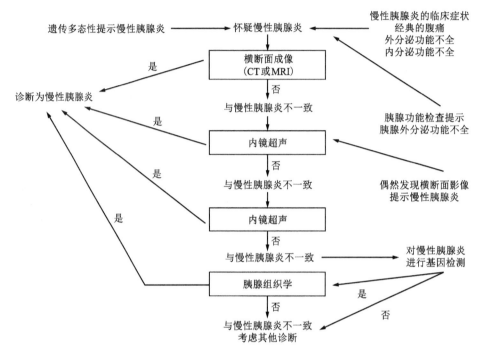

图 6-2-1　基于传统病理模型诊断慢性胰腺炎的建议

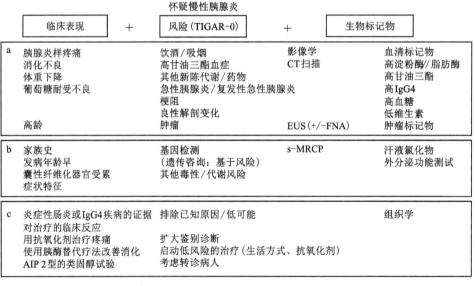

注：当临床疑似 CP 时，建议联合三种特征(临床表现、致病因素和生物标记物)诊断 CP，并将其分为三个调查级别（a、b、c）。一旦确诊，便可选择有针对性的检查与治疗方案 AIP；自身免疫性胰腺炎 FNA；细针穿刺活组织检查 s-MRCP；使用促胰液素增强磁共振胰胆管造影。

图 6-2-2　基于慢性胰腺炎致病机制诊断的新思路

5. 处理原则

处理原则为去除病因、控制症状、改善胰腺功能、治疗并发症和提高生活质量等。

1）非手术治疗方法

（1）一般治疗：戒烟戒酒，调整饮食结构、避免高脂饮食，可补充脂溶性维生素及微量元素，营养不良者可给予肠内或肠外营养支持。

（2）胰腺外分泌功能不全治疗：患者出现脂肪泻、体重下降及营养不良表现时，需要补充外源性胰酶制剂改善消化吸收功能障碍。首选含高活性脂肪酶的微粒胰酶胶囊，建议进餐时服用，正餐给予 3 万~4 万 U 脂肪酶的胰酶，辅餐给予 1 万~2 万 U 脂肪酶的胰酶。效果不佳时可增加剂量或联合服用质子泵抑制剂。

（3）胰腺内分泌功能不全治疗：根据糖尿病进展程度及并发症情况，一般首选二甲双胍控制血糖，必要时加用促胰岛素分泌药物。对于症状性高血糖、口服降糖药物疗效不佳者，选择胰岛素治疗。CP 合并糖尿病患者对胰岛素敏感，需特别注意预防低血糖发作。

（4）疼痛治疗：非镇痛药物（包括胰酶制剂、抗氧化剂等）对缓解疼痛可有一定效果；疼痛治疗主要依靠选择合适的镇痛药物，初始宜选非甾体类抗炎药物，效果不佳时可选择弱阿片类药物，仍不能缓解甚至加重时选用强阿片类镇痛药物。内镜治疗或 CT、内镜超声引导下腹腔神经丛阻滞可以短期缓解疼痛；如存在胰头肿块、胰管梗阻等因素，应选择手术治疗。

2）手术治疗方法

目的在于减轻疼痛，延缓疾病进展，但不能逆转病理过程。

（1）胰腺切除术：适用于胰腺纤维化严重但胰管未扩张者。

（2）胰管引流术：该手术最大限度保留胰腺的功能，主要为胰管空肠侧侧吻合术，适用于主胰管扩张、主胰管结石、胰头部无炎性肿块者。

（3）胰腺切除联合胰管引流术：在保留十二指肠和胆道完整性基础上，切除胰头部病变组织，解除胰管及胆管的梗阻，同时附加胰管引流的手术。

（4）内脏神经切断术：仅用于其他手术方法不能缓解的顽固性疼痛，或作为其他手术方法的辅助手术。

6. 疼痛治疗与管理

慢性胰腺炎的疼痛治疗包括保守治疗、内镜治疗和手术治疗。

（1）保守治疗：主要包括生活方式改变和镇痛药物的使用。指导、教育慢性胰腺炎患者生活方式的改变有助于疼痛控制。对于乙醇性胰腺炎，减少每日饮酒量或彻底戒酒无疑有助于缓解疼痛。Lowenfels 等专家认为，戒酒等不仅可以缓解疼痛、减少胰腺炎发作次数，而且还可以延缓病情发展。此外，吸烟是急性胰腺炎、慢性胰腺炎和胰腺癌的独立危险因素。因此，对于慢性胰腺炎患者来说，戒烟戒酒是必要的。在慢性胰腺炎的代偿期，多数患者口服镇痛药物可以缓解疼痛，应根据不同程度的疼痛选择合适的镇痛药物。初始应选择非甾体类抗炎药物。随着疾病发展，NSAIDs 镇痛效果不满意时可选择弱阿片类药物，甚至强阿片类镇痛药物。值得注意的是，大剂量阿片类镇痛剂会引起慢性疼痛综合征及药物依赖。特别是对于长期饮酒的慢性胰腺炎患者，更易引起药物依赖。另外，非镇痛药物（如胰酶制剂、抗氧化剂、抑制胰液分泌的药物、补锌药物等）对缓解疼痛也有一定效果。

（2）内镜治疗：若镇痛药物治疗的效果不佳，可以选择内镜治疗。内镜治疗主要包括 Oddi 括约肌切开、胰管狭窄扩张和支架置入、胰管结石取出、胰腺假性囊肿引流等治疗。内镜逆行胰胆管造影术（ERCP）联合支架置入或胰管结石取出术对近期缓解疼痛有一定的效果，但若主胰管狭窄或结石的位置距肝胰壶腹较远，或胰管巨大结石等，则内镜治疗的成功率会大大降低。国外的一项随机试验表明，仅有 14% 的慢性胰腺炎患者通过内镜治疗有效缓解疼痛，而 37% 的慢性胰腺炎患者经过手术治疗可以获得完全疼痛控制。同样，Clarke 等对 146 例慢性胰腺炎患者的研究发现，有一半患者通过内镜治疗有效，而另外一半患者的疼痛症状没有缓解，最终选择手术治疗。经过内镜治疗后，部分患者出现反复胰管狭窄或胰管结石，且内镜联合支架置入后，不仅导致分支胰管的阻塞，甚至加剧胰管结构变异。因此，内镜的临床应用受到限制。目前国外较常见的内镜治疗还包括内镜联合体外震波碎石、CT 或超声内镜（EUS）引导下胰腺神经阻滞治疗，但其远期效果仍较手术治疗差。

（3）外科治疗：外科手术可以长期、有效地缓解慢性胰腺炎患者的疼痛。持续、顽固的疼痛是手术的主要指征之一。目前，关于手术时机的选择争议较大，但大多数学者支持早期手术。Negi 等认为，早期手术有益于提高患者术后的生活质量。Yang 等的研究也证实，早期手术治疗可以明显缓解患者的疼痛，但具体什么时间是手术的最佳时机目前还没有定论。慢性胰腺炎的手术方式多种多样，临床上应根据具体病情有针对性地选择术式，给予个体化治疗。最佳的手术效果是缓解疼痛，减少阿片类药物应用，尽可能多地保留胰腺内、外分泌功能、解决并发症及提高术后生活质量。慢性胰腺炎的手术方式主要包括单纯胰管引流术、胰腺部分切除加引流术及全胰切除术。不管选择哪种手术，术者都应遵循尽量解除胰腺病变、建立通畅胰液引流和保留胰腺功能的原则，同时应注意有无合并肿瘤性病变。

①单纯胰管引流术。单纯胰管引流术即 Partigton-Rochelle 术。该手术方法为沿主胰管纵向切开、行胰管空肠侧 Roux-en-Y 吻合。该手术主要适用于胰管扩张（>5~6 mm）、胰头无肿块的患者，其短期内疼痛缓解率达 75%，但远期止痛效果差。

②胰腺部分切除加引流术。包括 Whipple 术和保留十二指肠的胰头切除术（DPPHR，包括 Beger 术、Frey 术和 Berne 术）。Whipple 术主要适用于胰头肿块不能排除恶变者，胰头肿块压迫造成胰管、胆总管或十二指肠梗阻或狭窄者，胰头多发结石者。术后患者疼痛长期缓解率高。但该手术方式除了切除胰腺病变组织外，还同时需要切除其他正常组织/器官，切除的范围广、手术创伤大及术后并发症发生率高，一般应慎用。目前，除了不能排除胰头肿瘤性病变的情况以外，Whipple 术很少用于慢性胰腺炎患者，而 DPPHR 应用得越来越多。与 Whipple 术相比，DPPHR 更多地保留了胰腺功能。Witzigmann 等对 65 例（Whipple 组 30 例、DPPHR 组 35 例）慢性胰腺炎患者进行了研究，经过 2 年的随访发现，DPPHR 组患者的术后身体状况、工作能力及社会、情感功能都明显优于 Whipple 组；此外 Whipple 组术后腹泻及糖尿病患者的比例高于 DPPHR 组。Beger 术用于胰腺颈部切断胰腺，切除大部分胰头组织，空肠分别与胰腺颈部断端及胰头部创面行 Roux-en-Y 吻合。Beger 术适用于胰头部肿块型胰腺炎、胰头多发结石及伴

有胆总管下端压迫梗阻或十二指肠梗阻的患者。1987 年，Frey 等提出了一种新的杂交手术：胰头局部切除和胰管纵行切开、胰管空肠吻合。该手术方法适用于胰管扩张伴结石、胰管梗阻者。与 Beger 术相比，Frey 术的方法相对简单，且术后的并发症及生活质量与 Beger 术基本相同。Bachmann 等对 74 例(Beger 术组 38 例、Frey 术组 36 例)慢性胰腺炎患者术后进行了长达 16 年的随访，发现 Beger 术和 Frey 术都能很好地缓解疼痛及提高患者术后的生活质量；2 组患者的术后生存率及内、外分泌功能不足的发生率均没有明显差异。Berne 术不离断胰腺，仅切除部分胰头组织，将胰头创面与空肠行 Roux-en-Y 吻合。该手术方式更为简单、安全，且手术效果与 Beger 术和 Frey 术相似，围术期死亡率在 1%以下。

③胰体尾切除及全胰切除术。若胰腺体尾部狭窄或存在结石时，可以选择联合(或保留)脾脏切除的胰体尾切除术。全胰切除术通常适用于胰头和胰尾多发包块、不能排除恶变者，家族遗传性胰腺炎、有恶变倾向及胰腺多发结石、组织严重纤维化者。全胰腺切除术一般联合自体胰岛移植，但此项手术的开展需要一定的技术条件，目前尚不能普及。绝大多数行全胰切除术的患者术后疼痛明显缓解，但即使做了自体胰岛移植，仍有约 45%的患者术后依赖胰岛素治疗。

7. 护理措施

(1)心理护理：关心、理解患者，告知患者建立规律的生活方式及良好的行为习惯，以延缓疾病进展和提高生活质量。

(2)饮食指导：严格戒烟、戒酒。少食多餐，规律饮食，进食高蛋白、高维生素、低脂食物，限制辛辣、刺激性食物及/和糖的摄入。

(3)疼痛护理：为防止腹痛发作，应避免过度劳累和精神紧张，遵医嘱合理使用解痉、镇静或镇痛药物。

(4)药物指导：口服胰酶制剂可减少胰腺分泌刺激，降低胰管压力，缓解腹痛；胰酶制剂应与"食"同进，保证脂肪酶与食物充分混合后一起进入十二指肠。糖尿病患者遵医嘱采用胰岛素替代疗法。

(5)营养支持：禁食期间可短期间歇、有计划地采用肠外营养和/或肠内营养支持。

8. 健康教育

(1)心理指导：入院时为患者介绍入院须知、科室情况、经管医生和护士、同室病友，并积极询问患者的入院需求，争取第一步建立良好的护患关系。患者面对疾病的反复，常常会出现悲观、气馁、急躁，甚至绝望的情绪，心理状态严重失常。因此，护理人员要有足够的耐心，为患者做好心理安慰和疏导。只有当患者正视疾病，摆脱了悲观情绪，建立起了对生活的信心，才能使心理、精神处于良好的状态，接受各种康复措施。

(2)营养指导：制定适宜的营养护理计划。禁食期间合理安排输液，及时纠正水电解质紊乱和酸碱失衡。待腹痛消失，病情稳定后先进食少量开水及无脂肪低糖流汁，再逐步改为进食素食半流汁至低脂饮食。详细讲解可进食食物的种类和数量，禁止饮酒，不宜进食刺激性食物(如辛辣食品、咖啡等)。

(3)出院前指导：注意休息，劳逸结合，培养兴趣爱好，生活规律化，侧重于"自我护理"。重建患者身心健康。饮食指导：戒酒，戒烟。做到饮食有规律，营养丰富，饮食清淡易消化。按时复诊：要求患者加强自身护理，家属照顾，运用电话咨询。有类似症状的发生应及时入院检查及治疗，以防病情恶化。

三、克罗恩病相关疼痛

1.定义

克罗恩病(crohn's disease，CD)是一种病因未明的胃肠道慢性炎性肉芽肿性疾病。病变多见于回肠末段和邻近结肠，但从口腔至肛门各段消化道均可受累，呈节段性分布。以腹痛、腹泻、体重下降为主要临床表现，常伴有发热、营养障碍等全身表现，肛周脓肿或瘘管等局部表现，以及关节、皮肤、眼、口腔黏膜、肝等肠外损害。重症患者迁延不愈，预后不良。发病年龄多在15~30岁，但首次发作可出现在任何年龄组，男女患病率近似。

2.病理

病变同时累及回肠末段与邻近右侧结肠者多见，其次为只涉及小肠，主要在回肠，少数见于空肠。病变呈节段性分布，早期黏膜呈鹅口疮样溃疡，随后溃疡增大，形成纵行溃疡和裂隙溃疡，呈鹅卵石样外观。当病变累及肠壁全层，肠壁增厚变硬，肠腔狭窄，可发生肠梗阻。溃疡穿孔可致局部脓肿，或穿透至其他肠段、器官、腹壁，形成内瘘或外瘘，慢性穿孔可引起粘连。

3.诊断要点

慢性起病，右下腹或脐周痛反复发作，腹泻、体重下降，特别是伴有肠梗阻、腹部压痛、腹块、肠瘘、肛周病变、发热等表现者，结合X线、结肠镜检查及活体组织检查的特征性改变，即可诊断本病，但需排除各种肠道感染性或非感染性炎症疾病及肠道肿瘤。当病变单纯累及结肠时，注意与溃疡性结肠炎鉴别。

CD疾病活动度主要分为临床疾病活动度及内镜下疾病活动度，目前没有用于评价疾病活动度的金标准。常用的临床疾病活动度评分主要指克罗恩病活动指数(CDAI)评分，以及在此基础上衍生出简单易操作的评分，主要包括简化CDAI评分(表6-2-4)及Best CDAI评分(表6-2-5)。常用的内镜疾病活动度评价方法包括克罗恩病内镜下严重程度指数(CDEIS)、简化克罗恩病内镜下评分(SES-CD)。而SES-CD由CDEIS简化而来(表6-2-6)。

表6-2-4 简化克罗恩病活动指数(CDAI)评分

项目	0分	1分	2分	3分	4分
一般情况	良好	稍差	差	不良	极差
腹痛	无	轻	中	重	—
腹部包块	无	可疑	确定	伴触痛	—
腹泻	稀便每日1次记1分				
肠外表现/并发症*	每种记1分				

注：肠外表现/并发症*包括关节痛、虹膜炎、结节性红斑、坏疽性脓皮病、口腔阿弗他溃疡、肛裂、新瘘管、脓肿等；总分<4分为缓解期，5~7分为轻度活动期，8~16分为中度活动期，>16分为重度活动期。

表 6-2-5　Best 克罗恩病活动指数(Best CDAI)评分

变量	权重
稀便次数(1 周)	2
腹痛程度(1 周总评,0~3 分)	5
一般情况(1 周总评,0~4 分)	7
肠外表现与并发症(1 项 1 分) *	20
阿片类止泻药使用(0 分、1 分)	30
腹部包块(无包块 0 分、可疑 2 分、肯定 5 分)	10
血细胞比容降低(正常：男 0.40、女 0.37)	6
100×(1—体质量/标准体质量)	1

注：肠外表现与并发症 * 包括关节炎/关节痛、虹膜炎/葡萄膜炎、结节性红斑/坏疽性脓皮病/口腔溃疡、肛裂/肛瘘/肛周脓肿、其他肠道相关瘘管、发热(1 周内体温超过 37.8℃)；总分<150 分为缓解期,150~220 分为轻度活动期,221~450 分为中度活动期,>450 分为重度活动期。

表 6-2-6　简化克罗恩病内镜下评分(SES-CD)

评分项目	5 个肠段分别记分[ab]
溃疡面积(评估每个肠段最重的溃疡)	0 分：没有溃疡；1 分：口腔阿弗他溃疡(直径 0.1~0.5 cm)；2 分：溃疡较大(直径 0.5~2.0 cm)；3 分：溃疡非常大(直径>2.0 cm)
溃疡累及肠段的百分比(每个肠段所有溃疡的面积百分比)	0 分：没有溃疡；1 分：<10%；2 分：10%~30%；3 分：>30%
病变累及肠段的百分比(每个肠段所有病变的面积百分比,所有病变除表面没有糜烂及溃疡的慢性炎性息肉)	0 分：没有病变；1 分：<50%；2 分：50%~75%；3 分：>75%
是否存在狭窄	0 分：没有狭窄；1 分：有单个狭窄,但是可以通过；2 分：有多个狭窄,但是可以通过；3 分：无法通过
总分	5 个肠段评分总和[c]

注：[a]5 个肠段包括直肠、降结肠及乙状结肠、横结肠(含脾曲)、升结肠(含回盲部及肝曲)和回肠；[b]对每个肠段的评估需在至少 10 cm 长的范围进行方认定为有效探查,如遇手术切除、肠道狭窄面内镜无法通过、肠镜操作技术等情况导致无法满足上述要求,则认定为无法评估；[c]目前认为,总分 0~2 分为缓解期,3~6 分为轻度活动,7~15 分为中度活动,≥16 分为重度活动。

4. 临床表现

多数起病隐匿、缓慢。病程呈慢性、长短不等的活动期与缓解期交替以及有终身复发倾向。少数急性起病,可表现为急腹症。腹痛、腹泻和体重下降三大症状是本病的主要临床表现。

1）症状

（1）消化系统表现：

①腹痛为最常见的症状，多位于右下腹或脐周，间歇性发作，与肠内容物经过炎症狭窄的肠段而引起局部肠痉挛有关。多为痉挛性阵痛伴肠鸣音增强，常于进餐后加重，排便或肛门排气后缓解。若腹痛持续，则提示腹膜炎症或腹腔脓肿形成。

②腹泻：亦常见，主要由病变肠段炎症渗出、蠕动增加及继发性吸收不良引起。早期腹泻为间歇性，后期可转为持续性。粪便多为糊状，一般无脓血和黏液。病变累及下段结肠或直肠者，可有黏液血便和里急后重。

（2）关节炎：关节炎可分为两种类型。Ⅰ型关节病是一种少关节关节炎，累及的关节较少。表现为关节肿胀、压痛，活动受限。这种关节炎与克罗恩病炎症活动相关，克罗恩病活动期关节炎的症状也会加重，有效治疗肠道克罗恩病可缓解外周关节炎的症状。Ⅱ型关节病是一种慢性、对称性、多发性关节炎，与类风湿性关节炎相似，但这些患者的类风湿因子呈阴性。Ⅱ型关节病与克罗恩病炎症活动不平行，即使在克罗恩病缓解情况下，关节病变也是活动的。克罗恩病和强直性脊柱炎可互为共病。约10%的炎症性肠病患者患有强直性脊柱炎，而70%的强直性脊柱炎患者在结肠镜检查中会出现临床上无症状的回肠炎。强直性脊柱炎患者一级亲属患炎症性肠病的风险比普通人增加3倍。强直性脊柱炎与克罗恩病炎症活动无关，治疗克罗恩病不能缓解强直性脊柱炎症状。

（3）眼部表现：主要以巩膜炎（无痛性眼睛充血、不伴视野缺损）及葡萄膜炎（疼痛伴视野缺损）较为常见。角膜炎、视网膜血管炎、虹膜炎等较少见。前葡萄膜炎表现为急性或慢性视力改变、畏光、发红和眼部疼痛。约50%的患者急性前葡萄膜炎与人类白细胞抗原B27有关。在这些人类白细胞抗原B27阳性的患者中，葡萄膜炎与克罗恩病的活动情况不平行。慢性前葡萄膜炎也与人类白细胞抗原B27相关，炎症通常会随着CD的治疗而获得改善。

（4）皮肤表现：克罗恩病两种最常见的皮肤表现是结节性红斑和坏疽脓皮病，也可合并银屑病、Sweet综合征。结节性红斑是一种以皮下脂肪组织炎症为特征的皮肤病，表现为下肢疼痛、触痛、皮下红斑结节，多见于胫前，可根据病史进行诊断。结节性红斑多见于小腿伸侧，与克罗恩病炎症活动度相平行，治疗克罗恩病后结节性红斑也会缓解。坏疽脓皮病是一种罕见的溃疡性中性粒细胞皮肤病，在克罗恩病患者中患病率为1%~6%，其特征是下肢皮肤坏死和溃疡。坏疽脓皮病常发生在外伤区域，皮损开始时为有压痛的结节、斑块或脓疱，后扩大并侵蚀成边缘锐利的溃疡，周围有红斑。皮肤和皮下组织坏死、易碎、出血或脓肿，变化延伸到肌肉组织。

（5）肝胆表现：常见的肝胆表现有原发性硬化性胆管炎（PSC）、脂肪肝以及IgG4相关性胆管炎。其中PSC为最常见且严重的表现，其典型特征为肝内外胆管的渐进性炎性反应、闭塞性纤维化，最终可导致肝硬化。

（6）呼吸系统表现：最常见的潜在呼吸系统表现为哮喘，其他则可表现为支气管炎及支气管扩张。支气管炎与交通气道的炎症及瘢痕形成相关，为非特异性病变。

（7）血液系统：血液系统表现主要包括贫血及血栓性疾病。贫血以缺铁性贫血最为常见，还包括巨幼细胞性贫血和溶血性贫血。多种原因包括铁缺乏、维生素 B_{12} 缺乏和叶酸缺乏都可以导致贫血。血栓栓塞性疾病常见于高龄及肠道病变严重的患者，可危及生命。血栓发生部位无特异性，动静脉均可累及，静脉血栓更为多见。

（8）其他：周围神经病变是克罗恩病最常见的神经系统表现（发病率为 8.3%～39%）。病因包括免疫介导的神经病、维生素 B_{12} 缺乏和甲硝唑引起的神经病。

2）体征

患者可呈慢性病容，精神状态差，重症者呈消瘦贫血貌。轻症者仅有右下腹或脐周轻压痛，重症者常有全腹明显压痛。部分病例可触及包块，以右下腹和脐周多见，系肠粘连、肠壁和肠系膜增厚以及肠系膜淋巴结肿大引起。瘘管形成是克罗恩病的特征性体征，因透壁性炎性病变穿透肠壁全层至肠外组织或器官而成。部分患者可见于肛门直肠周围瘘管、脓肿形成及肛裂等肛门周围病变，有时这些病变可为本病的首发或突出的体征。

5. 治疗要点

治疗目的在于控制病情，缓解症状，减少复发，防治并发症。

（1）氨基水杨酸制剂：对控制轻、中型患者的活动性有一定疗效，但仅适用于病变局限在结肠者。美沙拉嗪对病变在回肠和结肠者均有效，且可作为缓解期的维持治疗用药。

（2）糖皮质激素：适用于活动期患者，是目前控制病情活动最有效的药物，初量要足、疗程充分。一般给予泼尼松口服 30～40 mg/d，重症者口服剂量可达 60 mg/d，病情好转后逐渐减量至停药，并以氨基水杨酸制剂作维持治疗。

（3）免疫抑制剂：硫唑嘌呤或巯嘌呤适用于对糖皮质激素治疗效果不佳或对激素依赖的慢性活动性病例。

（4）生物制剂：近年来针对 IBD 炎症通路的各种生物制剂在治疗 IBD 方面取得良好疗效，如英夫利昔单抗、阿达木单抗等。

（5）对症治疗：纠正水、电解质平衡紊乱；严重贫血者可输血，低蛋白血症者输注人血白蛋白。重症患者酌用要素饮食或全胃肠外营养，除营养支持外，还有助诱导缓解。腹痛、腹泻必要时可酌情使用抗胆碱能药物或止泻药，合并感染者静脉途径给予广谱抗生素。

（6）手术治疗：手术主要针对并发症，如完全性肠梗阻、瘘管与脓肿形成、急性穿孔或不能控制的大量出血等。

6. 疼痛治疗与管理

1）药物治疗

（1）镇痛药：对于克罗恩病的疼痛，常用的镇痛药包括非处方止痛药（如对乙酰氨基酚）和处方镇痛药（如 NSAIDs、弱阿片类药物等）。

（2）抗炎药：抗炎药如 5-氨基水杨酸（5-ASA）类药物，常用于缓解 CD 的炎症和疼痛。这类药物通常通过减少肠道炎症来减轻疼痛，但可能需要一段时间才能发挥作用。

（3）生物制剂和免疫抑制剂：对于病情严重的 CD 患者，建议使用生物制剂（如抗肿瘤坏死因子抑制剂）或免疫抑制剂（如硫唑嘌呤、甲氨蝶呤等）。这些药物能够针对免疫系统进行调控，从而减轻肠道炎症和疼痛。

2）非药物治疗

（1）针灸和物理疗法：针灸和物理疗法等非传统治疗方法适用于缓解 CD 的疼痛。这些方法通过刺激身体的自然愈合机制有助于减轻炎症和疼痛。

（2）生活方式的调整：规律作息：保持规律的作息时间有助于调整身体节奏，减轻疼痛感受。同时患者应避免长时间熬夜和过度劳累。适度运动：适度的运动可以帮助患者提高身体素质和免疫力，从而减轻克罗恩病的疼痛。患者应根据自身情况，在专业指导下选择合适的运动方式，如散步、做瑜伽、游泳等。饮食调整：养成良好的饮食习惯对于改善患者病情具有非常重要的作用。护理人员可以指导患者保持合理的饮食结构，多吃一些质地柔软，容易消化，植物纤维较少，但是营养元素丰富的食物，每天摄入的热量应≥10868焦耳，蛋白质应≥100克。同时，还应该补充各类维生素，多吃一些鱼类食物。如果患者处于病情的活动期，以流食为主，或者将营养丰富的食物磨碎后煮熟食用，定时定量，细嚼慢咽，促进营养元素的吸收。同时，严禁油腻、辛辣刺激性食物，尽量不要进食海鲜、巧克力、爆米花、油炸食品和容易产气的食物，例如豆类食物、卷心菜、花菜、洋葱等，少饮用咖啡、浓茶、碳酸饮料。还有极少数患者在饮用牛奶后容易导致病情复发，所以饮用牛乳制品时应谨慎。

（3）心理支持：CD是一种慢性疾病，患者往往需要长期面对疼痛。因此，提供心理支持对于帮助患者应对疼痛至关重要。家属和医生应关注患者的情绪变化，提供关爱和支持，帮助患者树立战胜疾病的信心。采用患者容易理解的语言，向患者讲解疾病发生的原因和治疗方法，强调遵医行为对于疾病治疗的重要作用。如果患者的教育程度较低，对健康知识掌握不牢固，可以进行单独指导，发放宣传手册，利用宣传栏、幻灯片和专家讲座等方式进行健康教育宣传。同时，向患者介绍一些成功的案例，增强患者的信心，主动配合治疗。

7. 护理措施

（1）病情观察：严密观察患者腹泻的次数、性状，有无肉眼脓血和黏液，是否伴里急后重等，协助医生积极给予药物治疗。

（2）饮食护理：CD患者在配合治疗外，还应养成合理的饮食习惯、注意膳食的调配：主食宜精细，用富强粉、优质大米等。禁食粗制食品（如玉米面、小米、全麦粉制成的食品），以免增加肠道负担和损害。副食可选用瘦肉、鱼、鸡、肝、蛋等，活动期限制牛乳，不食胀气食物（如黄豆、葱头等）。蔬菜可选用土豆、山药、胡萝卜等含粗纤维少的食物。可进食各种菜汁、果汁、去油肉汤、枣汤、肝汤可补充维生素C、维生素B及无机盐，以纠正缺钾及贫血。食物要易于消化，各种食品均应切碎，禁用油炸食品。烹调多以烩、蒸、煮、炖为宜，禁用各种浓烈刺激的调味品，如辣椒、大料、酒类，避免对肠黏膜的刺激。

8. 健康教育

（1）饮食教育：建议患者采取高热量、高蛋白、低渣饮食，避免进食过于油腻、辛辣、生冷的食物。同时，保持饮食规律，避免暴饮暴食。

（2）生活习惯调整：保持良好的作息习惯，避免过度劳累。注意个人卫生，尤其是手卫生，以减少感染的机会。

（3）心理调适：CD是一种慢性疾病，病程较长，易反复发作。患者容易出现焦虑、抑郁等情绪问题。因此，心理调适非常重要。建议患者保持乐观的心态，积极面对疾病，必要时寻求心理咨询师的帮助。

（4）定期随访：建议患者定期到医院进行复查和随访，以便及时了解病情变化和调整治疗方案。

第三节　血管机制引起的慢性内脏痛

血管机制引起的慢性内脏痛是指头部/颈部区域、胸腔、腹腔和盆腔的内脏的动脉和（或）静脉血管的改变或其他地方血管系统产生的疼痛引起的慢性内脏疼痛。

这类慢性继发性内脏痛的病因是供给头颈部、胸部、腹部、盆腔脏器的动脉或静脉血管的改变，或是其他部位（如四肢）的血管功能障碍或病变。血管机制引起的慢性内脏痛可能是动脉血管病变或系统性高凝状态、血管功能性变化或静脉血栓引起内脏器官供血不足导致。复发性镰状细胞病危机也属于这一类。血管机制引起的慢性内脏痛可发生在任何性别、任何年龄的人身上，但个别疾病可能在流行病学上更集中于某种性别或某个年龄段。

一、心绞痛

1.定义

心绞痛（angina pectoris）是冠状动脉供血不足、心肌急剧的暂时缺血与缺氧所引起的以发作性胸痛或胸部不适为主要表现的临床综合征。

2.诊断标准

慢性稳定型心绞痛是冠状动脉疾病的常见表现，其主要诊断标准如下。

（1）病史：患者可能存在冠心病的危险因素，如年龄、性别、家族史、高血压、高脂血症、糖尿病等。慢性心绞痛患者通常有反复发作的胸痛症状。

（2）临床表现：胸痛发作常表现为发作性、阵发性，疼痛部位位于胸骨后或心前区，可放射至左肩、左臂、颈部或背部。疼痛性质常为压迫感、紧缩感或烧灼感，伴有或不伴有大汗、恶心、呕吐、呼吸困难等。

（3）发作特征：心绞痛通常在劳累、情绪激动、饱食、寒冷、吸烟等情况下诱发。疼痛持续时间一般为几分钟至几十分钟，休息或使用硝酸酯类药物通常可缓解。

（4）体格检查：体检时可能发现心音减弱、心尖部闻及杂音等异常。

（5）辅助检查：心电图（ECG）是诊断心绞痛的重要手段，因为患者发作时可出现 ST 段下移、T 波倒置等改变。其他辅助检查还包括心脏超声、核素心肌灌注显像、冠状动脉 CT 或造影等，用于评估心脏功能、冠状动脉病变程度和心肌缺血范围。

（6）排除其他疾病：需与其他胸痛病因进行鉴别，如急性心肌梗死、不稳定型心绞痛、心脏瓣膜病、心包炎、肺栓塞等。

3.病因与发病机制

冠状动脉粥样硬化，冠脉管腔变窄，导致心肌的供氧量减少，或情绪激动、运动和饱餐，使心肌和身体的耗氧量增加，都会导致心肌缺血，而心绞痛是心肌缺血的直接表现。

心绞痛引起胸痛的确切原因未明，一般认为是缺血细胞释放的缓激肽、5-HT 或组胺等刺激血管周围的无鞘交感神经终板及感受器，引起疼痛冲动，使胸骨后、心前部、颈区、左肩部、左臂尺侧甚或上腹区出现疼痛。因疼痛出现的部位与冲动上行沿途脊髓神经节所支配的区域一致，又称感应性疼痛。

4. 风险因素

约 50% 的患者在心绞痛出现前有诱因，如劳累、情绪激动、寒冷刺激、吸烟等。心绞痛可发生于一天中的任何时刻，但以晨起数小时内发生最多。原因可能与早 6 点到中午 12 点之间交感神经兴奋性增高且容易形成血栓有关。

5. 临床表现

(1) 疼痛性质：心绞痛是深部的内脏性疼痛，常常被描述为"绞榨样""闷痛""紧缩感"，有时伴有烧灼感，严重时可导致"濒死感"。另一些患者感觉胸闷不适而非明显胸痛。

(2) 疼痛部位：心绞痛主要以胸部疼痛最为常见，一般的疼痛部位在心前区，大约是手掌大小，疼痛的界限不是很清楚。心绞痛可以放射至左肩和左背部，有时甚至可以放射至无名指和小指。部分情况下，心绞痛可能被误认为是胃部疼痛。疼痛发生的同时，患者可能还会感受到颈部和咽部的不适。值得注意的是，心绞痛的疼痛部位不一定局限于胸部。研究表明，下嘴唇以下至脐部以上的疼痛都有可能是心绞痛。此外，心绞痛还可能发生在胸部以外，如上腹部、左肩臂、咽部、颈部、颌骨、牙齿和头部等部位。发作时，大约有一半的患者可以感受到疼痛向身体的其他部位放射，其中以向左肩、左臂和左手指内侧放射最常见。

(3) 持续时间：心绞痛的持续时间一般为 3~5 分钟，少数情况下可能达到 10~15 分钟。心绞痛发作时，疼痛会逐步加重，达到一定程度后持续一段时间，然后逐渐消失。一般来说，疼痛不会超过半小时，也不会瞬间消失或持续数小时。心绞痛发作后，患者经过休息或舌下含服硝酸甘油，症状往往可以得到缓解。需要注意的是，如果心绞痛发作时间超过 20 分钟仍无法得到缓解，或者病情逐步加重，舌下含服硝酸甘油无效，应考虑心肌梗死，需立即就医抢救。心绞痛的发作频率和持续时间因个体差异和冠心病严重程度而异，严重时可能数天或数周发作一次，也可能在一天内发作多次。

(4) 疼痛缓解方式：典型的心绞痛往往通过休息或含服硝酸甘油后在短时间内缓解。

(5) 胸痛的传统临床分类：详见表 6-3-1。

表 6-3-1 胸痛的传统临床分类

临床分类	临床特征
典型心绞痛(明确的)	同时符合下列三项特征：
	胸骨后不适感，其性质和持续时间具有明显特征
	劳累或情绪应激可诱发
	休息和/或硝酸酯类药物治疗后数分钟内可缓解
非典型心绞痛(有可能)	符合上述特征中的两项
非心绞痛性质的胸痛	仅符合上述特征中的一项或都不符合

6. 疼痛治疗与管理

治疗原则：减少冠状动脉粥样硬化易患因素，如肥胖、吸烟、高血压等；确定能诱发或使心绞痛恶化的伴随疾病并治疗，如贫血、甲状腺功能亢进、心力衰竭等。

（1）药物治疗：心绞痛发作时，可选用硝酸酯药物，如硝酸甘油：每次 0.3~0.6 mg，舌下含服，1~2 min 起效，药效可持续 15~30 min。硝酸异山梨酯醇：每次 5~10 mg，舌下含服，2~5 min 起效，药效持续 2~3 h。这类药物可扩张冠状动脉，减轻心脏前、后负荷，增加冠状动脉的血流量，从而缓解心绞痛。戊四硝酸酯剂：口服半小时起作用，持续 8~12 h，可每 8 h 口服一次，每次 2.5 mg，对预防夜间心绞痛最为适用。

（2）对症治疗：对症治疗的主要药物主要包括阿片类镇痛药，如吗啡、哌替啶、可待因等。吗啡镇痛作用特别强，皮下注射 5~10 mg，即可明显减轻或消除疼痛，药效可持续 4~5 h。可待因：属弱效阿片类药物，是阿片所含的另一种生物碱，镇痛作用约为吗啡的 1/6，药效持续时间与吗啡相似。哌替啶：临床上常称杜冷丁，药理作用与吗啡相似，镇痛作用约为吗啡的 1/10，其药效持续时间为吗啡的 1/3~1/2。

（3）手术治疗：主要是针对冠状动脉狭窄严重、药物治疗效果不佳的患者。包括介入治疗及冠状动脉搭桥手术等。

7. 护理措施

1）疼痛发作时的护理

（1）心绞痛发作时，叮嘱患者停止所有的活动，立即坐下或躺下，保持安静。指导患者采取放松术，如缓慢深呼吸、全身肌肉放松等，直到心绞痛消除。根据医嘱给患者舌下含服硝酸甘油，大多在短时间内心绞痛就能缓解。

（2）密切观察心绞痛发作的诱因、时间、服药后的效果以及心电图的变化，如出现心绞痛较以往加重、发作频繁、持续时间较长、服用硝酸甘油不能缓解，或出现心率减慢、血压下降、呼吸急促，并伴恶心、呕吐、出冷汗、烦躁不安，应警惕急性心肌梗死发作，立即进行心电监护，及时明确病情变化，及早处理。

（3）有介入治疗适应证的患者，应积极配合医生做好术前准备和术后护理。

2）一般护理

指导患者建立正确的生活方式，包括：

（1）寒冷天气或湿热环境可诱发心绞痛，外出应戴口罩或围巾，避免进入湿热环境或在居室内安装空调。

（2）休息与活动：评估患者的活动耐力，根据患者身体情况确定日常活动度和工作量，减轻或避免心肌缺血的发作。告知患者避免突然的动作，尤其在较长时间的休息后、清晨起床后的短时间内，起床后动作宜慢。平时应注意休息，安排合理的作息时间，保证充足的睡眠。

（3）饮食护理：指导患者少食多餐，避免过饱。饮食应以清淡易消化、低盐低脂、低胆固醇、低热量、高维生素为主。戒烟限酒，避食辛辣、刺激、油腻食物。

（4）避免焦虑、过度兴奋、竞争性活动、饱餐等诱发因素。保持二便通畅：伴有前列腺肥大的冠心病患者因排尿不畅或用力排尿而引起心绞痛，应建议患者及时到泌尿科治疗。排便过于用力也可引发心绞痛，建议患者平时多吃富含纤维素的食物，多做腹部按摩，适量运动，必要时予通便药以保持大便通畅，减少心绞痛发作。

（5）心理护理：心绞痛患者常伴有焦虑、恐惧等心理问题，医护人员平时应与患者多沟通，了解患者的心理状态，针对性给予心理支持，指导患者学习有效的放松技巧。帮助患者建立信心，缓解焦虑。

（6）用药护理：护理人员要了解患者的合并症及用药禁忌，指导患者遵医嘱正确用药。在使用硝酸酯类药物、抗血小板药物等药物时，特别注意药物不良反应。

（7）观察病情：严密监测患者的血压、脉搏、呼吸、心率等生命体征，及时发现病情变化，报告医生处理。

8.健康教育

（1）指导患者掌握使用硝酸甘油的注意事项：①随身携带药片，家属应知道药物放置位置。心绞痛发作时，立刻置1片于舌下，稍微保留一些唾液，让药物完全溶解；②告知患者服药后平躺，以防低血压；③必要时每隔5 min可重复含服等量的药物，直到疼痛缓解。如果连续含服3片仍不能缓解心绞痛，应立刻去医院就诊，以防急性心肌梗死发生；④硝酸甘油应放在暗色避光瓶子里，并放置于干燥处。通常情况下，硝酸甘油6个月后药效会下降或消失，应告知患者或家属定期查看并更换过期的硝酸甘油；⑤向患者解释该药可能有的不良反应，包括：头痛、脸部潮红、低血压、眩晕等。

（2）制定活动与休息计划：适度而规律性的活动可提高代谢，加速热量的消耗，也可改善末梢循环和血管舒张收缩的反射，促进冠状动脉侧支循环的建立。运动频率可以每周3次，每次15~60 min。运动强度以运动时的心率为参照，以达到(220-年龄)×60%左右或不出现心绞痛症状为宜，太少没有运动效果，太多则易诱发心绞痛。运动的种类最好是走路、上下楼梯、打太极拳、做柔软体操、骑脚踏车等，避免竞技运动。如有心搏过度增加、呼吸困难时立刻停止运动。指导患者尽可能保持情绪稳定，减轻心理压力，避免看刺激的电视节目、电影、运动比赛或面对太兴奋的场面。在忙碌的工作中安排几次短暂的休息，养成早睡的习惯，以舒缓工作带来的压力。对A型人格特征的患者，指导其改变生活中的应对形态，减少身心所承受的压力。

（3）劝导戒烟：吸烟可增加血中一氧化碳水平，烟中的尼古丁可引起血管收缩；此外吸烟还可直接作用于冠状动脉内膜，降低高密度脂蛋白和增加血小板黏稠度，从而加速动脉粥样硬化和阻塞。

（4）指导患者坚持治疗脂质异常和控制血糖，有助于控制动脉粥样硬化的进程。

二、肠系膜上动脉综合征疼痛

1.定义

肠系膜上动脉综合征(又称威尔基病、十二指肠动脉压迫综合征、良性十二指肠淤滞症、SMA综合征)是一种由于十二指肠水平部受肠系膜上动脉(SMA)或其分支压迫导致的急、慢性肠梗阻。

2.诊断标准

（1）病史：对于瘦长体型的中青年，上腹疼痛反复发作，伴恶心、呕吐病史，症状随体位变化而缓解，要怀疑本病。

（2）临床症状：典型的临床症状包括上腹痛、恶心、呕吐等，症状可随体位变化而缓解。

（3）影像学检查：上消化道造影、超声、血管造影或 CT 等影像学检查可显示肠系膜上动脉压迫十二指肠的现象，有助于明确诊断。

（4）鉴别诊断：需要与其他引起十二指肠梗阻的疾病进行鉴别，如肿瘤、结核、克罗恩病等。这些疾病在上消化道钡餐造影时多表现为肠腔狭窄，较少出现纵行压迫征象。B 超或 CT 等检查有助于排除其他疾病。

3. 病因与发病机制

主要与解剖结构有关。正常情况下，十二指肠位于腹主动脉和肠系膜上动脉的夹角中。肠系膜过长、内脏下垂、脊柱前倾或肠系膜上动脉本身变异等情况，可能导致夹角变小，从而压迫十二指肠水平部，形成肠管狭窄，出现梗阻症状。解剖学因素：肠系膜上动脉和十二指肠之间的解剖关系独特，容易导致压迫。肠系膜上动脉在腹腔内斜行，与脊柱之间的距离较近，而十二指肠水平部位于脊柱前方。当肠系膜上动脉的分支压迫到十二指肠水平部时，可导致肠腔狭窄，进而引发肠梗阻。

肠蠕动和胃肠道内压力的变化可能导致肠管在肠系膜上动脉压迫点发生位移，加重梗阻。此外，肠道内食物通过时，可能导致肠管扩张，使压迫点处的压力增加，进而引发或加重肠梗阻。

4. 临床表现

（1）间歇性反复发作餐后上腹不适、饱胀、疼痛，仰卧位时症状明显，患者常自己发现症状发作时改变体位可以减轻症状，如侧卧、俯卧、胸膝位、前倾坐位将双膝放在颌下等。

（2）患者会出现呃逆、恶心、呕吐，呕吐隔餐食物或宿食和胆汁，呕吐后腹痛可减轻。呕吐严重时可造成水、电解质紊乱、脱水等。

（3）长期食欲缺乏可致消瘦、营养不良、维生素缺乏。

5. 疼痛治疗与管理

（1）内科保守治疗：对于病程短、年龄小、发作不频繁、上消化道造影十二指肠扩张不明显、改变体位后能进入空肠的患者，可以先采取保守治疗。包括在急性期禁食水、胃肠减压、纠正水电解质失衡、营养支持，必要时采用全胃肠道外营养，酌情应用阿托品、654-2，调节自主神经紊乱，与给予止吐等对症治疗。之后逐渐调节饮食，少食多餐，餐后采取俯卧、胸膝位等措施。

（2）外科手术治疗：对于病程长、症状重、十二指肠中重度扩张者以及经非手术疗法治疗无效者，应考虑手术治疗。

（3）综合治疗：对于部分消瘦引起该病的患者，可以通过改善营养状况，增加体重，使夹角脂肪组织填充、角度增大，达到缓解病情的目的。

（4）温热疗法：对疼痛局部进行热敷，温度缓解疼痛的机制是其改变了神经肌肉的兴奋性和敏感性，温度主要通过直接作用于周围神经或神经末梢来缓解疼痛，热疗可以降低痛觉神经的兴奋性，提高疼痛阈值。

（5）教会患者正确表达疼痛程度。有专家研究显示，对疼痛的程度、性质、部位、诱发因素等的准确表达常是不容易的。作为观察者和倾听者，医护人员了解患者的疼痛状况和疼痛所引起的痛苦状况也常与实际存在差距。因此，强调医护人员和患者家属要鼓励患者说出疼痛，要认真询问、耐心观察和了解患者的疼痛状况，为控制疼痛提供依据。

6. 护理措施

(1)营养支持：评估患者进食困难的原因，给予相应处理，如调整饮食、分次进食、选用营养剂等。指导患者进食高热量、高蛋白、高维生素、易消化的食物。定期监测患者营养状况，如体重、血红蛋白等。

(2)心理护理：与患者沟通，了解其心理状况，给予心理支持。鼓励患者参与疾病管理，增强战胜疾病的信心。向患者及家属提供疾病相关知识宣教，指导患者放松，减轻其焦虑情绪。

(3)围术期管理：①术前护理：饮食调整：术前应根据医生的建议调整饮食，避免过度摄入油腻、高脂肪的食物，多摄入高纤维、易消化的食物，以减轻肠道负担。戒烟限酒：术前应戒烟限酒，避免术后呼吸道分泌物增多，降低术后并发症的风险。肠道准备：根据医生的建议进行肠道准备，清洁肠道，降低术后感染的风险。心理护理：术前与患者沟通，进行心理疏导，缓解患者的紧张、焦虑情绪，增强患者对手术的信心。术前检查：完善相关检查，如血常规、肝功能、肾功能、血脂等，确保手术安全。②术后护理：休息与活动：术后需要充足休息，根据医生建议逐渐增加活动量，以促进身体恢复。饮食调整：术后初期饮食应清淡、易消化，逐渐过渡到正常饮食。避免过度饮酒和吸烟。伤口护理：注意伤口清洁，定期更换敷料，观察伤口恢复情况，及时发现并处理感染、出血等异常情况。

(4)观察病情：定期复诊，检查治疗效果，观察病情变化，调整饮食和生活方式，降低复发风险。

(5)用药指导：遵医嘱给予药物治疗，如解痉、镇痛、抗炎等。严格遵守医生交代的关于药物的使用方法和时间，注意药品不良反应和饮食禁忌。

7. 健康教育

(1)家庭支持：家庭成员应给予患者心理支持，树立战胜疾病的信心。

(2)告知患者定期复查的重要性，包括血常规、肝功能、肾功能以及血脂等指标检查，以排除其他疾病的发生和及时发现、处理相关健康问题。

(3)指导患者养成良好的生活习惯，做到劳逸结合、保证充足的睡眠，避免精神过度紧张，保持情绪稳定，避免过度劳累等。

(4)饮食指导：患者生活要有规律，避食辛辣刺激性食物及饮料，禁食生冷食物，给予高热量、高蛋白、易消化饮食；告知吸烟饮酒的危害，使其自觉控制吸烟与饮酒。

参考文献

[1] 中华医学会消化病学分会炎症性肠病学组，中国炎症性肠病诊疗质量控制评估中心. 中国溃疡性结肠炎诊治指南(2023 年·西安)[J]. 中华炎性肠病杂志，2024, 08 (1)：33-58.

[2] 姚晖，张晓菊. 2021 版《慢性胰腺炎疼痛评估国际共识指南》解读[J]. 上海护理，2022, 22(4)：1-6.

[3] 孙备，安宏达. 2020 年美国胃肠病学会《慢性胰腺炎临床指南》解读[J]. 中国实用外科杂志，2020,

40(5)：494-499.

[4] ZOU W, RU N, WU H, et al. Guidelines for the diagnosis and treatment of chronic pancreatitis inChina（2018 edition）[J]. Hepatobiliary&Pancreatic Diseases International, 2019, 18(2)：103-109.

[5] 王伟.慢性胰腺炎疼痛的治疗[J].中国普外基础与临床杂志, 2022, 29(3)：285-293.

[6] 吴静怡, 李甫, 龚彪.慢性胰腺炎疼痛中西医结合诊疗进展[J].中国中西医结合杂志, 2022, 42(11)：1406-1408.

[7] 田伯乐, 李少军.慢性胰腺炎的疼痛及其治疗策略[J].中国普外基础与临床杂志, 2016, 23(6)：647-649.

[8] 李涛, 金正, 卢祎, 等.慢性胰腺炎疼痛治疗的研究进展[J].国际消化病杂志, 2016, 36(2)：81-83.

[9] 苗毅, 刘续宝, 赵玉沛, 等.慢性胰腺炎诊治指南（2014）[J].中国实用外科杂志, 2015, 35(3)：277-282.

[10] 沈亚婷.慢性胰腺炎患者的健康教育[J].现代中西医结合杂志, 2004(19)：2656-2657.

[11] 安萍, 罗和生.解说克罗恩病[J].家庭医学, 2021(6)：4-5.

[12] 李伟康, 李鲜, 陈乾, 等.中西医治疗克罗恩病研究进展[J].中国中西医结合消化杂志, 2023, 31(5)：391-396.

[13] 黄雨桦, 姚丹华.克罗恩病围术期营养支持指南（2021版）[J].中国实用外科杂志, 2021, 41(6)：646-652.

[14] 曾星, 叶向红, 孙琳, 等.克罗恩病患者运动干预研究进展[J].护理学报, 2019, 26(16)：38-42.

[15] 张军玲.克罗恩病临床护理的研究进展[J].临床医药文献电子杂志, 2017, 4(13)：2488-2489.

[16] 黄榕, 徐丽, 刘映晨, 等.延续护理对克罗恩病患者生存质量的改善[J].现代消化及介入诊疗, 2017, 22(2)：270-272.

[17] 阮晓惠, 江海燕, 嵇志邦.品管圈活动在克罗恩病患者护理中的应用[J].现代消化及介入诊疗, 2015, 20(5)：549-551.

[18] 宋建文, 王美娟, 沈聪.克罗恩病的围术期护理[J].浙江中医药大学学报, 2010, 34(4)：611-612.

[19] 中华医学会消化病学分会炎症性肠病学组, 中国炎症性肠病诊疗质量控制评估中心.中国克罗恩病诊治指南（2023年·广州）[J].中华炎性肠病杂志（中英文）, 2024, 8(1)：2-32.

[20] AZIZ Q, GIAMBERARDINO M A, BARKE A, et al. The IASP classification of chronic pain for ICD-11：Chronic secondary visceral pain. Pain[J]. 2019, 160：69-76.

[21] 胡永生, 林夏清, 赵倬翎, 等.慢性继发性内脏痛[J].中国疼痛医学杂志, 2021, 27(6).

[22] 郑拥军, 冯智英, 薛朝霞, 等.慢性原发性疼痛诊疗技术[M].上海：上海世界图书出版公司, 2022.

[23] 李乐之, 路潜.外科护理学(第七版)[M].北京：人民卫生出版社, 2021.

[24] 曹伯旭, 林夏清, 吴莹, 等.慢性疼痛分类目录和定义[J].中国疼痛医学杂志, 2021, 27(1).

[25] 吕岩, 程建国, 樊碧发, 等.ICD-11慢性疼痛分类中文编译版[J].中国疼痛医学杂志, 2018, 24(11)：801-805.

[26] 王彦凤, 鄢建勤, 李平.臭氧在慢性疼痛治疗中的应用研究进展[J].中国疼痛医学杂志, 2019, 4(25).

[27] 邬贤斌, 李钟峰, 张萍, 等.外科护理学[M].北京：北京大学医学出版社, 2011.

[28] 郑丽忠, 刘振华, 李兵.内科护理学[M].北京：北京大学医学出版社, 2011.

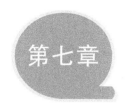

第七章

慢性神经病理性疼痛的护理管理

第一节　概述

慢性神经病理性疼痛(neuropathic pain, NP)是一种常见的慢性疼痛。国际疼痛研究协会(IASP)组织的世界疼痛大会曾于1994年将NP定义为"由神经系统的原发性病变或功能障碍引发或引起的疼痛"。2011年IASP神经病理性疼痛特别兴趣小组(NeuPSIG)更新了神经病理性疼痛患者指南,重新定义NP为"因影响躯体感觉系统的病变或疾病而直接引起的疼痛",其特征是中枢或外周神经系统受损。它属于一种慢性疼痛,疼痛表现为自发性疼痛、痛觉过敏、异常疼痛和感觉异常等临床特征。

NP分为周围神经病理性疼痛和中枢神经病理性疼痛,临床上周围神经病理性疼痛较常见。NP不是单一疾病,而是由许多不同疾病和损害引起的综合征,表现为一系列症状和体征,涵盖了100多种临床疾病,严重影响患者生活质量。

第二节　慢性周围神经痛

一、三叉神经痛

1.定义

三叉神经是十二对脑神经中的一对,在出颅时分为三支,三大分支分别为眼神经、上颌神经和下颌神经。Ⅰ支感觉神经支配区域为眼部额头部,Ⅱ支支配区域为上颌部与颜面部,Ⅲ支支配区域为下颌区域。三叉神经痛是一种较常见的颌面部慢性疼痛疾病,是以三叉神经分布区短时间剧烈面部疼痛为特征的疾病。因发作期间面部痉挛,三叉神经痛(trigeminal neuralgia, TN)也被称为"抽搐性神经痛"。三叉神经痛可分为原发性、继发性两种,其中原发性三叉神经痛较常见。

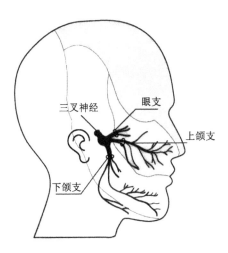

图 7-2-1　三叉神经示意图

原发性三叉神经痛是指找不到确切病因的三叉神经痛。可能是由供应血管的硬化并压迫神经造成的，也可能是因为脑膜增厚、神经通过的骨孔狭窄造成压迫引起疼痛。

继发性三叉神经痛是指由肿瘤压迫、炎症、血管畸形引起的三叉神经痛。此型有别于原发性的特点，疼痛常呈持续性，并可查出三叉神经邻近结构的病变体征。

TN 按症状可分为典型三叉神经痛和不典型三叉神经痛，见表 7-2-1。

表 7-2-1　典型三叉神经痛和不典型三叉神经痛特征及区别

典型三叉神经痛	不典型三叉神经痛
疼痛为阵发性反复发作 有明确的间歇期且间歇期完全正常	疼痛时间延长甚至为持续性疼痛，但偶有阵发性加重
有"扳机点"和明确的诱发动作	无"扳机点"现象
三叉神经功能正常	出现了三叉神经功能减退的表现
原发性三叉神经痛多为典型三叉神经痛	继发性三叉神经痛多为不典型三叉神经痛

2. 病因及发病机制

目前三叉神经痛的病因及发病机制认识尚不一致。三叉神经痛可以是特发性的，也可以是由脑干水平的三叉神经根近端部分的血管压迫引起的。压迫会引起一些缺血性和机械性损伤，伴有三叉神经神经元的微观结构改变和脱髓鞘局灶区的出现。

在生理学上，在对短暂的刺激产生强烈反应后，感觉神经膜迅速恢复到静止状态；如果脱髓鞘斑块暴露了神经元膜，存在结构异常或异常有髓鞘的轴突簇，则兴奋性阈值不仅可能降低，而且这些部位还可以充当自主起搏器，能够对短暂的刺激产生攻击或一连串的冲动。放电后长时间可能产生类似电击的疼痛感，比触发刺激持续时间长 1~2 分钟。最终，去极化在异常过度激活的神经纤维内发生，兴奋性迅速下降并抑制放电。然后有 2~3 分钟的不应期，在此期间不能触发另一次神经元活动的爆发，这可能是因为放电爆发后离子梯度的恢复延迟。这些神经元激活和抑制的循环可以解释三叉神经痛的阵发性。

由于少数三叉神经痛病例不是由血管压迫引起的，而表现为特发性，因此生理、解剖、遗传、毒性或退行性因素的紊乱可能会诱发 Gasserian 神经节、三叉神经根或三叉神经核产生异常放电，从而引起神经痛。三叉神经痛觉轴突钠通道功能活动的改变（如糖尿病周围神经病变）、维持髓鞘完整性的生理过程的改变以及三叉神经根在没有任何血管压力的情况下的微结构变化都可能导致异常放电的产生，从而在特发性典型三叉神经痛中发挥作用。

在三叉神经压迫和脱髓鞘区域，受累神经元中脉冲的高频放电可能会交叉激发邻近的电沉默轴突，脉冲放大并产生强烈的爆炸性放电，引起突然的刺痛。此外，在三叉神经脱髓鞘区，电脉冲可能从 A-β 触觉传导纤维向疼痛传导 C 纤维的突触外传递，导致三叉神经痛患者触发点的触觉刺激产生 TN。在这种情况下，血管与脱髓鞘或结构畸形的三叉神经轴突接触时，仅仅是血管的搏动就有可能引发异常电脉冲，从而加剧疼痛。

在那些与血管压迫无关的三叉神经痛病例中，导致 Nav 1 通道活动失调的基因改变可能会介导阈下电压持续钠电流的产生，促进去极化并降低触发动作电位所需的电流阈值，从而导致感觉神经元产生过度兴奋状态。

3. TN 的诊断标准

2018 年，国际头痛学会（IHS）发表了《国际头痛障碍分类》第三版（ICHD-3），对原发性 TN 的诊断提出了以下几点：

（1）三叉神经一个或多个分支分布的单侧面部反复发作性，疼痛局限，符合标准（2）和（3）

（2）疼痛具有以下所有特征：持续时间从几分之一秒到两分钟；疼痛强度剧烈；类似电击的疼痛、刺伤或尖锐的刺痛

（3）由受影响的三叉神经分布内的无害刺激引起

（4）这些发作不是由其他疾病引起的

表 7-2-2 三叉神经痛临床诊断标准

特征	描述
特点	射击痛，如电击、枪击、刺伤或尖锐刺激样疼痛
严重程度	中度到非常严重
持续时间	每次疼痛发作持续数秒，但也可能同时出现数次不同的发作，之后会有一段无痛间隔期
周期性	数周至数月无疼痛
位置	三叉神经痛主要分布在单侧
发作	三叉神经区域内
诱发因素	轻触，如进食、说话或洗脸时
缓解因素	频繁睡眠、抗癫痫药物
伴随特征	触发区、体重减轻、生活质量差、抑郁

4. 辅助检查

全面的病史采集和详细的神经系统检查对于正确诊断至关重要。此外，磁共振成像是诊断继发性 TN 的首选工具。如果 MRI 有禁忌证或无法进行，三叉神经反射检查有助于区分继发性 TN 和原发性 TN。

5. 治疗策略

1）药物治疗

（1）卡马西平：卡马西平被认为是 TN 初始药物治疗的首选药物。初始剂量为 100~200 mg，每日两次。每 3 天递增 100 mg，直至无疼痛或出现不可接受的副作用。典型的维持剂量为 100~600 mg，每日两次；如果疼痛难以控制，每日剂量可能需要 1800 mg 或更多。60%~70% 的患者疼痛程度减轻 50%，取得满意的镇痛效果，但疗效往往受到副作用的限制，会引起嗜睡、头晕、皮疹、肝损伤和共济失调等不良反应，并有可能引起多种药物相互作用。

（2）奥卡西平：奥卡西平被认为可有效治疗 TN，疗效与卡马西平相当。初始剂量为 150~300 mg，每日两次。每 3 天增加 150 mg，直至无疼痛或出现不可接受的副作用。典型的维持剂量为 150~900 mg，每日两次，每日最大剂量可能需要 2700 mg 或更多。该药物也可用于 TN 的长期治疗。

（3）拉莫三嗪：拉莫三嗪是一种电压性的钠离子通道阻滞剂，最初用于抗惊厥药研发。拉莫三嗪可用于不能耐受卡马西平和奥卡西平的患者，或在卡马西平或奥卡西平疗效降低时作为卡马西平或奥卡西平的补充，副作用可能比卡马西平和奥卡西平少。拉莫三嗪的剂量必须缓慢增加，以避免皮疹，因此不适合 TN 的急性治疗，可用作 TN 长期治疗的单药治疗或附加治疗。

（4）加巴喷丁：加巴喷丁是一种新颖的抗癫痫药，它是 γ-氨基丁酸（GABA）的衍生物。有关疗效的科学证据较少，但专家们一致认为该药对 TN 有效。初始剂量为每天 300 mg，然后每隔 3 天滴定 300 mg，直到疗效显著或出现不可接受的副作用。每日最大剂量为 3600 mg，分三次服用。与卡马西平和奥卡西平相比，加巴喷丁的作用较低，但不良事件也更少。加巴喷丁可用于不能耐受卡马西平和奥卡西平的患者，或在卡马西平或奥卡西平疗效降低时补充使用。

（5）普瑞巴林：普瑞巴林可作为首选疗法或单药治疗。初始剂量为 75 mg，每日两次，每 7 天滴定 150 mg，直到疗效显著或出现不可接受的副作用。最大日剂量为 600 mg，分两次服用。典型的维持剂量为 75~300 mg，每日两次。

2）非药物治疗

（1）微血管减压术：目前认为，三叉神经痛的病因是周围的血管，特别是迂曲的动脉对三叉神经造成压迫，并导致神经纤维的脱髓鞘改变。压迫神经产生疼痛的血管被称为"责任血管"，而微血管减压术就是通过手术的方法将有可能压迫三叉神经的责任血管与神经分离，从根源上解决疼痛产生的原因。微血管减压术是 TN 最有效的手术治疗方法，术后疼痛完全缓解率大于 90%；1 年和 5 年后，疗效分别降至 80% 和 73%。围术期的死亡率为 0.2%~0.5%，4% 的患者会出现严重的手术并发症，如血肿、缺血性梗死和脑脊液漏，最常见的严重并发症是同侧听力损失。

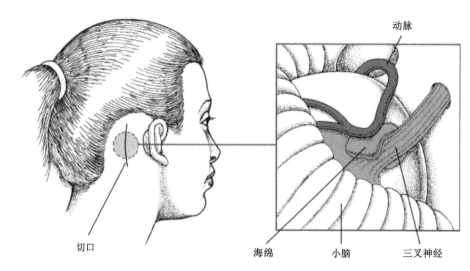

动脉

切口

海绵　　　小脑　　　三叉神经

图7-2-2　微血管减压术

（2）脑立体定向放射外科（伽马刀）手术：在这个手术中，外科医生将放射剂量集中定向到三叉神经根。该手术利用放射来损伤三叉神经，以减轻或消除疼痛。缓解效果逐渐产生，可能需要长达一个月的时间。对于大多数人，脑立体定向放射外科手术可以成功消除疼痛。然而，与所有手术一样，术后仍有复发的风险，往往会在3~5年内复发。如果疼痛复发，可以重复此手术或进行替代手术。面部麻木是一种常见的副作用，可能在术后数月或数年内发生。

（3）经皮手术治疗：通过化学（甘油注射）、热（射频热凝）或机械（球囊压缩）对三叉神经节的一部分进行破坏。68%~85%的患者在1年后有良好的疗效，5年后仍有50%的患者有良好的疗效。超过50%的患者术后出现感觉减退、感觉异常和感觉迟钝等感觉变化，感觉变化通常会随着时间的推移而改善。

6. 护理措施

（1）饮食护理：饮食要有规律，宜选择质软、易嚼食物。因咀嚼诱发疼痛的患者要进食流食，切不可吃油炸食物，不宜食用刺激性、过酸过甜食物以及寒性食物等；饮食要营养丰富，平时应多吃些含丰富维生素、具有清火解毒作用的食品；多食新鲜水果、蔬菜及豆制类食品，少食肥肉多食瘦肉，食品以清淡为宜。

（2）避免发作诱因：吃饭、漱口、说话、刷牙、洗脸动作宜轻，以免诱发扳机点而引起疼痛。注意头、面部保暖，避免局部受冻、受潮，不用过冷过热的水洗脸；平时应保持情绪稳定，不宜激动，避免劳累和熬夜，保证充足的睡眠；起居规律，室内干净整洁，空气新鲜，室内温湿度适宜，避免吹风、寒冷刺激或强光直射。

（3）疼痛护理：评估患者的疼痛部位、性质，了解疼痛的原因与诱因，与患者讨论减轻疼痛的方法，鼓励患者进行指导式想象，通过听轻音乐、阅读报纸杂志等分散注意力，以达到放松精神、减轻疼痛的目的。

（4）用药护理：指导患者遵医嘱正确服用止痛药，并告知患者可能出现的不良反应，如卡马西平可能导致头晕、嗜睡、口干、恶心、步态不稳、肝功能损害、皮疹和白细胞减少，有些症状可于数天后自行消失，嘱患者遵医嘱用药，不要擅自随意更换药物或自行停药，护士应观察记录，及时报告医生。

7. 健康教育

(1)疾病知识指导：本病可为周期性发作，病程长，且发作间期趋向病程延长而缩短，应帮助患者及家属学习相关知识与自我护理方法，以减少发作频率，减轻患者痛苦。

(2)避免诱因：指导患者建立良好的生活习惯，告知患者正确的洗脸漱口方法，用温盐水漱口，保持口腔清洁，防止口腔感染。保持稳定情绪和愉快心情，适当分散注意力，洗脸刷牙动作轻柔。

(3)用药与就诊指导：遵医嘱合理用药，服用卡马西平者每 1~2 月检查 1 次肝功能和血常规。出现眩晕、步态不稳或皮疹等不良反应时应及时就诊。

二、带状疱疹后神经痛

1. 定义

带状疱疹后神经痛(postherpetic neuralgia，PHN)定义为带状疱疹(herpeszoster，HZ)皮疹愈合后持续一个月及以上的疼痛，是带状疱疹最常见的并发症。PHN 是最常见的一种神经病理性疼痛，可表现为持续性疼痛，也可缓解一段时间后再次出现。

2. 发病机制

PHN 的发病机制目前不完全明了，神经可塑性是 PHN 产生的基础，其发病机制可能涉及外周敏化、中枢敏化、易激惹伤害感受器模型和去传入模型。

PHN 的病理生理学涉及中枢和周围神经系统(PNS)内的紊乱。在急性带状疱疹(AHZ)发作期间，休眠病毒被激活、复制并沿受累神经传播，最终触发能够损害外周神经元和中枢神经元的炎症免疫应答。新合成的病毒颗粒沿着所有类型感觉神经元的中央和远端轴突进行轴突转运。这会导致皮肤(有时在中枢神经系统)以及神经、神经根和神经节内出现全身坏死和细胞死亡。受损后，周围神经失去抑制伤害感受疼痛信号的能力。这降低了伤害性疼痛激活的阈值并产生自发的异位分泌物。最终结果在非疼痛刺激下产生不成比例的疼痛，这种现象称为外周致敏。

神经炎症也会损害继发于背角损伤的下行抑制性疼痛通路，并导致中枢敏化。这种现象在 PHN 中起着重要作用，因为异常的 PNS 冲动不断传递到脊髓，以及导致二级神经元慢性兴奋性的直接病毒损伤。因此，来自外周伤害感受器的正常和过度输入会产生增强的中枢反应。因此，周围神经元的死亡和中枢神经系统的变化会引起疼痛刺激传递系统的异常重组和紊乱的神经支配模式，从而产生 PHN 的自发性疼痛。

PHN 已细分为易激惹伤害感受器模型和去传入模型。易激惹伤害感受器模型表现为严重的机械性、热性和触觉性异常性疼痛，感觉丧失极少，并与 C 纤维活动相关。正常情况下，C 纤维伤害感受器会受到有害刺激的刺激。然而，随着前面描述的分子变化，C 纤维变得敏感，降低了其动作电位的阈值，并增加了它们的放电速率和幅度，导致 PNS 介导的自发性疼痛和异常性疼痛。

去传入模型与受累皮节的异常性疼痛和感觉丧失有关，导致背角重组和受影响区域的

C 纤维数量减少。这种现象导致 A-β 纤维(对触摸和压力等机械刺激作出反应的大直径纤维)的萌芽,并最终与脊髓丘脑束产生连接,脊髓丘脑束以前通过带有 C 纤维的突触传递疼痛。这种背角重组将脊髓丘脑束和压力型外周刺激相互连接,产生中枢神经系统介导的异常性疼痛。

3. 危险因素

PHN 的危险因素详见表 7-2-3。

表 7-2-3　PHN 的危险因素

危险因素	描述
年龄	发病率与年龄呈正相关,年龄超过 60 岁
性别	女性较男性更易发生
前驱期疼痛	皮疹出现前疼痛明显,发展为 PHN 的可能性增大
疱疹期疼痛与皮损	疱疹期疼痛程度越严重,发展为 PHN 的可能性越大;水疱持续时间越长或皮疹消退时间越长、水疱越多、皮损范围越广、皮损区温度越高和感觉异常越明显,越容易发生 PHN
特殊部位的疱疹	三叉神经分布区(尤其是眼部)、会阴部及臂丛区易发生 PHN
带状疱疹治疗延误	疱疹出现后的 72 小时内未开始服用抗病毒药物
带状疱疹疫苗	未接种带状疱疹疫苗
其他	手术、创伤、应用免疫抑制剂、恶性肿瘤、感染、结核、慢性呼吸系统疾病、糖尿病及免疫功能障碍等都是发生带状疱疹的危险因素

4. 诊断标准

诊断主要依据带状疱疹病史和临床表现(表 7-2-4),一般无须特殊的实验室检查或其他辅助检查。

表 7-2-4　带状疱疹后神经痛的诊断步骤

步骤	诊断要点
1. 病史问询	起病和病程 分散和局部皮肤的疼痛,常表现为某神经分布相关区域内瘙痒性、灼烧性、针刺样、刀割样、电击样或搏动样疼痛 间歇性和慢性疼痛 有明确记录的疱疹史 情感及睡眠情况 日常生活能力改变 重要的个人史
2. 体格检查	可见局部有遗留的瘢痕或色素沉着 局部可有痛觉过敏或痛觉减退 局部可有痛觉超敏 局部可有汗多等自主神经功能紊乱的表现

续表7-2-4

步骤	诊断要点
3.实验室检查	PHN 的诊断不依赖于特殊的实验室检查 病毒培养和免疫荧光染色法可用于鉴别单纯疱疹和带状疱疹 病毒抗体的存在有助于确诊带状疱疹亚临床感染,特别是在发生无疱型带状疱疹的情况下 免疫过氧化物酶染色、组织病理学和 Tzanck 细胞学检查等其他检查有助于确定带状疱疹感染

5.临床表现

1)疼痛

带状疱疹后神经痛临床表现复杂多样,可呈间断性,也可为持续性,特点如下。

(1)疼痛部位:常见于单侧胸部、三叉神经(主要是眼支)或颈部,其中胸部占50%,头面部、颈部及腰部各占 10%~20%、骶尾部占 2%~8%,其他部位所占比例<1%。PHN的疼痛部位通常比疹区域有所扩大,极少数患者会发生双侧疱疹。

(2)疼痛性质:疼痛性质多样,可为烧灼样、电击样、刀割样、针刺样或撕裂样。可以一种疼痛为主,也可以多种疼痛并存。

(3)疼痛特征:①自发痛:在没有任何刺激情况下,在皮疹分布区及附近区域出现的疼痛;②痛觉过敏:对伤害性刺激的反应增强或延长;③痛觉超敏:非伤害性刺激引起的疼痛,如接触衣服或床单等轻微触碰或温度的微小变化而诱发疼痛;④感觉异常:疼痛部位常伴有一些感觉异常,如紧束样感觉、麻木、蚁行感或痒感。也可出现客观感觉异常,如温度觉和振动觉异常,感觉迟钝或减退。

(4)病程:30%~50%的患者的疼痛持续超过 1 年,部分病程可达 10 年或更长。

2)其他临床表现

PHN 患者常伴情感、睡眠及生命质量的损害,还常出现多种全身症状,如慢性疲乏、厌食、体重下降、缺乏活动等。

6.疼痛治疗与管理

PHN 治疗目的是尽早有效地控制疼痛,缓解伴随的睡眠和情感障碍,提高生活质量。PHN 的治疗应规范化,其原则是尽早、足量、足疗程及联合治疗。许多患者的治疗可能是一个长期持续的过程。药物治疗是基础,应使用有效剂量的推荐药物。药物有效缓解疼痛后应避免立即停药,仍要维持治疗至少 2 周。药物联合微创介入治疗可有效缓解疼痛并减少药物用量及不良反应。治疗过程中,要监测疼痛强度的改善情况。治疗 1 周后,应对治疗的效果和不良反应进行评价,以便维持或调整现有的治疗方案。使用 VAS 或 NRS 对疼痛进行评价。通常,治疗后疼痛评分较基线降低 20%~30%,即认为临床有效;降低概率>50%,即为明显改善。

1)药物治疗

(1)钙通道调节剂

加巴喷丁和普瑞巴林可与电压门控钙离子通道(VGCC)的 2-亚基结合,减少兴奋性神经递质的过度释放,抑制痛觉过敏和中枢敏化。加巴喷丁的起始剂量为每日 300 mg,常用有效剂量为每日 900~3600 mg，患者有肾功能不全的应减量，主要不良反应为嗜睡和头晕，需要数周缓慢滴定至有效剂量。加巴喷丁呈非线性药物代谢动力学特点，生物利用度随剂量升高而降低，个体间变异为 20%~30%，疗效存在封顶效应。

普瑞巴林是第二代钙离子通道调节剂，与外周和中枢伤害性神经元的电压依赖性钙通道的 a2-d-亚基结合，减少活化钙的内流，是另一种治疗 PHN 的方法，其机制与加巴喷丁密切相关。推荐的起始剂量为 150 mg/天，分 2 次或 3 次服用。当剂量增加到 600 mg/天时（如果症状在 2 至 4 周后仍未改善），患者将获得最大疗效。普瑞巴林的口服生物利用度相当高，当剂量为 900 mg/天时，生物利用度超过 90%；但当剂量超过 4800 mg/天时，生物利用度下降到 27%。这种药物几乎不经肝脏代谢，因此会原封不动地经肾脏排出体外。因此，在治疗典型的老年 PHN 患者时，必须考虑调整剂量。普瑞巴林与加巴喷丁相似，不存在药代动力学药物相互作用，而且剂量与血浆浓度呈线性关系。与其他 PHN 药物一样，不良反应有头晕、嗜睡、水肿到共济失调和头痛等。

（2）三环类抗抑郁药（TCAs）

阿米替林首剂应睡前服用，每次 12.5~25 mg，根据患者反应可逐渐增加剂量，每日最大剂量为 150 mg。应注意其心脏毒性，有缺血性心脏病或心源性猝死风险的患者应避免使用。青光眼、尿潴留、自杀等高风险患者应慎用。此外，该药可能导致或加重认知功能障碍和步态异常。老年患者发生的不良反应风险高，使用过程中要加强监测。

（3）阿片类镇痛药

阿片类药物主要在阿片受体 μ 作为激动剂。它们被分为弱（低效）或强（高效），具体取决于它们在受体上的内在活性。曲马多通过抑制去甲肾上腺素和血清素的再摄取，对下降的疼痛抑制系统发挥额外的作用。目前的证据不支持优先使用阿片类药物的建议。当其他类型的药物无效或需要更快速地缓解疼痛时，阿片类药物可以有效地用于治疗神经性疼痛。当阿片类药物治疗开始时，应首先给予低效阿片类药物。并且低效阿片类药物无效或效果不足时，才需要使用高效阿片类药物。阿片类药物应作为长效制剂（缓释口服制剂或透皮系统）给药。最低有效剂量必须通过缓慢滴定找到，从低剂量开始。对于未使用阿片类药物的患者，不应将高效阿片类药物作为主要治疗。

（4）利多卡因贴剂

利多卡因贴剂专为治疗疼痛而开发，通过阻断钠通道防止病理性神经兴奋的产生，起效快（≤4 h）。用法：将 1~3 片贴剂（700 mg/贴）涂抹于疼痛部位 12 小时，此后至少间隔 12 小时。如果需要，可以将贴片切割成更小的尺寸。利多卡因贴剂最常见的不良反应包括多部位皮肤反应，如短暂瘙痒、红斑和皮炎。

（5）辣椒素（碱）制剂

辣椒素（碱）制剂包括贴剂和软膏。辣椒素是一种香草素受体（TRPV1）激动剂。单次应用高剂量贴剂（8%）会导致皮肤中伤害性传入纤维的可逆性变性。伤害性传入纤维的皮肤神经支配在大约 90 天内恢复正常。辣椒素的推荐浓度为 0.025%~0.1%，最常见的不良反应是红斑、烧灼感和疼痛。

2）非药物治疗

微创介入治疗是指在影像引导下以最小的创伤将器具或药物置入病变组织，对其进行物理、机械或化学治疗的技术。临床用于治疗 PHN 的微创介入治疗主要包括神经介入技术和神经调控技术。药物治疗是镇痛的基础，微创介入与药物联合应用治疗 PHN 可有效缓解疼痛，同时减少镇痛药物用量，减少不良反应以提高患者生活质量。

（1）神经介入技术

主要包括神经阻滞、选择性神经毁损和鞘内药物输注治疗。①神经阻滞：在相应神经根及硬膜外注入局麻药或以局麻药为主的药物以短暂阻断神经传导功能，既能达到治疗作用，又对神经无损伤。在选择神经阻滞药物时必须考虑以下问题：药物的作用机制与治疗目的、不良反应、联合用药的利弊。目前得到广泛认可的神经阻滞药物主要包括局部麻醉药和糖皮质激素等。②选择性神经毁损：以手术切断或部分切断，或用化学方法（乙醇和阿霉素）或物理方法（射频热凝和冷冻等）阻断脑、脊神经、交感神经及各类神经节等的神经传导功能。神经毁损为不可逆的治疗，可能产生其所支配区域的感觉麻木甚至肌力下降等并发症，应严格掌握适应证，并取得患者的知情同意。③鞘内药物输注治疗：通过埋藏在患者体内的药物输注泵，将泵内的药物输注到患者的蛛网膜下腔，直接作用于脊髓或中枢，达到控制疼痛的目的。常见的药物包括阿片类药物、局麻药等，其中吗啡的临床应用最广。吗啡的起始剂量为胃肠外剂量的 1% 或口服剂量的 1/300。根据镇痛效果与副作用及患者的一般情况逐渐调整（滴定），以达到最好的镇痛效果和最小的不良反应。另外，硬膜外腔置管连续输注也是控制严重疼痛患者的一种治疗方法。

（2）神经调控技术

神经调控技术是通过电脉冲适当地刺激产生疼痛的目标神经，反馈性调整神经的传导物质或电流，或产生麻木样感觉来覆盖疼痛区域，从而达到缓解疼痛的目的。

临床用于治疗 PHN 的主要包括脉冲射频治疗和神经电刺激技术。①脉冲射频治疗：脉冲射频是一种神经调节治疗，通常使用频率 2 Hz、电压 45 V 电流持续时间 20 ms、间歇期 480 ms 的脉冲式射频电流进行治疗，脉冲射频可以影响感觉神经 ATP 代谢以及离子通道的功能，持续、可逆地抑制 C 纤维兴奋性传入，从而对相关神经的痛觉传导起到阻断作用。脉冲射频对神经纤维结构无破坏作用，能改善疼痛，治疗后也较少发生感觉减退、酸痛、灼痛及运动神经损伤，较多地应用于 PHN 的治疗。②神经电刺激：目前临床上使用的神经电刺激方法包括脊髓电刺激（SCS）、外周神经刺激（PNS）和经皮神经电刺激（TENS）等。

7.护理措施

（1）饮食护理：PHN 在免疫力低下、营养欠佳的人群中多发，因此需指导 PHN 患者均衡饮食，加强营养摄入，进食优质蛋白质以增强免疫力，促进疾病康复。由于 PHN 药物容易引起便秘，还应指导患者避免辛辣饮食，宜多进食富含粗纤维的新鲜蔬菜、水果。

（2）生活护理：为患者提供安静、清洁、舒适的环境。保持皮肤创面清洁；给予宽松的棉质衣服，常防止衣物摩擦，勤换衣服；常修剪患者指甲，以免抓破皮肤后感染。

（3）适当运动：累及上肢的 PHN 患者因疼痛刺激使上肢保持一种固定姿势，可能导致肩关节周围炎。在工作中要了解患者的疼痛部位，发现有保持固定姿势的行为时，及时给予纠正，遵医嘱给予镇痛药，指导患者进行功能锻炼或在家属和护理人员的帮助下做被动运动。PHN 患者因剧烈疼痛不愿下床活动而长久卧床，因此护理人员要鼓励患者下床活动，每日坚持做足背伸屈运动，预防下肢深静脉血栓的形成。

（4）药物治疗护理：PHN 患者的药物治疗需充分考虑患者的基础疾病，注意药物禁忌证并监测药物不良反应。护理人员需掌握常用 PHN 药物的不良反应，指导患者观察并理性对待相关的不良反应，通过一系列措施来提高患者的用药依从性。普瑞巴林的不良反应发生率呈剂量依赖性，因此在保证药效的基础上要尽可能地降低药品不良反应发生率，从小剂量开始逐渐滴定，直到获得较好镇痛效果和较少不良反应。肾损害患者应适当调整使用剂量。曲马多和阿片类药物常引起恶心、呕吐、便秘、排尿困难，指导患者宜多喝水，多吃粗纤维食物以预防便秘，如发生便秘可予乳果糖或麻仁软胶囊等缓泻剂辅助排便。强阿片类药物有呼吸抑制、产生耐药性的不良反应，指导患者严格遵医嘱服药，不得擅自增加剂量，以免药物过量引发呼吸抑制等不良事件。

（5）心理护理：由于自发性剧烈疼痛的发作频率缺乏规律性，许多患者常常精神紧张，担心剧烈疼痛的发作。病程较长的患者常常会有恐惧、焦虑、抑郁、注意力涣散和易激惹等情绪反应。护士应积极进行健康宣教及指导，让患者及家属正确认识疾病，了解疼痛，主动参与到疼痛管理过程中；教会患者一些放松训练的方法，在病情允许的情况下，鼓励患者参加有益的健康活动。

8. 健康教育

患者对带状疱疹的认知不足，导致延误治疗，增加发生 PHN 的风险。因此，应加强护理人员对带状疱疹患者的健康教育及疾病知识的科学普及，提高患者对疾病的认知及治疗依从性，使带状疱疹患者能主动前往疼痛科接受早期有效干预，避免疾病发展成为难治性的 PHN。

第三节　慢性中枢神经痛

一、慢性中枢性脑卒中后疼痛

1. 定义

中枢性脑卒中后疼痛（central post-stroke pain，CPSP）是卒中后的一种慢性神经性疼痛，属于顽固性中枢性疼痛综合征，特征表现为身体部位的疼痛伴感觉异常，可影响 10%~35% 的脑卒中后患者，多发于急性卒中和大面积病变的患者。

2. 诊断标准

中枢性脑卒中后疼痛目前尚无统一的诊断标准，诊断时主要依靠详细的病史询问、全面细致的体格检查和相关的辅助检查，特别是感觉系统检查。根据《国际头痛分类法》第三版，CPSP 的诊断标准需同时满足以下要求：①卒中病史诊断，主要根据病史、脑卒中症状和体征、CT 或 MRI 等影像学检查结果；②疼痛史，疼痛发生在脑卒中发作时或之后，位于与中枢神经系统相对应的身体部位；③异常感觉，通过多种体感刺激（如热、压力、针刺和震动）获得感官检查的结果；④排除诊断，排除其他原因引起的疼痛，如周围神经源性、伤害性或精神性疼痛等。值得注意的是，诊断时还必须意识到卒中后疼痛有可能不是单一原因引起的，经常是多种原因同时存在。

3.发病机制

CPSP 发病机制目前尚未明确，中枢敏化、中枢脱抑制、丘脑功能改变、丘脑外其他脑区的功能改变及促炎细胞因子和痛觉相关受体的调节等均可能参与 CPSP 的产生和维持。目前被普遍认可的理论是头痛的中枢敏化学说。中枢敏化学说认为，由脊髓-丘脑-皮质通路(STP)组成的感觉系统受损可同时导致组织结构、神经递质、兴奋毒性、炎性反应等改变，这些均可触发神经细胞兴奋性增高，并可导致"中枢敏化"，从而形成慢性疼痛。

4.临床表现

(1)症状出现时间：大部分患者在脑卒中半年内发生 CPSP，有少部分患者会在脑卒中1 年半之后出现 CPSP，极少数患者可能会在脑卒中 10 年后出现 CPSP。

(2)主要症状：CPSP 主要表现为患侧肢体神经性疼痛和感觉障碍，CPSP 一般会出现三种疼痛类型：持续性疼痛；自发间歇性疼痛；痛觉过敏或超感痛觉。

(3)疼痛的性质和程度：大多数 CPSP 会出现烧灼感和其他包括刺痛、撕裂痛、挤压痛、抽痛等症状，这些症状可以是单独存在的，也可以是联合存在的。这些疼痛也可能在一些刺激后而加重，如运动、触摸、温度变化或挤压等。

(4)疼痛的诱因：当病灶位于脑干或丘脑时，疼痛通常较为剧烈。疲劳、运动、压力、寒冷、紧张会导致疼痛加重；休息、分散注意力可使疼痛减轻。部分患者疼痛涉及部位可无明显感觉减退。

5.疼痛的评估

患者疼痛主诉是疼痛评估的金标准，医护人员应鼓励患者表达疼痛的感受和相关病史，以便医护人员更好地评估疼痛的原因、性质、程度等。疼痛评估的原则包括及时评估、全面评估、动态评估。

1)疼痛评估的内容

包括疼痛的部位、程度、性质(如钝痛、刺痛、刀割样痛、烧灼样痛、绞痛等)、时间、伴随症状、加重和缓解因素、既往诊断、既往有无慢性疼痛情况及减轻疼痛的方法等，同时还需评估患者的社会心理因素，包括患者的心理情况、家属和他人的支持情况、患者的经济情况等。

2)疼痛评估的方法

(1)交谈法：主要是通过交谈询问患者疼痛经历和相关健康史和疾病史。首先医护人员应与患者建立良好的医患关系，取得患者的信任，认真听取患者的主诉。询问患者疼痛的部位、性质、持续时间、有无放射痛、疼痛的诱发因素、疼痛对睡眠有无影响、是否采取缓解的措施等情况，尽可能多地了解患者疼痛的情况，以便更好地诊断和治疗。

(2)观察法：医护人员可通过观察患者的表情、体位、面色、睡眠情况及其他症状和体征来评估患者的疼痛程度。患者的疼痛程度往往和活动和体位有关，可通过观察患者的体位来判断患者的疼痛程度。如患者有头痛，可能会出现用手指按压头部或环抱头部来缓解疼痛的现象。此外，患者出现疼痛时还可能发出各种声音，如呻吟声、喘息声、呜咽声、哭泣声等。总之，医护人员应综合患者各种面部表情、面色、行为来判断患者的疼痛情况。

(3)健康评估：医护人员通过视、触、叩、听等方法来检查患者疼痛的情况，还可以通过影像学检查结果综合评估疼痛的病因。

6. 疼痛治疗与管理

中枢性脑卒中后疼痛在临床上主要采用药物治疗、神经调控疗法、神经阻滞疗法、手术治疗等。但是目前中枢性脑卒中后疼痛的临床治疗效果不及其他疾病性疼痛治疗效果，药物治疗仅对部分患者产生缓解疼痛的效果，有些患者对药物治疗不敏感，而临床上神经调控疗法是主要的治疗方法。

1）药物治疗

药物治疗要针对最困扰患者的症状，同时也要考虑可能会引起的不良反应。一般药物从低剂量开始，循序渐进地增加，以提高患者的耐受性。用药的同时主要观察药物的疗效和不良反应，根据病情及时调整药物的用量。要遵医嘱用药，不能私自改变用量和时间，出现不良反应及时就医。

(1)抗抑郁药：一般是中枢性脑卒中后疼痛临床治疗的首选药物。三环类抗抑郁药物（阿米替林）是最常见的药物，其在临床上应用广泛，可有效地缓解患者的疼痛，但是其存在着不可避免的不良反应，如恶心、呕吐、消化不良等消化道症状，以及尿潴留、嗜睡等不良反应。还有一些其他的抗抑郁药，如文拉法辛、度洛西汀等对中枢性脑卒中后疼痛有一定的疗效，但是其效果没有阿米替林的效果好，但是其不良反应更轻一点。所以，在临床上要根据患者的情况采用合适的药物。

(2)抗惊厥药：抗惊厥药的作用机制是通过降低中枢神经元的兴奋性来达到镇痛的作用。常见的药物有加巴喷丁、普瑞巴林等，这两种药物都是作用于突触前膜的电压门控型钙离子通道以/来发挥镇痛作用的。不同药物的疗效也有所不同，所产生的不良反应的严重程度也是不同的。

(3)抗癫痫药：目前抗癫痫药物的治疗机制还未完全明确，但是抗癫痫药在中枢性脑卒中后疼痛的治疗中起着重要的作用。有传统药物和新型药物之分。传统药物包括卡马西平、苯巴比妥、苯妥英、丙戊酸和苯二氮䓬类。新型药物包括非尔氨酯、加巴喷丁、奥卡西平、普瑞西平等。

(4)其他的药物：包括中药治疗。中医认为中枢性脑卒中后疼痛是风痰阻络、寒邪客体的实证或者气血亏虚不荣的虚证，致机体血脉阻滞不通、经脉运行不畅，发为痛证。辨证施治以醒神开窍、活血散瘀、通络镇痛及滋补肝肾为主。中医中很多中药是通过作用于中枢神经系统而产生镇痛作用。

2）非药物治疗

(1)神经调控疗法：对大脑相应区域进行条件刺激，通过调节大脑功能产生镇痛作用。该疗法分无创和微创两种，适用于中枢性脑卒中后疼痛药物疗效不佳的患者。无创的神经调控疗法包括经颅磁刺激（TMS）及经颅直流电刺激（tDCS）等。微创疗法有运动皮质电刺激（MCS）、深部脑刺激（DBS）和脊髓电刺激（SCS）等。TMS 是通过磁场实现对大脑皮质或深部的脉冲刺激，通过改变频率的高低和调节刺激部位，以达到改变皮质兴奋性的高低。tDCS 通过在头皮上施加低强度直流电，引起脑内神经元的兴奋，从而实现镇痛目的，其作用靶点也在 M1 区。MCS 的刺激治疗靶点位于运动皮质，但其镇痛机理目前仍尚不明确。

DBS是把电极放入脑内特定部位,例如中脑导水管周围灰质区、丘脑腹后内侧核和腹后外侧核、内囊等,通过刺激深部核团而达到镇痛目的。SCS是将电极植入脊髓椎管内,通过干扰外周伤害性信号向皮质的传递来治疗外周神经痛。

(2)神经阻滞疗法:可以阻断伤害性信息的传导,同时可以加速血液循环,临床也被证明有较好的镇痛效果。神经阻滞治疗方式包括药物神经阻滞和物理神经阻滞两种方式。常用的药物有0.25%~0.5%利多卡因或普鲁卡因等,常用的物理方法有热凝、冷凝、压迫等。

(3)外科手术:主要是根据功能损伤的部分进行不同部位的手术。常见的脑部手术有内外侧丘脑切断术、中脑传导束毁损术、扣带回前部切除术和皮质切除术等。手术疗法对中枢性脑卒中后疼痛有一定的疗效,但是其安全性还有待研究。

7. 护理措施

中枢性脑卒中后疼痛的治疗应以缓解疼痛为目的,及时诊断,具体治疗方案应在医生与患者共同决定的基础上采取循序渐进的步骤。

(1)病因护理:慢性疼痛形成的原因通常非常复杂,一般不能彻底解决,只能通过药物和非药物治疗来缓解。当药物治疗和物理治疗等治疗方法疗效不明显时,医护人员应结合心理护理的方法给予患者更多的安慰和鼓励,来缓解疼痛、提高患者的生活质量。一般治疗慢性疼痛采取多模式镇痛和多学科联合治疗方法。

(2)疼痛护理:耐心倾听患者的主诉,采用疼痛程度数字评分法或视觉模拟评分法进行评估,准确记录疼痛的部位、性质、程度、持续时间及有无伴随症状等。轻中度疼痛时,可辅导患者进行深呼吸,深吸一口气再缓慢呼出,呼吸时闭合双眼,保持放松。转移注意力达到缓解疼痛的目的,可听音乐、看电影等促进心情愉悦。中重度疼痛时,可使用有效止痛药物。对出现烦躁、焦虑等不良情绪的患者,家属要尽量陪伴身边,提供心理支持,必要时在医师允许下适当使用抗焦虑抑郁药物。同时可使用一些非药物治疗的方法,比如神经调控疗法、神经阻滞疗法等,综合地缓解患者疼痛。

(3)睡眠护理:约有九成中枢性脑卒中后疼痛患者存在睡眠障碍,医护人员应关注患者睡眠质量,指导患者避免睡前进食过饱或不足,避免睡前饮酒、喝咖啡、喝浓茶等;白天保持适当的活动或运动,夜间按时上床睡觉,养成良好的睡眠习惯;睡前可用热水泡脚,适当按摩,选择舒适的睡眠用品,调整好卧室的光线、温度、湿度;睡前用热水足浴等。

(4)心理护理:护士应该倾听患者的心声,尊重他们的感受和情绪。在与患者交流时,要给予充分的关注和理解,积极传递支持和鼓励的信息。应向患者提供与疾病相关的信息,帮助他们了解疾病的原因、治疗方法、注意事项及预后等,通过科学的知识传递,减少患者的焦虑和恐惧感。与患者建立情感联系,帮助他们宣泄负面情绪,减轻心理压力。用情绪释放法、情感倾诉法等方式,引导患者表达自己的情感。可以运用恰当的心理护理的方法,比如,安慰剂治疗、暗示疗法、催眠疗法、松弛疗法与生物反馈疗法、认知疗法、行为疗法、认知行为疗法等心理护理方法来缓解患者疼痛。

8. 健康教育

(1)疾病知识指导

向患者详细介绍疾病知识,了解疼痛诱发因素,生活中注意避免诱因和病因,预防疼痛的发生；掌握缓解疼痛的一般方法，比如常规的心理治疗方法、行为疗法等。平时生活中注意保持良好的生活习惯，饮食宜低盐低脂、易消化、富营养；平时保持适当的运动，但是不能过度锻炼，以免诱发疼痛；心态上要放松，避免压力过大。心理压力过大、过于紧张也易导致疼痛的发生。

（2）用药指导

指导患者正确使用镇痛药物，如用药方法、用药最佳时间、用药剂量等，患者不能擅自改变用药的剂量、不能擅自停药；指导患者准确描述治疗后效果，比如说，一些疼痛的征象（面色苍白、出冷汗等）减轻或消失，适应能力增强，身体状态改善，食欲增强，睡眠质量改善，自理能力增强等；指导患者了解所用药物的不良反应，如出现不良反应及时就医。

二、多发性硬化症相关疼痛

1.定义

多发性硬化症（multiple sclerosis，MS）是一种以中枢神经系统（CNS）炎性脱髓鞘病变为主要特点的免疫介导性疾病，病变主要累及白质。多发性硬化症在临床上会出现反复发作和缓解的病程。病程迁延，导致疼痛出现在疾病的各个不同阶段，会长期影响患者的生活质量，会加重多发性硬化症本身所造成的神经功能缺损，延缓患者的康复。多发性硬化症相关疼痛是指因多发性硬化症引起的疼痛，会出现在多发性硬化症的不同阶段。

2.诊断标准

MS相关疼痛的诊断通常是基于患者的症状描述和临床表现及常规检查，通常是无法直接测量或定量疼痛的。疼痛可能是多发性硬化症的一种症状，但并非所有患者都会经历。多发性硬化症相关的疼痛通常是由神经系统的损害而引起的，可能表现为多种类型的疼痛，如神经性疼痛、抽搐性疼痛、肌肉痉挛等。多发性硬化症性疼痛的诊断通常是基于症状的主观描述和神经系统的临床表现。由于缺乏直接客观的疼痛测量指标，诊断需要仔细的临床评估和排除其他可能性的病因。诊断多发性硬化症性疼痛可以通过以下方式：

（1）症状描述：可以通过患者描述疼痛的类型、部位、程度、性质等，疼痛的强度评估、持续时间和频率的记录，是否与患者的日常功能和生活质量相关联，结合医生的临床经验及相关辅助检查来诊断。

（2）神经系统检查：包括神经学检查，发现可能存在的感觉异常、运动障碍、反射异常等神经系统相关的异常，辅助医生诊断。

（3）影像学检查：虽然不能直接用于疼痛的诊断，但MRI扫描可以显示多发性硬化症的病灶，与症状的出现和发展相关。

（4）排除其他原因：诊断多发性硬化症性疼痛需要排除其他可能导致类似症状的病因，如感染、其他神经系统疾病等。

表 7-3-1　成人多发性硬化症诊断标准

临床表现	诊断 MS 所需辅助指标
≥2 次发作；有≥2 个病变的客观临床证据	无
≥2 次发作；1 个病变的客观临床证据（并且有明确的历史证据证明以往的发作涉及特定解剖部位的一个病灶）	无
≥2 次发作；具有 1 个病变的客观临床证据 1 次发作；具有≥2 个病变的客观临床证据	通过不同 CNS 部位的临床发作或 MRI 检查证明了空间多发性 通过额外的临床发作或 MRI 检查证明了时间多发性，或具有脑脊液寡克隆带的证据
有 1 次发作；存在 1 个病变的客观临床证据	通过不同 CNS 部位的临床发作或 MRI 检查证明了空间多发性，并且通过额外的临床发作或 MRI 检查证明了时间多发性或具有脑脊液寡克隆带的证据
提示 MS 的隐匿的神经功能障碍进展（PPMS）	疾病进展 1 年（回顾性或前瞻性确定），同时具有下列 3 项标准中的 2 项：①脑病变的空间多发证据；MS 特征性的病变区域（脑室周围、皮层/近皮质或幕下）内≥1 个 T_2 病变；②脊髓病变的空间多发证据：脊髓≥2 个 T_2 病变；③脑脊液阳性（等电聚焦电泳显示寡克隆区带）

3. 病因与发病机制

MS 是一种中枢神经系统的慢性炎症性疾病，其病因和发病机制涉及免疫系统攻击神经髓鞘，导致多个部位的神经损伤。多发性硬化症患者中常伴随着疼痛症状，这些疼痛可能源于多种因素，包括神经髓鞘的破坏、中枢神经系统的炎症、神经元超兴奋、神经病理性痛、中枢和外周神经的脱髓鞘、感觉和运动通路的交叉影响，以及神经元和神经纤维的萎缩等多个因素的综合作用。这些机制共同导致了多发性硬化症患者疼痛的复杂表现。

（1）神经髓鞘破坏：多发性硬化症的免疫性攻击主要导致神经髓鞘的破坏，形成硬化斑块（sclerosis plaque），这种破坏中断了神经冲动的传导，可能引发异常的神经冲动，导致疼痛感。神经髓鞘的丧失增加了神经元的兴奋性，可能导致异常的电信号传递，诱发疼痛的感觉。

（2）中枢神经系统炎症：在多发性硬化症的病程中，中枢神经系统的慢性炎症是疼痛发生的另一个关键机制。炎症引起局部免疫反应，释放炎性介质，可能激发神经元的感觉异常。中枢神经系统的炎症可导致神经元的异常活化，增加神经传递的感知性，从而引起不适和疼痛。

（3）神经元超兴奋：多发性硬化症可能导致神经元超兴奋，使其对刺激更为敏感。这可能与神经元膜的离子通道改变有关，增加了神经元放电的风险。神经元超兴奋可能导致异常的神经冲动，使患者对正常刺激产生过度的疼痛感知。

（4）神经病理性痛：多发性硬化症性疼痛通常被归类为神经病理性痛，这是由神经系统结构和功能的异常引起的。这可能包括神经元和神经纤维的异常增加、减少或失去，以及对伤害刺激的异常敏感性。神经病理性痛是 MS 患者中常见的疼痛类型，通常表现为刺痛、针刺、灼烧感等感觉异常。

（5）中枢和外周神经的脱髓鞘：多发性硬化症引起的脱髓鞘可能发生在中枢神经系统和外周神经系统，导致神经冲动传导异常。这可能增加疼痛的发生。脱髓鞘影响了神经冲动的传导速度和效率，可能导致异常的感觉体验和疼痛感。

（6）感觉和运动通路的交叉影响：多发性硬化症导致了感觉和运动通路的相互交叉，使患者在感觉上的异常可能引起疼痛感。这种通路的交叉可能导致感觉信号被错误地解释为疼痛信号，从而增加了对疼痛的感知。

（7）中枢和外周神经的萎缩：多发性硬化症的进展可能导致神经元和神经纤维的萎缩，影响神经冲动的传导。神经元和神经纤维的萎缩可能导致疼痛阈值的下降，使患者更容易感受到疼痛。

4. 风险因素

（1）疾病的严重程度：多发性硬化症的病程和严重程度因人而异。一些研究表明，多发性硬化症患者中，疼痛的发生与疾病的严重程度有关。较为严重或进展较快的病例可能更容易出现疼痛症状。

（2）病程类型：多发性硬化症有不同的病程类型，包括复发-缓解型、次级进行性型和原发进行性型。一些研究发现，次级进行性型和原发进行性型的患者更容易经历疼痛，而复发-缓解型的患者疼痛风险较低。

（3）病变位置：多发性硬化症引起的病变可以出现在中枢神经系统的不同部位。病变影响到疼痛感知和传递的区域可能增加疼痛的风险。

（4）性别：研究表明，女性患者更容易经历多发性硬化症相关的疼痛。

（5）年龄：年龄可能与多发性硬化症相关的疼痛风险有关。一般而言，年龄较大的患者可能更容易出现疼痛症状。

（6）共病症：同时存在其他疾病的患者，如抑郁症、焦虑症或其他慢性疾病，可能更容易经历多发性硬化症性疼痛。

（7）遗传因素：遗传因素在多发性硬化症的发病机制中可能发挥一定作用，而一些研究也探讨了遗传因素与疼痛的关联。

5. 临床表现

MS 相关疼痛症状主要包括疼痛部位不确定、疼痛感觉异常、疼痛性质不明确等。疼痛的类型和严重程度也因患者而异，而且多发性硬化症的病程也是多样化的，不同病程疼痛的类型和严重程度也是不同的。

（1）MS 引起的疼痛往往部位是不确定的，可能会表现为多个部位同时出现疼痛，也可能表现为单个部位的疼痛；肌肉、骨骼、关节、肌腱和韧带都可出现疼痛，主要与肌无力、痉挛有关。在长时间提重物后，髋部、腿部和手臂均可出现疼痛和不适。不正确的坐姿和行走方式，也可能会导致背痛。肌无力和肌痉挛可能会引起痉挛，可能会引起疼痛或抽筋，一般多见于腋下和下肢。一些多发性硬化症患者可能经历全身性的疼痛，这可能是由中枢神经系统的广泛受累引起的，而且这种疼痛可能被描述为一种深层的、持续的不适感。

（2）MS 由于神经系统损伤可能经历感觉异常，这些异常有时会转化为疼痛感。多发性硬化症患者往往会伴随着感觉异常（麻木感、烧灼感、针刺感或踩棉花感），有时伴随痛觉过敏，会有肢端麻木、局部肌肉痉挛、肢体麻木、无力等症状。

（3）MS 患者的疼痛性质不明确，可能会表现为难以忍受的疼痛，也可能会表现为难以定位的疼痛，还可能会表现为刺痛、烧灼感、刀割样疼痛、电击样疼痛等。

（4）MS 患者的疼痛通常是间歇性的，可能出现阵发性的加剧和缓解。触发因素可能与疾病暴发、感染、过度疲劳或情绪不良、压力大等因素有关。

6. 疼痛治疗与管理

MS 为缓慢进行性疾病，其治疗为长期过程，目前尚无治愈的方式，所以对于多发性硬化症引起的疼痛的治疗，多以缓解和减轻疼痛为目的。可以通过综合的治疗和管理方法来缓解。包括药物治疗、物理疗法和康复、心理治疗和支持、热疗与冷疗、饮食与营养等方法。

（1）药物治疗（见表 7-3-2）：包括抗抑郁药物、抗惊厥药物、抗痉挛药物、神经系统药物等。抗抑郁药物可以考虑选择特定的抗抑郁药物，如氟西汀，对于神经痛的缓解可能有效。抗惊厥药物可以考虑类似卡马西平和盐酸哌甲酯等，可以用于管理神经痛。抗痉挛药物如巴氏夫通和蒙特卡特，有助于减轻肌肉痉挛引起的疼痛。抗癫痫药物可以考虑类似盐酸哌甲酯的药物，以调控神经系统的异常活动，从而减轻疼痛。镇痛药物包括对乙酰氨基酚和非甾体抗炎药，可在一些情况下提供疼痛缓解。这些药物都需在医生的指导下进行使用，根据疼痛等级进行评估选择合适的药物。定期评估药物的疗效和不良反应，同时要注意了解药物的不良反应，合理规范用药。

（2）物理疗法和康复：通过改善肌肉功能、姿势和运动技巧，调整神经系统，以及提供疼痛缓解技巧的教育，可以显著减轻 MS 患者的疼痛感。这种综合性的治疗方法有助于提高患者的生活质量，并促使他们更好地适应疾病。物理治疗师通过设计专门的拉伸和强化运动来改善肌肉的弹性和力量，从而减轻痉挛和疲劳感。康复计划中的定制训练，如平衡训练和协调性运动，有助于改善患者的运动控制，也可以减少不适和疼痛。物理治疗师可以评估患者的需要，推荐和教授患者使用辅助设备，如拐杖或助行器，以减轻运动中的负担，降低疼痛感。还可以推荐使用一些适应性工具，如握力较轻的工具或调整高度的家具，以改善日常生活中的活动并减少疼痛。

（3）心理治疗和支持：通过认知行为疗法等心理治疗形式，帮助患者应对疼痛引起的情绪反应，提高应对能力；也可以鼓励患者参与支持团体，提供与其他患者分享经验和获得情感支持的机会，通过减轻患者的心理孤独来缓解患者的疼痛；可以教授患者各种疼痛缓解技巧，包括深呼吸、渐进性肌肉松弛和冥想，以帮助患者主动管理疼痛。

（4）热疗与冷疗：应用热敷或冷敷可以缓解肌肉痉挛和疼痛，但应根据个体的反应进行及时的调整，在应用的过程中注意防止烫伤或冻伤。

表 7-3-2　国际上已批准上市的用于多发性硬化症的疾病修正治疗药物

药物	适应证	给药途径	推荐剂量和频率
DMT 注射剂			
干扰素 β-1b	RRMS 和有 MRI 证据提示 MS 的 CIS	皮下注射	250 μg，隔日 1 次
干扰素 β-la	RRMS 和有 MRI 证据提示 MS 的 CIS	肌内注射	30 μg，每周 1 次
干扰素 β-la	RRMS	皮下注射	22 μg 或 44 μg，每周 3 次
聚乙二醇干扰素 β-la	RRMS	皮下注射	125 μg，每两周 1 次
醋酸格列默	RRMS	皮下注射	20 mg，1 次/d；40 mg，每周 3 次
那他珠单抗	RRMS	静脉注射	300 mg，每四周 1 次
阿仑单抗	RRMS 和有复发的 SPMS	静脉注射	第 1 周期：12 mg，1 次/d，连续 5 d；第 2 周期：第 1 周期结束 1 年后，12 mg，1 次/d，连续 3 d；以后，150 mg，每月 1 次
奥瑞珠单抗	RRMS、PPMMS	静脉注射	首剂：300 mg（D1）300 mg（D15）；以后：600 mg，每 6 个月 1 次
米托蒽醌	RRMS、恶化的 RRMS 和 SPMS	静脉注射	12 mg/m^2，每 3 个月 1 次
DMT 口服制剂			
芬戈莫德	RRMS	口服	0.5 mg，1 次/d
特立氟胺	RRMS 和有复发的 SPMS	口服	7 mg 或 14 mg，1 次/d
富马酸二甲酯	RRMS	口服	240 mg，2 次/d

7. 护理措施

（1）病情监测：定期评估患者的疼痛症状，了解其性质、强度和频率，这有助于制定个性化的护理计划。可以通过写疼痛日记的方式，要求患者记录疼痛的发生时间、持续时间、疼痛的性质（刺痛、酸痛等）以及可能的诱因。这有助于医生了解疼痛的模式，进而调整治疗方案。还可以通过患者自我报告、临床检查、影像学和实验室检查等方式监测病情变化，可以更全面地了解多发性硬化症性疼痛的病情，并为治疗提供有针对性的信息。这种综合性的监测有助于制定个体化治疗方案，提高患者的生活质量。

（2）疼痛护理：耐心倾听患者的主诉，采用疼痛程度数字评分法进行评估，准确记录疼痛的部位、性质、程度、持续时间及有无伴随症状等。轻中度疼痛时，可辅导患者进行深呼吸，深吸一口气再缓慢呼出，呼吸时闭合双眼，保持放松。转移注意力达到缓解疼痛的目的，可通过听音乐、看电影等促进心情愉悦。中重度疼痛时，可使用有效止痛药物。对出现烦躁、焦虑等不良情绪的患者，家属要尽量陪伴身边，提供心理支持。必要时，患者可在医生的允许下适当服用抗焦虑抑郁药物。

（3）用药护理：通过药物缓解疼痛，包括抗抑郁药、抗惊厥药和抗痉挛药。注意监测药物的副作用，确保药物管理的有效性和安全性。这些药物都需在医生的指导下进行使用，根据疼痛等级进行评估选择合适的药物。定期评估药物的疗效和不良反应，同时要注意了解药物的不良反应，合理规范用药。

（4）心理护理：提供心理支持，帮助患者应对疼痛引起的情绪反应。心理治疗可以教授应对疼痛的技能，提高患者的心理韧性。通过认知行为疗法等心理治疗形式帮助患者应对疼痛引起的情绪反应，提高应对能力。鼓励患者多参与团体活动，通过减轻患者的心理孤独来缓解患者的疼痛；可以教授患者各种疼痛缓解技巧，包括深呼吸、渐进性肌肉松弛和冥想，以帮助患者主动管理疼痛。

（5）休息与活动：多发性硬化症患者在面对疼痛时，运动可以被视为一种辅助治疗手段，但需要根据个体情况和症状调整。可以制定个体化的运动计划，但要考虑到患者的身体状况、疼痛程度以及运动能力，而且每个人的症状和反应都可能不同，因此需要根据具体情况进行调整。一般建议进行低强度的有氧运动，如散步、游泳或骑自行车。这有助于改善心肺健康。还可以进行一些平衡和柔韧性训练（如瑜伽、普拉提和简单的平衡练习）以减少过度疲劳和关节压力，以此来减轻疼痛。运动的过程中要实时监测运动计划的效果，有任何不适立即停止，并随时与医生或物理治疗师沟通，以便及时调整方案。

（6）饮食护理：MS 患者的饮食护理对于缓解疼痛、提高生活质量至关重要。尽管饮食不能直接治愈 MS，但合理的饮食选择可以对症状管理和整体健康产生积极影响。选择富含抗氧化剂和抗炎成分的食物，如深色蔬菜、水果（尤其是浆果）、坚果和鱼类；增加 Omega-3 脂肪酸摄入，可通过食用鲑鱼、亚麻籽、核桃等食物或鱼油补充；控制体重，避免肥胖，因为过重可能加重关节负担从而增加患者疼痛感；采用均衡饮食，避免高糖分和高脂肪食物；确保足够的钙和维生素 D 摄入，以促进骨骼健康，可以通过多食用奶制品、鱼类、绿叶蔬菜或补充维生素 D 来实现；由于多发性硬化症患者可能存在维生素 B_{12} 缺乏的风险，因此可考虑增加维生素 B_{12} 的摄入，如食用红肉、鸡蛋、奶制品或补充剂。总体而言，饮食护理对于多发性硬化症性疼痛的患者至关重要，具体的饮食方案应根据个体差异和专业医生的建议来制定。

8. 健康教育

（1）疾病知识指导：向患者介绍 MS 相关疼痛的类型、症状体征、风险因素、治疗方法、自我管理等，让患者充分了解疾病的知识，预防疾病复发、改善生活方式、促进疾病预后。了解疼痛诱发因素，生活中注意避免诱因和病因，预防疼痛的发生；掌握缓解疼痛的一般方法，比如常规的心理治疗方法、行为疗法等。养成良好的生活方式和习惯，选择合理的饮食，保持适当的运动。

（2）用药指导：指导患者正确使用镇痛药物，如用药方法、用药最佳时间、用药剂量等，不能擅自改变用药的剂量、不能擅自停药；指导患者准确描述治疗后效果，比如说，一些疼痛的征象（面色苍白、出冷汗等）减轻或消失，适应能力增强，身体状态改善，食欲增强，睡眠质量改善，自理能力增强等；指导患者了解所用药物的不良反应，如出现不良反应及时就医。

（3）心理支持：告知患者家属向患者提供一定的心理支持，帮助患者应对疼痛引起的情绪反应；强调寻找支持群体和社会资源的重要性，与其他患者分享经验和建议，减轻患者心理孤独感，给予患者一定的社会支持，帮助患者度过艰难时刻，在患者需要支持时及时给予帮助。另外，可以通过认知行为疗法等心理治疗方法帮助患者应对疼痛引起的情绪反应。可以教授患者各种疼痛缓解技巧，包括深呼吸、渐进性肌肉松弛和冥想，以帮助患者主动管理疼痛，提高患者的生活质量。

三、脑损伤后慢性中枢神经痛

1.定义
创伤性颅脑损伤（traumatic brain injury，TBI）是外部机械力导致身心和认知功能暂时或永久性损害，引起患者脑组织的结构破坏或者功能紊乱的神经系统疾病。慢性中枢神经痛是一种在中枢神经系统（主要是大脑和脊髓）损伤或异常激活后持续存在的疼痛症状。脑损伤后慢性中枢神经痛是指在患者经历了脑损伤后，持续存在并影响其生活质量的中枢神经系统源性疼痛。

2.诊断标准
脑损伤后慢性中枢神经痛的诊断通常是一个排除性、复杂的过程，因为这种疾病的症状可能与其他神经系统疾病相似，需要医疗专业人员进行详细的评估。综合考虑临床表现、病史、神经影像学和神经生理学测试的结果，才可以更准确地进行诊断。诊断脑损伤后慢性中枢神经痛可以通过以下方式：

（1）病史和症状描述：收集患者的详细病史，包括脑损伤的性质、发生时间、症状的开始和发展过程，以及其他可能的相关医疗信息。通过患者描述疼痛的类型、部位、程度、性质等，疼痛的强度评估、持续时间和频率的记录，是否与患者的日常功能和生活质量相关联，结合医生的临床经验及相关辅助检查来诊断。

（2）神经系统检查：包括神经学检查，以评估感觉、运动、反射和其他神经功能。有助于确定中枢神经系统是否存在异常。

（3）影像学检查：神经影像学检查，如磁共振成像（MRI）或计算机断层扫描（CT扫描），可能被用来检查脑损伤的位置和程度。虽然这些成像研究不能直接用于疼痛的诊断，但有助于排除其他可能的病因，如结构性损伤或肿瘤等。

（4）神经生理学测试：神经传导速度测定（NCS）和肌电图（EMG）等神经生理学测试可能有助于评估神经传导和神经肌肉功能，以检测任何异常。

（5）疼痛评估：医生可能使用不同的疼痛评估工具以量化患者的疼痛感知和影响。

（6）排除其他原因：诊断多发性硬化症性疼痛需要排除其他可能导致类似症状的病因，如感染、其他神经系统疾病等。

3.病因与发病机制
脑损伤后慢性中枢神经痛的机制是一个复杂的过程，涉及多个因素导致神经系统的异常激活和信号传导。脑损伤患者常伴随着疼痛症状。这些疼痛可能源于多种因素，包括神经可塑性改变、中枢神经系统的异常放电、神经炎症和损伤、神经通路改变和神经调控失衡等多个因素的综合作用。这些机制共同导致了脑损伤患者疼痛的复杂表现。确切的机制尚不完全清楚，以下是可能导致这种疼痛的一些假设性机制：

（1）神经可塑性改变：脑损伤可能导致神经元和突触的可塑性变化。这包括突触后膜的异常兴奋性增加、突触传递物质（如谷氨酸、丝氨酸等）的释放异常以及神经递质（如谷氨酸、GABA等）水平的改变。

（2）中枢神经系统的异常放电：脑损伤可能导致神经元的异常放电，产生不正常的神经冲动和信号传导。这种异常放电可能导致疼痛感知过度敏感或者异常扩散，引发慢性疼痛。

（3）神经炎症和损伤：脑损伤后可能伴随有神经组织的炎症反应，导致局部免疫细胞的激活和促炎因子的释放。这些炎症因子可能对神经元产生负面影响，增加神经元的兴奋性，从而引发疼痛。

（4）神经通路改变：脑损伤可能导致神经通路的改变，包括感觉神经通路和调控疼痛的神经递质系统。这可能导致疼痛信号的异常传递和加强。

（5）神经调控失衡：脑损伤可能导致中枢神经系统的神经调节失衡，包括对疼痛的调节和抑制机制的异常。这可能导致疼痛信号的过度传递和感知。

4. 临床表现

脑损伤后慢性中枢神经痛的临床表现可以因个体差异而异，明显影响患者的生活质量，一般包括以下常见症状。

（1）持续性疼痛：慢性脑损伤后疼痛常伴有脑震荡后综合征特征，疼痛通常是持续存在的，不仅在活动时发生，休息时也可能出现。

（2）脑损伤后慢性中枢神经痛的性质：疼痛性质一般是不明确的，可能以刺痛、灼热感、电击感或钻刺感等形式出现，因个体差异而异。

（3）脑损伤后慢性中枢神经痛的部位：慢性脑损伤后疼痛通常为中度疼痛，多为双侧，且局限于额部，最常见的头痛呈搏动性和压迫性。除头部疼痛外，其他常见的疼痛部位有背部、手臂、腿部、关节等，主要表现为肌肉骨骼疼痛。这是慢性中枢神经痛的主要症状。

（4）感觉异常：脑损伤后慢性中枢神经痛往往会伴随着感觉异常（麻木、烧灼、针刺感或踩棉花感），有时伴痛觉过敏，会有肢端麻木、部分肌肉痉挛、肢体麻木、无力等症状。这可能导致正常触碰或轻微的刺激引发疼痛感觉。

（5）运动障碍：患者可能经历运动障碍，如肌肉痉挛、僵硬或运动困难。这些运动障碍可能与神经系统的异常激活和调控失衡有关。

5. 疼痛治疗与管理

脑损伤后慢性中枢神经痛的治疗和管理是一个复杂而综合的过程，通常需要多学科的协作。脑损伤后慢性中枢神经痛为缓慢进行性疾病，其治疗为长期过程，目前尚无治愈的方式，但是对于脑损伤引起的疼痛的治疗，多以缓解和减轻疼痛为目的。可以通过综合的治疗和管理方法来缓解，包括药物治疗、物理疗法、神经刺激治疗、心理支持、替代疗法、康复团队协作等方法。

（1）药物治疗：包括镇痛药物、抗抑郁和抗焦虑药物、抗惊厥药物。镇痛药物包括NSAIDs，用于减轻疼痛感知。抗抑郁和抗焦虑药物有助于处理与慢性疼痛相关的情绪问题。对于伴随的癫痫活动，抗惊厥药物可能有一定效果。这些药物都需在医生的指导下进行服用，根据疼痛等级进行评估选择合适的药物。定期评估药物的疗效和不良反应，同时要注意了解药物的不良反应，合理规范用药。

（2）物理疗法：通过运动、伸展和其他物理疗法来帮助改善运动功能、减轻肌肉痉挛和促进康复。制定科学有效的康复计划可以帮助患者逐步恢复日常生活功能，物理治疗师通过设计专门的拉伸和强化运动来改善肌肉的弹性和力量，从而减轻痉挛和疲劳感。康复计划中的定制训练，如平衡训练和协调性运动，有助于改善患者的运动控制，也可以减少不适和疼痛。

（3）神经刺激治疗：包括经皮电刺激和脑电刺激。经皮电刺激通过电流刺激神经，以减轻疼痛感知。脑电刺激是针对中枢神经系统的电刺激，可能有助于调节神经信号。

（4）心理支持：通过认知行为疗法等心理治疗形式，帮助患者应对疼痛引起的情绪反应，提高应对能力；也可以鼓励患者参与支持团体，提供与其他患者分享经验和获得情感支持的机会，通过减轻患者的心理孤独来缓解患者的疼痛；可以教授患者各种疼痛缓解技巧，包括深呼吸、渐进性肌肉松弛和冥想，以帮助患者主动管理疼痛。同时注重加强社会支持，家庭支持、社交支持和心理社会服务可以帮助患者有效地应对生活中的挑战，提高患者康复的依从性。

（5）血压管理：脑损伤后头痛的部分原因可能是没有很好地控制血压。一般对于脑损伤的患者血压不宜控制得过低，要保持适当的脑灌注。当收缩压范围大于 180~200 mmHg 或舒张压范围大于 110~120 mmHg 时才考虑适度干预治疗，同时注意降低血压后，因脑灌注压降低，可能进一步加重脑缺血。

（6）康复团队协作：脑损伤慢性中枢神经痛患者可以通过多学科团队（包括神经科医生、疼痛管理专家、康复医生、物理治疗师和心理医生等）多学科协作，以提供科学的、全面的康复治疗。

6. 护理措施

（1）病情监测：定期评估患者的疼痛症状，了解其性质、强度和频率，这有助于制定个性化的护理计划。可以通过写疼痛日记的方式，要求患者记录疼痛的发生时间、持续时间、疼痛的性质（刺痛、酸痛等）以及可能的诱因。这有助于医生了解疼痛的模式，进而调整治疗方案。还可以通过患者自我报告、临床检查、影像学和实验室检查等方式监测病情变化，可以更全面地了解脑损伤慢性中枢神经痛的病情，并为治疗提供有针对性的信息。这种综合性的监测有助于制定个体化治疗方案，提高患者的生活质量。

（2）疼痛护理：耐心倾听患者的主诉，采用疼痛程度数字评分法进行评估，准确记录疼痛的部位、性质、程度、持续时间及有无伴随症状等。轻中度疼痛时，可辅导患者进行深呼吸，深吸一口气再缓慢呼出，呼吸时闭合双眼，保持放松。转移注意力达到缓解疼痛的目的，可听音乐、看电影等促进心情愉悦。中重度疼痛时，可使用有效止痛药物，对出现烦躁、焦虑等不良情绪的患者，家属要尽量陪伴身边，提供心理支持。必要时患者可在医师允许下适当服用抗焦虑抑郁药物。

（3）用药护理：通过药物缓解疼痛，包括镇痛药、抗抑郁药和抗惊厥药。注意监测药物的副作用，确保药物管理的有效性和安全性。这些药物都需在医生的指导下进行使用，根据疼痛等级进行评估选择合适的药物。定期评估药物的疗效和不良反应，同时要注意了解药物的不良反应，合理规范用药。

（4）心理护理：提供心理支持，帮助患者应对疼痛引起的情绪反应。心理治疗可以教授应对疼痛的技能，提高患者的心理韧性。通过认知行为疗法等心理治疗形式，帮助患者应对疼痛引起的情绪反应，提高应对能力。鼓励患者多参与团体活动，通过减轻患者的心理孤独来缓解患者的疼痛；可以教授患者各种疼痛缓解技巧，包括深呼吸、渐进性肌肉松弛和冥想，以帮助患者主动管理疼痛。同时注重加强社会支持，家庭支持、社交支持和心理社会服务可以帮助患者有效地应对生活中的挑战，提高患者康复的依从性和自我管理的能力。

（5）休息与活动：首先评估患者的活动耐力情况，根据患者病情制定个体化的运动计划，但要考虑到患者的身体状况、疼痛程度以及运动能力，而且每个人的症状和反应都可能不同，因此需要根据具体情况进行调整。一般建议进行低强度的有氧运动，如散步、游泳或骑自行车。这有助于改善心肺健康。还可以进行一些平衡和柔韧性训练（如做瑜伽、普拉提）和简单的平衡练习以减少过度疲劳和关节压力，以此来减轻疼痛。运动的过程中要实时监测运动计划的效果，有任何不适立即停止，并随时与医生或物理治疗师沟通，以便及时调整方案。

7. 健康教育

（1）疾病知识指导：向患者介绍脑损伤慢性中枢神经痛的类型、症状体征、风险因素、治疗方法、自我管理等，让患者充分了解疾病的知识，预防疾病复发、改善生活方式、促进疾病预后。了解疼痛诱发因素，生活中注意避免诱因和病因，预防疼痛的发生；掌握缓解疼痛的一般方法，比如常规的心理治疗方法、行为疗法等。养成良好的生活方式和习惯，选择合理的饮食，保持适当的运动。

（2）血压管理：脑损伤患者血压控制至关重要。告知患者血压控制的重要性，教会患者学会血压自我管理。告知患者血压相关知识及血压的控制范围、高血压的诱因及危险因素、如何避免或降低危险因素。让患者养成健康的生活方式，介绍健康饮食，包括低钠、低脂、高纤维的饮食；强调规律的体育锻炼，如有氧运动和力量训练；强调体重管理对于降低血压的重要性；强调戒烟对血压的正面影响，并提倡限制乙醇摄入；探讨减轻压力的方法，如冥想、放松身心的技巧和规律的休息等。

（3）用药指导：指导患者正确使用镇痛药物，如用药方法、用药最佳时间、用药剂量等，不能擅自改变用药的剂量、不能擅自停药；指导患者准确描述治疗后效果，比如说，一些疼痛的征象（面色苍白、出冷汗等）减轻或消失，适应能力增强，身体状态改善，食欲增强，睡眠质量改善，自理能力增强等；指导患者了解所用药物的不良反应，如出现不良反应及时就医。

（4）心理支持：告知患者家属向患者提供一定的心理支持，帮助患者应对疼痛引起的情绪反应；强调寻找支持群体和社会资源的重要性，与其他患者分享经验和建议，减轻患者心理孤独感，给予患者一定的社会支持，帮助患者度过艰难时刻，在患者需要支持时及时给予帮助。另外，可以通过认知行为疗法等心理治疗方法帮助患者应对疼痛引起的情绪反应，可以教授患者各种疼痛缓解技巧，包括深呼吸、渐进性肌肉松弛和冥想，以帮助患者主动管理疼痛，提高患者的生活质量。

参考文献

［1］ HAANPÄÄ M, ATTAL N, BACKONJA M, et al. NeuPSIG guidelines on neuropathic pain assessment ［J］. Pain, 2011, 152(1)：14-27.

［2］ 神经病理性疼痛诊疗专家组.神经病理性疼痛诊疗专家共识［J］.中国疼痛医学杂志, 2013, 19(12)：705-710.

［3］ ROZEN T D. Trigeminal neuralgia and glossopharyngeal neuralgia［J］. Neurol Clin. 2004, 22(1)：185-206.

［4］ 周围神经病理性疼痛诊疗中国专家共识［J］.中国疼痛医学杂志, 2020, 26(5)：321-328.

［5］ TREEDE R D, JENSEN T S, CAMPBELL J N, et al. Neuropathic pain：redefinition and a grading system for clinical and research purposes［J］. Neurology, 2008, 70(18)：1630-1635.

［6］ BENNETT M. The LANSS Pain Scale：the Leeds assessment of neuropathic symptoms and signs［J］. Pain. 2001, 92(1-2)：147-157.

［7］ BENNETT M I, SMITH B H, TORRANCE N, et al. The S-LANSS score for identifying pain of predominantly neuropathic origin：validation for use in clinical and postal research［J］. J Pain. 2005, 6(3)：149-158.

［8］ KRAUSE S J, BACKONJA M M. Development of a neuropathic pain questionnaire［J］. Clin J Pain, 2003, 19(5)：306-314.

［9］ BOUHASSIRA D, ATTAL N, ALCHAAR H, et al. Comparison of pain syndromes associated with nervous or somatic lesions and development of a new neuropathic pain diagnostic questionnaire(DN4)［J］. Pain. 2005, 114：29-36.

［10］ FREYNHAGEN R, BARON R, GOCKEL U, et al. Pain DETECT：a new screening questionnaire to identify neuropathic components in patients with back pain［J］. Curr Med Res Opin. 2006, 22：1911-1920.

［11］ PORTENOY R. Development and testing of a neuropathic pain screening questionnaire：ID Pain［J］. Curr Med Res Opin. 2006, 22(8)：1555-1565.

［12］ Headache Classification Committee of the International Headache Society (IHS). The International Classification of Headache Disorders, 3rd edition［J］. Cephalalgia：an international journal of headache, 2018, 38(1).

［13］ 于生元, 万有, 万琪, 等.带状疱疹后神经痛诊疗中国专家共识［J］.中国疼痛医学杂志, 2016, 22(3)：161-167.

［14］ 袁建容, 龚泽辉, 蒙利娇, 等.脑卒中后中枢性疼痛的康复治疗研究进展［J］.中国康复医学杂志, 2022, 37(1)：121-124.

［15］ DYDYK A M, MUNAKOMI S. Thalamic pain syndrome［M］. Treasure Island (FL)：Stat Peaels Publishing LLC, 2020.

［16］ 陶毅航, 雷静, 尤浩军.卒中后中枢性疼痛的病理生理机制及治疗［J］.中国疼痛医学杂志, 2023, 29(5)：371-375.

［17］ CHOI H R, AKTAS A, BOTTROS M M. Pharmacotherapy to manage central post-stroke pain［J］. *CNS Drugs*. 2021, 35(2)：151-160.

［18］ 李小寒.基础护理学供本科护理学类专业用第7版全国高等学校教材［M］.北京：人民卫生出版社,

2022, 494.

[19] 章薇, 娄必丹, 李金香, 等. 中医康复临床实践指南·缺血性脑卒中(脑梗死)[J]. 康复学报, 2021, 31(6): 437-447.

[20] 樊碧发. 交感神经阻滞的临床应用原则[J]. 中国疼痛医学杂志, 2004(1): 4-9.

[21] 邱伟, 徐雁. 多发性硬化诊断和治疗中国专家共识(2018版)[J]. 中国神经免疫学和神经病学杂志, 2018, 25(6): 387-394.

[22] 周衡, 张星虎. 多发性硬化性疼痛发生的病因及治疗[J]. 中国康复理论与实践, 2010, 16(8): 733-735.

[23] 喻东山. 神经痛的治疗[J]. 中国神经精神疾病杂志, 2002(1): 77-79.

[24] 周晶, 付红梅. 神经脊髓炎谱系疾病和多发性硬化患者疼痛特点的对比研究[J]. 川北医学院学报, 2019, 34(1): 32-35.

[25] 郭改艳, 薛涛. 普瑞巴林治疗多发性硬化疼痛疗效及安全性评价[J]. 中国药业, 2016, 25(12): 46-48.

[26] 吕岩, 程志祥. 中国慢性创伤后疼痛诊疗指南(2023版)[J]. 全科医学临床与教育, 2023, 21(11): 964-967.

[27] 漆琼瑶, 曾多, 李俊, 等. 普瑞巴林+艾司西酞普兰对脑卒中后中枢神经痛患者疼痛程度、抑郁心理的影响[J]. 中国当代医药, 2022, 29(10): 78-80, 84.

[28] 张阳, Quesada C. 经颅磁刺激对中枢神经痛的影响[J]. 中国康复, 2020, 35(7): 382.

[29] 王惠惠, 李娜, 李燕, 等. 社会支持对乳腺癌幸存者癌症复发恐惧的影响: 心理复原力的中介效应[J]. 军事护理, 2022, 39(10): 17-20.

[30] 崔倩宇, 韩如泉. 创伤性颅脑损伤围术期管理研究进展[J]. 临床麻醉学杂志, 2017, 33(5): 504-507.

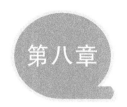

第八章

临终关怀期疼痛的护理管理

第一节　临终关怀概述

1.定义

临终关怀(palliative care)是一种为终末期患者及其家属提供身心照顾和人文关怀的服务,旨在减轻患者的痛苦和不适,提高他们在临终前的生活质量,帮助他们有尊严地离开这个世界。主要包括对患者的生理、心理、社会和精神等多方面的评估和干预,以及对家属的支持性照顾。

2.服务对象

大部分为癌症患者,其次为预后不良的晚期患者,如艾滋病患者,运动神经元疾病患者,心、肺、肝、肾等晚期疾病患者,以及老年慢性病患者。

3.特点

(1)临终关怀以患者为中心,其主要对象是不可逆转的临终患者。

(2)临终关怀的主要目的不是治疗或治愈疾病,而是减轻患者的身心痛苦。

(3)临终关怀不仅关心患者,而且也关心患者家属的身心健康。

(4)临终关怀的服务团队以医务人员为主,同时有患者家属、社会团体和各界人士等大量社会志愿者参加,已成为一项社会公益事业。

4.主要内容

(1)药物治疗:主要是使用止痛药和其他缓解症状的药物,如抗焦虑药、抗抑郁药、抗惊厥药等,用药应个体化,选择合适的药物种类、剂量和给药方式,避免过度治疗或无效治疗,以达到最佳的镇痛效果和最小的副作用为宜。

(2)生活护理:主要是帮助患者进行日常的生活照顾,如饮食、排泄、清洁、穿衣、转移、床上活动等,保持患者的生理功能和舒适感,预防并处理可能出现的并发症,如压疮、感染、便秘等。

(3)心理支持:主要是通过倾听、沟通、咨询、心理疏导等方式帮助患者及其家属面对死亡的恐惧、焦虑、抑郁、愤怒、罪恶感等负面情绪,增强他们的应对能力和自我效能感,提升他们的心理健康和幸福感。

（4）灵性关怀：主要是通过满足患者的信仰、价值和意义等方面的需求，帮助患者回顾和总结自己的生命历程，寻找和实现自己的生命目标，完成自己的生命任务，达到和解和平静的心境。

（5）社会支持：主要是通过提供信息、教育、资源、法律、经济等方面的帮助，帮助患者及其家属解决实际的困难和问题，增强他们的社会网络和社会参与，减轻他们的社会压力和社会孤立感。

5. 理念

1）提高患者的生命质量

临终关怀不以延长生存时间为重点，而以丰富患者有限生命，提高其临终阶段的生命质量为宗旨，为临终患者提供安全舒适、有意义、有尊严、有希望的生活，让患者在有限的时间和可控制的病痛中接受关怀，享受人生的最后旅途。

2）以对症为主的照料

临终关怀服务针对各种疾病末期，治疗往往不再生效。对于生命即将结束者，不应通过治疗使其免于死亡，而应通过全面的身心照料，提供临终患者适度的姑息性治疗，以控制症状、解除痛苦为主，消除其焦虑、恐惧情绪，使其得到最后安宁。

3）尊重临终患者的尊严和权利

临终患者面临着生命的最后时刻，他们需要得到尊重和关怀，被视为有自主权、有决策权的个体。医护人员应主动与患者交流，尊重其临终意愿，帮助其完成生命最后的愿望和目标。同时，临终患者的隐私权也需要得到保护，他们的个人隐私应该严格保密。

4）注重临终患者家属的心理支持

家庭成员在临终患者的关怀中扮演着至关重要的角色。临终关怀应该鼓励家庭成员参与治疗过程，共同制定治疗方案，提供爱和关怀。同时，临终关怀还需要建立支持网络，包括社区志愿者和康复专家等，为临终患者及其家庭提供实际和情感上的支持。

6. 发展

临终关怀的起源可以追溯到中世纪的欧洲，当时一些宗教团体为旅行者、穷人和患者提供住宿和护理的地方，被称为"Hospice"（法语词，意为"旅馆"），目的是给予这些人温暖和关怀，而非治疗疾病。20世纪50年代，英国的桑德斯（Cicely Saunders）医生提出了现代意义上的临终关怀。她在从事晚期癌症患者的护理工作时，发现这些患者的身体、心理、社会和精神方面的多重需求，以及传统医疗模式的不足，从而提出了"全人关怀"的理念，强调在患者临终阶段应该以减轻痛苦和提高生活质量为目标，而不是以延长生命为目标。并于1967年在伦敦创立了圣克里斯多夫医院（St. Christopher's Hospital），这是世界上第一家专门从事临终关怀的医院。随后临终关怀服务在欧美等国家迅速发展，各种形式的临终关怀服务机构和组织相继成立，临终关怀的理念和方法也不断完善和创新。临终关怀的范围也从最初的癌症患者扩展到其他终末期疾病的患者，如艾滋病、肺病、心脏病等。临终关怀的内容也从最初的医疗和护理，扩展到教育、研究、伦理、政策等多个领域。临终关怀的服务对象也从最初的患者，扩展到家属和社区。临终关怀的服务方式也从最初的住院，扩展到家庭、社区、医院等多种场所。

临终关怀的发展在不同的国家和地区有不同的特点和进程，受到各种文化、宗教、经济、法律、医疗等因素的影响。一般来说，临终关怀的发展可以分为四个阶段：引进阶段、起步阶段、成长阶段和成熟阶段。

目前，欧美等地区的发达国家已经进入了临终关怀的成熟阶段，临终关怀已经成为医疗体系的一个重要组成部分，临终关怀的服务质量和覆盖率都较高，临终关怀的政策和法规也较为完善，临终关怀的教育和研究也较为发达。而亚洲、非洲等地区的发展中国家还处于临终关怀的引进或起步阶段，临终关怀的认知度和接受度都较低，临终关怀的服务资源和人力都较为匮乏，临终关怀的政策和法规也较为缺乏，临终关怀的教育和研究也较为落后。

临终关怀的理念和服务在中国的引入和推广始于 20 世纪 80 年代。1988 年，天津医科大学成立了中国第一个临终关怀研究中心，开展了临终关怀的教育和研究工作。1990 年，北京协和医院成立了中国第一个临终关怀病房，开展了临终关怀的临床实践工作。此后，中国的临终关怀事业逐渐发展，各地陆续建立了一些临终关怀的机构和组织，临终关怀的理念和方法也逐渐传播和普及。但我国的临终关怀事业仍然面临着很多的困难和挑战，如社会的认知度和接受度不高、专业的人才和资源不足、政策和法规的支持和保障不够等。

7. 组织形式

（1）附属于医院的临终关怀：这种形式是在医院内设立专门的临终关怀病房或病区，为住院的临终患者提供全方位的临终关怀服务，包括药物治疗、生活护理、心理支持、灵性关怀、社会支持等。优点是可以利用医院的硬件设施和专业人员保证临终关怀的质量和效率，同时也方便与其他科室的协作和转诊。但可能缺乏个性化和人性化的服务，以及与家庭和社区的联系和沟通。

（2）附属于基层保健网的临终关怀：这种形式是在基层的社区卫生服务中心或乡镇卫生院等机构内开展临终关怀服务，优点是可以覆盖更广泛的人群，尤其是农村和偏远地区的临终患者，同时也可以增强与家庭和社区的联系和沟通。但可能缺乏专业的人员和设备，以及灵性关怀和社会支持等方面的服务。

（3）社会及家庭护理项目中的临终关怀：这种形式是由社会组织或家庭护理项目提供的临终关怀服务，为临终患者提供在家或在社区的临终关怀服务，临终患者的个性化和人性化的需求可得到满足，让他们在熟悉和舒适的环境中度过生命的最后阶段，同时也可以减轻家庭的负担和压力，但缺乏规范和监督，以及与医疗机构的协作和转诊。

（4）独立的临终关怀机构：这种形式是专门从事临终关怀的独立机构为临终患者提供专业的临终关怀服务，可以提供高水平和高质量的临终关怀服务，同时也可以与其他机构和组织进行合作和交流。这种形式的缺点是可能需要较高的成本和资源，以及与家庭和社区的联系和沟通。

第二节　临终关怀与疼痛管理

疼痛折磨是临终患者的最大痛苦，疼痛控制是临终护理的重要内容，尤其是对许多晚期癌症患者来说。因此，疼痛控制与否直接关系到临终患者生活质量的高低。据统计，每年全世界大约有 4000 万人需要接受临终关怀，其中大多数人都有不同程度的疼痛。在我国，2015 年，癌症中重度疼痛患者 225.12 万人，2016 年有 7038 万至 1.8 亿位老年人有疼痛症状。临终患者的疼痛不仅给患者带来身体上的痛苦，而且影响患者的心理状态、社会功能和死亡准备。

1. 临终疼痛的特点

桑德斯在 20 世纪 60 年代第一次使用"全方位疼痛"(total pain)的概念，强调晚期癌症疼痛是多方面因素的结果，包括躯体、心理、社会和精神方面的因素，因而可以说是复杂性疼痛。四个因素之间相互作用，如生理性疼痛主要是由疾病引起，心理性疼痛包括恐惧、抑郁等。如果生理性疼痛得到控制，心理上的焦虑、抑郁等情绪也会缓解。

2. 临终疼痛的性质

(1)癌症疼痛：主要是肿瘤的侵袭、压迫或破坏正常组织，导致神经、血管、骨骼等结构的损伤或刺激。

(2)持续性疼痛：即疼痛的发生频率高于 50%，且疼痛的强度在中度以上。临终患者也可能出现突发性疼痛，即在基础疼痛得到控制的情况下突然出现的一阵剧烈的疼痛，通常与肿瘤的突然增大、骨折、活动、换药等因素有关。

(3)混合性疼痛：即同时存在多类型疼痛，如躯体疼痛、神经病理性疼痛、精神疼痛等。临终患者的疼痛也可能呈现多部位、多层次、多维度的特征，即疼痛不仅局限于某一部位或层次，还涉及身体、心理、社会和灵性等多方面。

(4)难治性疼痛：即在常规的药物治疗或其他治疗方法下，疼痛仍然难以得到有效的缓解或控制。如临终患者在长期使用同一种或同类的药物后，疼痛对药物的反应降低或消失，需要增加药物的剂量或更换药物。

(5)影响性疼痛：即疼痛不仅给患者带来身体上的痛苦，而且影响患者的生活质量、心理状态、社会功能和死亡质量。患者可能会将自己的情感、信仰、价值和意义等方面的困惑和冲突转化为身体上的疼痛表现。

3. 临终疼痛护理管理的基本原则

(1)以患者为中心，尊重患者的自主权和意愿，充分沟通和了解患者的疼痛状况、需求和期望，制定个性化和全面的疼痛管理计划。

(2)以疼痛评估为基础，定期和及时地对患者的疼痛进行客观和主观的评估，使用合适的疼痛评估工具和标准，记录和报告疼痛的强度、性质、部位、持续时间、影响等信息。

(3)以多学科协作为保障，建立有效的团队合作机制，利用不同专业的知识和技能为患者提供综合的疼痛管理服务，包括药物治疗、非药物治疗、心理支持、灵性关怀、社会支持等。

(4)以 WHO 的三阶梯法为指导，根据患者的疼痛强度和反应选择合适的药物和剂量，按时按需给药，避免疼痛的波动和突发，同时注意药物的副作用和耐受性，调整药物的种类和用法。

(5)以患者的舒适和尊严为目标，关注患者的生理、心理、社会和灵性方面的疼痛，采用药物和非药物的方法减轻患者的痛苦和不适，提高患者的生活质量和死亡质量，让患者有尊严地走完生命的最后一程。

4. 疼痛评估

评估患者的疼痛程度有多种方法和工具，根据患者的年龄、语言、认知能力和疼痛类型可以选择不同的评估量表或者综合使用多种评估方法。

5. 疼痛治疗

1) 药物治疗：临终患者止痛常用药物可以分为非甾体抗炎药和麻醉性镇痛药两大类。

（1）NSAIDs：主要用于缓解轻至中度的疼痛，如头痛、关节痛、神经痛等，常用的有对乙酰氨基酚、布洛芬等。对乙酰氨基酚适用于头痛、关节痛、神经痛及癌性痛。对阿司匹林过敏或不耐受的患者，本品尤为适用。每次口服 0.3~0.6 g，根据需要一日 3~4 次。每日剂量不宜超过 2 g，疗程不宜超过 10 日，不宜长期服用。服用过量时，可给予拮抗剂 N-乙酰半胱氨酸，12 h 内可达到满意疗效，同时可进行血液透析除去。不良反应主要是胃肠道反应，可引起恶心、呕吐、出汗、腹痛、面色苍白等。需注意当日剂量超过 4 g 时可引起严重肝损伤和急性肾小管坏死。如有可能，可监测本品的血药浓度。布洛芬用法用量：一次 0.2~0.4 g，每 4~6 h 一次；缓释制剂每次 0.3 g，早晚各一次。本品使用日剂量不得超过 2.4 g。偶见轻度消化不良、皮疹、胃肠道溃疡及出血、转氨酶升高。需注意布洛芬与其他同类药有交叉过敏性。有支气管哮喘病史的患者，可能会引起支气管痉挛。本品禁用于活动期消化性溃疡、胃及十二指肠溃疡者。使用非甾体抗炎药，用药剂量达到一定水平以上时，增加用药剂量并不能增强其止痛效果，但药物的毒性反应将明显增加。因此，如果需要长期使用非甾体类止痛药，或日用剂量已经达到限制性用量时，应考虑更换为阿片类止痛药；如为联合用药，则只增加阿片类止痛药的用药剂量。

（2）麻醉性镇痛药：主要用于缓解临终患者中至重度的疼痛，常用的有吗啡、羟考酮、哌替啶、布桂嗪、曲马多等。吗啡是治疗重度癌痛的代表性药物，适用于其他镇痛药无效的急性剧痛。其明显的镇静作用，能够消除由疼痛引起的焦虑、紧张、恐惧等情绪反应，对疼痛的耐受力明显提高，更容易耐受疼痛。用法用量：每次口服 5~15 mg，一日 15~60 mg；皮下注射，一次 5~15 mg，一日 15~40 mg；静脉注射 5~10 mg。用于癌痛患者止痛治疗时，剂量无封顶效应。缓释制剂将每日总用量分为两次给药即可。可能的不良反应有便秘、呼吸抑制、排尿困难、嗜睡、头痛、恶心、呕吐等，均可进行对症治疗。需注意吗啡不能单独用于内脏绞痛（如胆、肾绞痛等），而应与阿托品等有效的解痉药合用；过量时可致急性中毒，主要表现为昏迷、针尖样瞳孔、血压下降等，可用纳洛酮 0.4~0.8 mg 静脉注射或肌内注射进行解救，必要时 2~3 分钟可重复一次，或将纳洛酮 2 mg 溶于 NS 或 5%GS 溶液 500 mL 静脉滴注。羟考酮药理作用与吗啡相似，镇痛作用强度与吗啡相等或更高，镇痛作用无封顶效应，目前认为单独使用的羟考酮是强阿片类药物的有效替代药。缓释片每 12 h 服用一次，用药剂量取决于患者的疼痛严重程度和既往镇痛药的用药史。除难以控制的不良反应影响外，应滴定给药至患者疼痛缓解。首次服用阿片类药物或弱阿片类药物不能控制的中重度疼痛患者，初始用药剂量一般为 5~10 mg，每 12 h 服用一次。迄今，临床报道的个体用药的最高剂量为 520 mg/12 h。不良反应同吗啡。哌替啶即度冷丁，其镇痛作用是吗啡的 1/10，作用时间较吗啡短，口服给药的可靠性差，临床上仅用注射剂型。只可用于短时的急性疼痛，禁用于需要长期连续使用的慢性疼痛或癌性疼痛。用法用量：100~150 mg 肌内注射，或 50~100 mg 静脉注射，每 2~4 小时给药 1 次。哌替啶在体内代谢为去甲哌替啶，具有中枢神经毒性，半衰期约是哌替啶的 10 倍，大剂量重复使用或连续输注必然造成去甲哌替啶的积聚，出现震颤、抽搐、癫痫发作等中枢性毒性反应。

（3）辅助用药

①抗惊厥药：常用的抗惊厥药有卡马西平、加巴喷丁、普瑞巴林等，此类药物可以通过抑制钙通道、增强 γ-氨基丁酸（GABA）的抑制作用或减少谷氨酸的兴奋作用来减轻神经病理性疼痛。

②抗焦虑药：最常用的是地西泮和咪达唑仑。地西泮的半衰期较长（20~50 小时），优点是血药浓度稳定，给药次数少，撤药反应小。但药物易蓄积在体内，白天精神运动障碍危险增加及白天过度镇静。咪达唑仑半衰期短（≤4 小时），缺点是给药次数多，撤药反应较早较严重，且常发生失眠和进行性记忆缺失。短效苯基安定较安全，但实施此治疗的前提是识别患者对不同疾病时期的心理反应，给予富有同情心的关怀照顾，并做良好沟通。

③抗抑郁药：常选用三环类抗抑郁药。三环类抗抑郁药（如阿米替林、多塞平）和双效抗抑郁药（如文拉法辛、杜鲁西汀）作为疼痛治疗的辅助用药，可抑制去甲肾上腺素和 5-HT 的再摄取，从而增强中枢神经系统的抗痛能力。

④神经阻滞类药物：对晚期癌症疼痛患者实施神经阻滞是临床常用措施之一，尤其是对顽固性癌痛患者，蛛网膜下腔持续滴注吗啡和丁哌卡因取得了满意的效果。当患者自控制镇痛意识朦胧时有可能触及 PCA 控制面板，因此在巡视病房时注意核查 PCA 设定参数，或将 PCA 控制面板置于患者不易触及处。

⑤其他药物：当临终患者出现两种或以上的症状时，最常选用的药物是抗精神病药（如氟哌啶醇），治疗患者的谵妄，它也是控制化疗、放疗、阿片类止痛药等原因引起恶心症状的首选药物。

2）非药物疗法

（1）冷热疗法：一种简单、有效、安全的止痛方法，原理是利用冷热对人体的不同生理效应选择合适的温度、时间和部位，达到止痛、抗炎、解痉、降温、保暖等目的。一般来说，冷疗法可以减轻局部充血或出血，减轻疼痛，控制炎症扩散，降低体温，常用于炎症、损伤早期。热疗法可以促进炎症消散，缓解疼痛，减轻深部组织充血，保暖和舒适，常用于炎症、损伤后期。

（2）按摩：按摩止痛是利用手法或器械对人体的某些部位进行刺激和操作，从而达到缓解疼痛和治疗疾病目的的方法。利用按摩对人体的经络、穴位、脏腑、血气等产生调节作用，从而影响人体的神经、内分泌、免疫、循环等系统的功能，达到平衡和调节的目的。形式多样，如推拿、指压、拔罐、刮痧、艾灸、针灸等。按摩止痛可以用于各种急、慢性疼痛，应根据患者的具体情况和医嘱选择合适的方法，并进行严格的护理操作和观察，防止发生不良反应或并发症。

（3）经皮电神经刺激：经皮电神经刺激（TENS）是一种利用低频脉冲电流通过刺激皮肤神经纤维，从而达到缓解疼痛和治疗疾病的方法。它是基于疼痛闸门控制理论兴起的一种非药物无创止痛法，具有安全性高、镇痛效果好、减少阿片类药物的使用、避免针刺诱发传染性疾病的风险等优势。TENS 在临床上广泛应用于各种急、慢性疼痛，如术后疼痛、癌性疼痛、神经性疼痛等。TENS 的治疗效果受到刺激参数、部位、时间、频率等因素的影响，需要根据患者的具体情况和医嘱选择合适的方法。副作用较小，主要有皮肤刺激、感染、过敏等，应注意避免或及时处理。

（4）转移注意力：转移注意力是用其他事物或活动来分散自己对某些不愉快或困扰事物注意力的方法。转移注意力不仅可以帮助患者缓解疼痛，还可缓解焦虑、抑郁、压力等负面情绪。转移注意力有多种形式和技巧，如听音乐、看电视、玩游戏、运动、阅读、写作、画画等。转移注意力是一种简单、有效、安全的自我控制和自我治疗的方法，适用于多种心理和身体的疾病和障碍。

（5）音乐疗法：音乐可以刺激大脑释放内啡肽等物质，调节大脑的神经递质和激素水平，从而达到镇痛和镇静的作用，因此，音乐疗法可以帮助患者缓解疼痛和不适，提高临终患者的舒适感和忍受力。此外，还可转移其注意力，减少对疼痛的感知，缓解焦虑、抑郁、恐惧等负面情绪，增强自信、乐观、积极等正面情绪。目前，音乐疗法在牙科手术、分娩、癌症等疼痛性疾病的治疗中应用较广泛。

（6）想象疗法：想象疗法是一种利用想象的力量来帮助患者改善或恢复身心健康的方法。想象疗法可以分为自发想象法、引导想象法、自我意象想象法、性想象法、父母想象法以及深层想象法等。其原理是利用想象刺激大脑的不同区域，影响人的情绪、认知、行为和生理过程。想象疗法可以帮助人们缓解疼痛、焦虑、抑郁、失眠等症状，提高生活质量和健康水平。此法需要在安静和舒适的环境中进行，按照一定的步骤和程序反复练习和体验，直到形成条件反射性的想象反应。

（7）松弛疗法：松弛疗法是一种通过放松身心、降低应激水平、改善心理和生理状态的方法。原理是利用意识控制肌肉的紧张和放松，从而影响神经、内分泌和自主神经系统的功能，达到平衡和调节的目的。它可以帮助患者缓解疼痛及改善负面情绪，提高生活质量和健康水平。松弛疗法有多种形式和技巧，如呼吸松弛、想象松弛、自我暗示松弛、渐进性肌肉松弛等。

6.临终疼痛护理

1）药物护理

（1）给药时间：指导患者按规定时间间隔规律服药，按时给药可维持有效的血药浓度。

（2）给药途径：给药途径包括胃肠道途径(如口服、直肠给药)和非胃肠道途径(皮下、静脉、穴位、硬膜外、蛛网膜下隙注射等)。给药方法可间断(如口服、肌内、静脉注射)或持续给药(静脉持续输注、任何途径的患者自控镇痛)。

（3）不良反应：恶心、呕吐、便秘等是阿片类止痛药的常见不良反应，可给予镇吐药(如甲氧氯普胺、氟哌啶醇等)，此外还应观察患者的胃肠道症状，避免空腹服用 NSAIDs，如有出血的迹象，应立即通知医生。定期检测患者的肝肾功能和血常规，避免与其他肝肾毒性药物合用，密切观察患者的尿量、尿色、皮肤黄染等。患者如发生便秘，可给予缓泻剂，如乳果糖、多库酯钠、蜂蜜等。指导患者多饮水，多吃富含纤维的蔬菜和水果，适当运动。

2）非药物护理

恰当应用非药物疗法常常可以起到较好的辅助镇痛效果，在联合使用非药物止痛方法时，对于较为简单易行的治疗(如按摩、音乐疗法等)可指导患者自行实施，但对于经皮电刺激、想象疗法等需要医护人员引导的治疗，则应让患者充分了解，使其配合顺利完成治疗。

3）心理护理：护士要谅解和宽容患者，真诚相待，尊重患者的尊严和权利，保持与患者沟通，给予适当的支持。临终患者的家属也需要心理支持，护士需与家属进行必要的沟通，取得家属的信任与配合，尽可能解答家属针对临终患者治疗护理过程提出的疑问，帮助家属端正心态，与护理人员一起陪同患者面对死亡。

4）生活护理：护士应为患者提供安静、舒适的环境，保持床铺的平整、松软，床单的干燥，皮肤的清洁，定时翻身，预防压力性损伤，保持呼吸道通畅，必要时吸氧、吸痰，改善呼吸功能，注意保暖，促进血液循环，增进食欲，加强营养。

5）健康教育

（1）帮助患者了解疼痛产生的原因、特点和影响，以及疼痛能够被缓解和控制的观点和知识，帮助患者及其家属树立正确的疼痛观，克服对疼痛的恐惧和无助感，增强对疼痛治疗的信心和合作性。

（2）疼痛的评估方法和工具，如疼痛数字分级法、面部表情疼痛评分量表、长海痛尺等。教会患者及其家属使用这些工具，以便医生和护士制定合适的疼痛治疗方案。

（3）疼痛的药物治疗方法和注意事项，教会患者及其家属按照医嘱正确使用止痛药物，如何预防和处理药物的不良反应，遵守"按时、按量、按需"等原则，使用预防性的方法控制疼痛。

（4）疼痛的非药物治疗方法和技巧，如冷热疗、按摩、松弛、想象、转移注意力、音乐疗法等，教会患者及其家属使用这些方法来辅助药物治疗，缓解患者的疼痛和不适，放松身心，提高患者的舒适感和满意度。

（5）疼痛的效果评价方法和标准，如疼痛的缓解程度、生活质量的改善程度、药物副作用的发生率等，教会患者及其家属定期评估和记录疼痛治疗效果，与医生和护士沟通和反馈疼痛情况，以便其/他们根据患者的疼痛变化调整治疗方案。

对于居家临终关怀的患者，除以上健康教育之外，还应指导家属和非专业护理人员进行基本的护理操作，如给药、氧疗、营养支持、口腔护理、皮肤护理、排泄护理、转移和翻身等。定期访视患者，监测病情变化，以便及时调整护理计划，处理突发情况。尊重患者的意愿和选择，维护患者的尊严和隐私，提供人文关怀和安慰，帮助患者及其家属面对死亡和哀悼，提供丧葬服务和遗嘱处理等。

7. 临终疼痛管理的现状及展望

临终患者的疼痛现状在不同的国家和地区有不同的特点和差异，受到各种文化、宗教、经济、法律、医疗等因素的影响。一般来说，发达国家的临终患者的疼痛管理水平和质量较高，而发展中国家的临终患者的疼痛管理水平和质量较低。就我国而言，临终患者的疼痛现状也存在着明显的地区（如城市和农村、东部和西部、沿海和内陆等）差异。

临终患者的疼痛管理是缓和医疗的重要组成部分，我国目前还处于起步和发展阶段，面临着诸多的困难和挑战，如疼痛的评估和诊断的不准确和不及时、相关的教育和培训不足等。在未来的发展道路上，应发挥护士在临终疼痛管理中的巨大潜力，改变护理理念，以最佳科研结论为基础，结合实际情况，综合利用最优资源为患者提供有针对性的最佳疼痛管理服务，开展循证式疼痛管理实践。

参考文献

［1］颜丽霞，卿利敏，李敏，等.安宁疗护护士循证式疼痛管理实践现状及影响因素分析［J］.护理学杂志，2020，35(18)：79-82.

［2］冯丹，陈萍，刘行，等.安宁疗护疼痛管理指南的系统评价［J］.护理研究，2021，35(1)：48-54.

［3］高丹丹，张红梅，王海播，等.危重症患者客观疼痛评估工具的研究进展［J］.军事护理，2023，40(9)：76-79.

［4］唐玲，皮远萍，余慧青，等.以护理为主导的癌痛管理质量改进项目的循证实践［J］.重庆医学，2021，50(15)：2597-2601.

［5］刘潇，蔡春凤，余立平.姑息治疗患者的疼痛评估［J］.护理研究，2019，33(21)：3706-3710.

图书在版编目(CIP)数据

慢性疼痛护理管理 / 薛娟等主编. --长沙：中南
大学出版社，2024.9.
ISBN 978-7-5487-5987-4

Ⅰ. R473

中国国家版本馆 CIP 数据核字第 2024FK8551 号

慢性疼痛护理管理
MANXING TENGTONG HULI GUANLI

薛　娟　盛江明　刘　敏　刘　丹
　　　　　　　　　　　　　　　　　　　　主编
邓小娴　谢　敏　夏迎春

□出 版 人	林绵优	
□责任编辑	孙娟娟	
□责任印制	唐　曦	
□出版发行	中南大学出版社	
	社址：长沙市麓山南路	邮编：410083
	发行科电话：0731-88876770	传真：0731-88710482
□印　　装	广东虎彩云印刷有限公司	

□开　　本	787 mm×1092 mm 1/16	□印张 17.5	□字数 454 千字
□版　　次	2024 年 9 月第 1 版	□印次 2024 年 9 月第 1 次印刷	
□书　　号	ISBN 978-7-5487-5987-4		
□定　　价	68.00 元